JN115899

保険診療　基本法令テキストブック

令和６年度版

は じ め に

本書は、厚生労働省許可の（公財）日本医療保険事務協会が行う診療報酬請求事務能力認定試験のガイドラインに沿って、医療保険制度、療養担当規則といった保険診療に関する基本法令等の要点をまとめたテキストです。

医療保険制度については、医療保険の種類、給付内容、給付率等がポイントであり、療養担当規則は保険診療を担当する場合の基本ルールを定めたもので、その趣旨を理解したいものです。その他、医療法、医師法等の関係法令、診療報酬の請求と支払いのしくみなどについても基礎的な知識が求められています。

日本医療保険事務協会の行う認定試験は、参考書等の持ち込みが自由となっており、学科試験においては、これらの事柄に常日頃慣れ親しんでいるかどうかがポイントになります。

本書は、以上のことを念頭において作成したものですが、広くご利用いただき、ご叱正をいただければ幸いです。

令和６年４月

編　者

目次

第1章 医療保険制度の概要

第2章 公費負担医療制度の概要

第3章 保険医療機関と保険医

第4章 療養担当規則

第5章 診療報酬請求と審査制度

第6章 医療関係法規

〈参考〉
介護保険制度

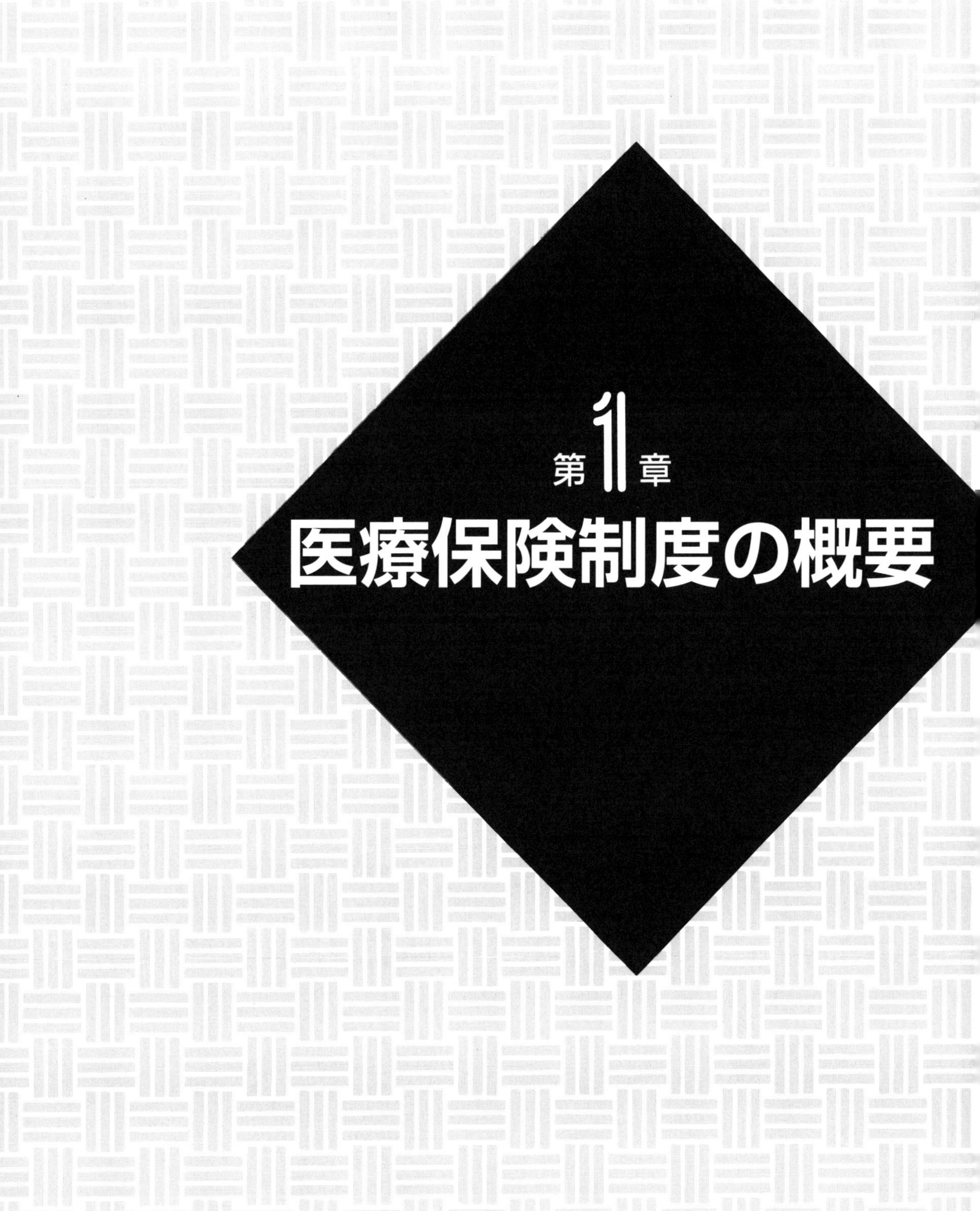

第1章 医療保険制度の概要

1 医療保険制度

私たちは病気やけがの際に、誰でも保険による診療を受けることができます。これは、すべての国民が何らかの医療保険に加入しているからです。

わが国で初の本格的な医療保険制度は、昭和２年に施行された健康保険法の規定に基づく制度であり、以後、順次医療保険各法が施行整備され、昭和36年の国民健康保険法の全面実施によって国民皆保険が実現し、現在に至っています。

このような医療保険制度については、国としても財政負担を行い、内容の充実を図り、その運営についても最終的な責任を負っています。

わが国の医療保障は、下図のように医療保険、後期高齢者医療、公費負担医療の三本の柱から構成されています。

参考

健康保険法は大正15年７月14日に施行されましたが、保険給付に関する規定は昭和２年１月１日に施行されました。

医療保険(障)制度一覧

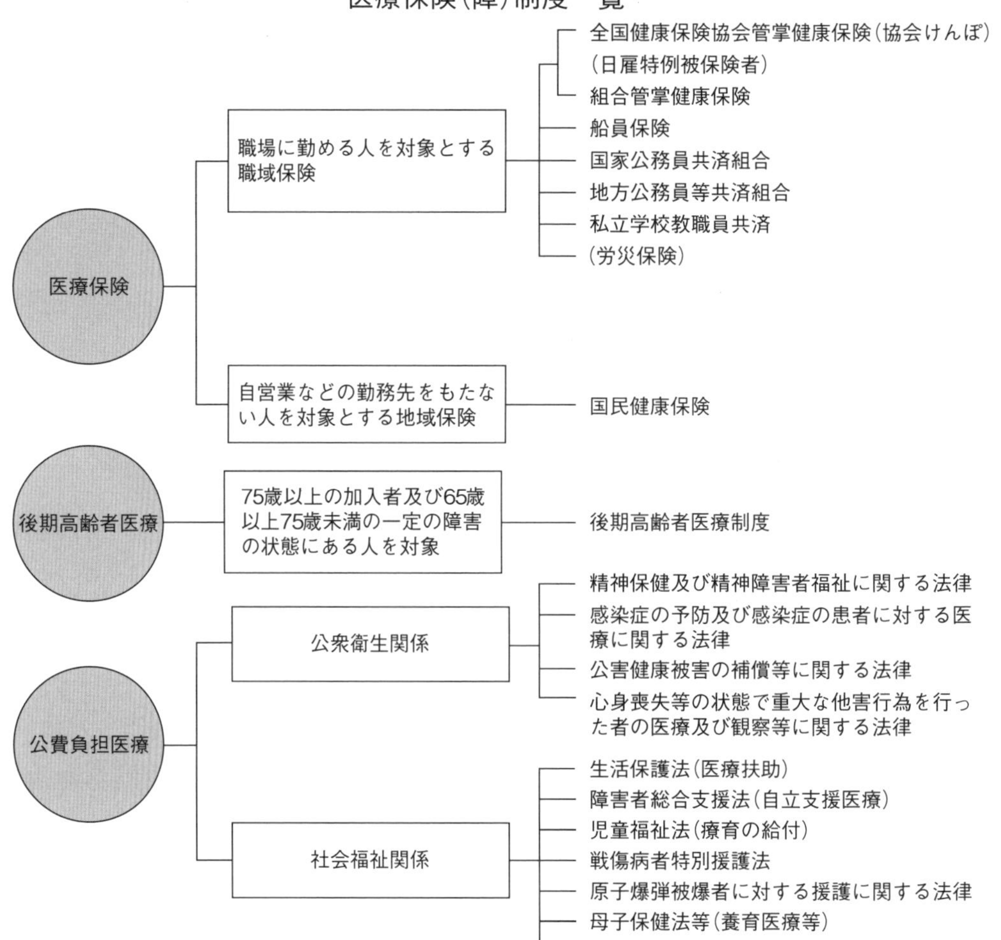

医療保険制度のあらまし

（その1）

<table>
<tr><th colspan="2" rowspan="2"></th><th rowspan="2">保険者</th><th rowspan="2">対象者</th><th colspan="5">医療給付</th></tr>
<tr><th colspan="2">本人給付率</th><th colspan="2">家族給付率</th><th>入院時食事・生活療養費</th></tr>
<tr><td rowspan="7">健康保険</td><td rowspan="2">協会管掌健康保険</td><td rowspan="2">全国健康保険協会</td><td rowspan="2">一般被用者及びその家族</td><td rowspan="2">70歳未満</td><td rowspan="2">7割</td><td>義務教育就学前</td><td>8割</td><td rowspan="15">「食事療養・生活療養の費用の額算定表」で定める額から標準負担額を控除した額</td></tr>
<tr><td>義務教育就学後70歳未満</td><td>7割</td></tr>
<tr><td>組合管掌健康保険</td><td>各健康保険組合（特定健康保険組合）</td><td>一般被用者及びその家族（特例退職被保険者及びその家族）</td><td>70歳以上</td><td>8割（現役並み所得者7割）</td><td>70歳以上</td><td>8割（現役並み所得者の被扶養者7割）</td></tr>
<tr><td rowspan="3">日雇特例被保険者の保険</td><td rowspan="3">全国健康保険協会</td><td rowspan="3">日雇労働者及びその家族</td><td rowspan="2">70歳未満</td><td rowspan="2">7割</td><td>義務教育就学前</td><td>8割</td></tr>
<tr><td>義務教育就学後70歳未満</td><td>7割</td></tr>
<tr><td>70歳以上</td><td>8割（現役並み所得者の特別療養費は7割）</td><td>70歳以上</td><td>8割（現役並み所得者の被扶養者における特別療養費は7割）</td></tr>
<tr><td colspan="2">船員保険</td><td>全国健康保険協会</td><td>船員及びその家族</td><td colspan="4" rowspan="4">協会管掌健康保険に同じ</td></tr>
<tr><td rowspan="3">共済組合等</td><td>国家公務員共済組合</td><td>各省庁共済組合（特定共済組合）</td><td>国家公務員及びその家族（特例退職組合員及びその家族）</td></tr>
<tr><td>地方公務員等共済組合</td><td>各地方公務員等共済組合（特定共済組合）</td><td>地方公務員及びその家族（特例退職組合員及びその家族）</td></tr>
<tr><td>私立学校教職員共済</td><td>日本私立学校振興・共済事業団</td><td>私立学校の教職員及びその家族（特例退職加入者及びその家族）</td></tr>
<tr><td colspan="2" rowspan="3">国民健康保険</td><td rowspan="3">都道府県及び各市町村（特別区）各国民健康保険組合</td><td rowspan="3">被用者保険に加入していない一般住民</td><td rowspan="2">70歳未満</td><td rowspan="2">7割</td><td>義務教育就学前</td><td>8割</td></tr>
<tr><td>義務教育就学後70歳未満</td><td>7割</td></tr>
<tr><td>70歳以上</td><td>8割（現役並み所得者7割）</td><td>70歳以上</td><td>8割（現役並み所得者7割）</td></tr>
<tr><td colspan="2">後期高齢者医療</td><td>各後期高齢者医療広域連合</td><td>75歳以上の人及び65歳以上の一定の障害の状態にある人</td><td colspan="4">9割（現役並み所得者7割）※</td></tr>
</table>

備考　「義務教育就学前」とは、6歳到達日（誕生日の前日）以後の最初の3月31日までが該当。
「70歳以上」とは、70歳到達日（誕生日の前日）が属する月の翌月から該当し、後期高齢者医療の被保険者を除く。
「75歳以上」とは、75歳の誕生日から該当し、「65歳以上の一定の障害の状態」とは、障害認定日から該当。

※　令和4年10月1日から、9割給付該当者のうち一定所得以上の人は、8割給付。

<table>
<tr><th colspan="3" rowspan="2"></th><th colspan="3">医療</th></tr>
<tr><th colspan="2">一部負担金（自己負担額）</th><th>高額療養費</th></tr>
<tr><td rowspan="4">健康保険</td><td>協会管掌健康保険</td><td>70歳未満</td><td>医療費の３割（義務教育就学前は２割）
食事療養を受けた場合は食事療養標準負担額１食490円（460円[※1]）（難病患者等は280円（260円[※1]）、低所得者は直近12月以内の入院日数90日以内は１食230円（210円[※1]）、90日超は１食180円（160円[※1]））
なお、65歳以上の人が療養病床に入院した場合は、上記の食事療養標準負担額に代えて、１日当たり光熱水費相当額＋１食当たり食費相当額の生活療養標準負担額（所得区分等により設定）を負担</td><td rowspan="10">自己負担額（標準負担額を除く）が１か月に所得区分に応じた自己負担限度額（高額療養費算定基準額）を超えた場合、超えた額を支給する。
①世帯合算（70歳未満のみの世帯は21,000円以上の負担を合算し、70歳以上のみの世帯はすべての負担を合算して、それぞれの自己負担限度額を超えた場合に、超えた額を支給。70歳未満の人と70歳以上の人がいる世帯の場合は、70歳未満の21,000円以上の負担と、70歳以上のすべての負担を合算し70歳未満の自己負担限度額を超えた場合、超えた額を支給）
②多数該当世帯の負担軽減（以前12か月間に高額療養費の支給が３月以上あるときは、４月目以降の自己負担限度額を軽減）
③70歳以上の高額療養費（外来のみですべての負担が個人単位で自己負担限度額を超えた場合、超えた額を支給（現役並み所得者を除く））
④高額療養費の現物給付（同一保険医療機関での負担が、自己負担限度額を超えた場合、超えた分を現物給付）
⑤高額長期疾病の特例：特定疾病（人工腎臓を実施している慢性腎不全患者、血漿分画製剤を投与している先天性血液凝固第Ⅷ・Ⅸ因子障害、抗ウイルス剤を投与している後天性免疫不全症候群）の場合の自己負担限度額は10,000円（慢性腎不全患者のうち70歳未満の標準報酬月額53万円以上の人とその被扶養者は20,000円）
【高額医療・高額介護合算療養費】
毎年８月～翌年７月の12か月間に、医療保険または後期高齢者医療の自己負担額と介護保険の自己負担額を合計した額（高額療養費または高額介護サービス費等が支給される場合は、それを控除した額）が、自己負担限度額（介護合算算定基準額、医療合算算定基準額）を超えた場合、超えた額を支給する</td></tr>
<tr><td>組合管掌健康保険</td><td>70歳以上</td><td>医療費の２割（現役並み所得者は３割）
食事療養標準負担額については、低所得者以外は１食490円（460円[※1]）、難病患者等は280円（260円[※1]）、低所得Ⅱは70歳未満の低所得者と同じ、低所得Ⅰは１食110円（100円[※1]）
生活療養標準負担額については、70歳未満と同じ</td></tr>
<tr><td rowspan="2">日雇特例被保険者の保険</td><td>70歳未満</td><td>協会管掌健康保険に同じ（ただし、特別療養費の場合は医療費の３割）</td></tr>
<tr><td>70歳以上</td><td>協会管掌健康保険に同じ（ただし、現役並み所得者の特別療養費の場合は医療費の３割）</td></tr>
<tr><td colspan="3">船員保険</td><td colspan="2">協会管掌健康保険に同じ（ただし、下船後の療養補償に相当する療養の給付を受ける場合は不要）</td></tr>
<tr><td rowspan="3">共済組合等</td><td colspan="2">国家公務員共済組合</td><td colspan="2" rowspan="3">協会管掌健康保険に同じ（ただし、船員組合員の下船後の療養補償に相当する療養の給付を受ける場合は不要）</td></tr>
<tr><td colspan="2">地方公務員等共済組合</td></tr>
<tr><td colspan="2">私立学校教職員共済</td></tr>
<tr><td colspan="2" rowspan="2">国民健康保険</td><td>70歳未満</td><td>医療費の３割（義務教育就学前は２割）（条例･規約により軽減）
標準負担額については協会管掌健康保険に同じ</td></tr>
<tr><td>70歳以上</td><td>医療費の２割（現役並み所得者は３割）（条例･規約により軽減）
標準負担額については協会管掌健康保険に同じ</td></tr>
<tr><td colspan="3">後期高齢者医療</td><td colspan="2">医療費の１割（現役並み所得者は３割）[※2]
標準負担額については協会管掌健康保険に同じ</td><td>原則上記の70歳以上に同じ。ただし、後期高齢者医療の被保険者とそれ以外の人との世帯合算はない</td></tr>
</table>

＊ 令和５年４月から、保険医療機関・薬局はオンライン資格確認の導入が原則義務付けられています（145頁参照）。

※１ 令和６年５月までの食事療養標準負担額

※２ 令和４年10月から、１割負担該当者のうち一定所得以上の人については、一部負担金の割合が２割になっています。

※３ 令和４年10月から、紹介受診重点医療機関（医療資源を重点的に活用する外来を地域で基幹的に担う医療機関）の

（その２）

<table>
<tr><th colspan="2">給　　　　付</th></tr>
<tr><th>医　療　給　付　の　内　容</th><th>給　付　期　間</th></tr>
<tr><td rowspan="2">業務上・通勤災害以外の病気・けが
①療養の給付――健康保険を扱っている保険医療機関に被保険者証を提示すれば、診察・治療・薬の支給・入院など必要な医療の給付が受けられる。70歳以上の人は高齢受給者証も併せて提示。提示しなかった場合は３割負担になる。
②入院時食事療養費・入院時生活療養費――入院中の食事については、食事療養の費用額算定表に定める額から標準負担額を除いた部分が現物給付される。標準負担額が減額される人は、限度額適用・標準負担額減額認定証を被保険者証とともに（70歳以上の人は高齢受給者証も）保険医療機関の窓口に提示する。なお、特別メニューの食事を希望した場合、特別料金は自費負担となる。また、65歳以上の患者が療養病床に入院した場合は、入院中の食事と生活環境の提供について、食事療養・生活療養の費用額算定表に定める額から、標準負担額を除いた部分が現物給付される。減額対象者の取扱い等は入院時食事療養費の場合と同様。
③保険外併用療養費――<選定療養>４人部屋以下の特別室への入院（特別の療養環境）、入院の必要性が低い人の180日を超える入院、予約診察、希望による時間外診療などは、基礎部分は保険外併用療養費として現物給付、別に特別料金を自費負担。また、200床以上の病院での紹介なし初診や200床未満の保険医療機関に紹介されたのに200床以上の病院で再診を受けた場合も、特別料金を自費負担（特定機能病院や一般病床数200床以上の地域医療支援病院は、特別料金の徴収は義務化[※3]）。<評価療養>先進医療を受けたときは、診察・投薬・入院料など厚生労働大臣の認める基礎部分は保険外併用療養費として現物給付、先進医療部分は自費負担。<患者申出療養>患者の申出に基づいて先進的な医療を受けたときは、基礎部分は保険外併用療養費として現物給付、患者申出療養独自の部分は自費負担。
④療養費――やむを得ない事情で非保険医にかかったとき、国外で医療を受けたとき、あるいは輸血の生血代やコルセットの代金等は、保険者の承認を得ればあとで払い戻しを受けられる。
⑤訪問看護療養費・家族訪問看護療養費――かかりつけ医の指示を受け訪問看護ステーションから派遣された看護師等から、在宅の末期がん患者・難病患者等が療養上の世話等を受けた場合は、その費用から基本利用料を控除した部分が現物給付される。なお、基本利用料は、一部負担金（自己負担額）と同様、年齢・所得の区分により費用の１割～３割。</td><td>治るまで。資格喪失後に日雇特例被保険者（被扶養者）になったときは資格喪失後６か月以内（特別療養給付）。</td></tr>
<tr><td>①一般療養　給付を受け始めてから１年（結核性疾病は５年）以内。
②特別療養費　被保険者手帳交付日の属する月の初日から３か月（交付日が月の初日の場合は２か月）。</td></tr>
<tr><td>健康保険に同じ</td><td>協会管掌健康保険に同じ</td></tr>
<tr><td>健康保険に同じ</td><td>協会管掌健康保険に同じ</td></tr>
<tr><td>健康保険に同じ（ただし、職務上外・通勤災害の区別はない。）</td><td rowspan="2">治るまで。</td></tr>
<tr><td>原則、健康保険の70歳以上に同じ</td></tr>
</table>

うち一般病床200床以上の病院についても義務化されています。

		現金			
		傷病手当金	出産手当金*	休業手当金	出産育児一時金
健康保険	協会管掌健康保険 組合管掌健康保険	１日につき 支給開始日が属する月以前の直近12月間の標準報酬月額の平均額の30分の１×2/3 1.5年分	１日につき 支給開始日が属する月以前の直近12月間の標準報酬月額の平均額の30分の１×2/3 出産日以前42日（多胎妊娠の場合98日）から出産日後56日まで	—	１児につき 500,000円（産科医療補償制度に加入していない医療機関等で出産したときは488,000円）※1
健康保険	日雇特例被保険者の保険	１日につき 最大月間標準賃金日額総額×$\frac{1}{45}$ ６月（結核性1.5年）分	１日につき 最大月間標準賃金日額総額×$\frac{1}{45}$ 出産日以前42日（多胎妊娠の場合98日）から出産日後56日まで		
船員保険		１日につき 支給開始日が属する月以前の直近12月間の標準報酬月額の平均額の30分の１×2/3 ３年分	１日につき 支給開始日が属する月以前の直近12月間の標準報酬月額の平均額の30分の１×2/3 出産日以前に職務に服さなかった期間分と出産日後56日まで	１日目から３日目まで標準報酬日額の全額 ４日目以降４月以内標準報酬日額×0.4 （療養開始日から起算して1.5年以降は別途規定あり）	
共済組合等	国家公務員共済組合	１日につき 支給開始日が属する月以前の直近12月間の標準報酬の月額の平均額の22分の１×2/3 1.5年（結核性３年）分	１日につき 支給開始日が属する月以前の直近12月間の標準報酬の月額の平均額の22分の１×2/3 出産日以前42日（多胎妊娠の場合98日）から出産日後56日まで	１日につき 標準報酬の日額×0.5	１児につき 500,000円(産科医療補償制度に加入していない医療機関等で出産したときは488,000円)
共済組合等	地方公務員等共済組合	１日につき 支給開始日が属する月以前の直近12月間の標準報酬の月額の平均額の22分の１×2/3 1.5年（結核性３年）分	１日につき 支給開始日が属する月以前の直近12月間の標準報酬の月額の平均額の22分の１×2/3 出産日以前42日（多胎妊娠の場合98日）から出産日後56日まで	１日につき 標準報酬の日額×0.5	１児につき 500,000円(産科医療補償制度に加入していない医療機関等で出産したときは488,000円)
共済組合等	私立学校教職員共済	１日につき 支給開始日が属する月以前の直近12月間の標準報酬月額の平均額の22分の１×0.8 1.5年（結核性３年）分	１日につき 支給開始日が属する月以前の直近12月間の標準報酬月額の平均額の22分の１×0.8 出産日以前42日（多胎妊娠の場合98日）から出産日後56日まで	１日につき 標準報酬日額×0.6	１児につき 500,000円(産科医療補償制度に加入していない医療機関等で出産したときは488,000円)
国民健康保険		（任意給付）	（任意給付）	—	条例・規約の定めるところによる。
後期高齢者医療		（任意給付）	—	—	—

*　出産（分べん）が予定日よりおくれた場合は出産予定日以前42日（多胎妊娠の場合98日）から出産日後56日までとな

※1　令和５年４月から、支給額は420,000（408,000）円から500,000（488,000）円へ増額されています。

（その3）

<table>
<tr><th colspan="4">給付</th><th rowspan="2">備考</th></tr>
<tr><th>家族出産育児一時金</th><th>移送費（家族移送費）</th><th>埋葬料（費）</th><th>家族埋葬料</th></tr>
<tr><td rowspan="4">1児につき
500,000円（産科医療補償制度に加入していない医療機関等で出産したときは488,000円）</td><td rowspan="9">最も経済的な通常の経路及び方法により移送された場合の費用に基づき算定した額の範囲内での実費</td><td rowspan="2">50,000円</td><td rowspan="3">50,000円</td><td>—</td></tr>
<tr><td>付加給付あり</td></tr>
<tr><td>50,000円</td><td>—</td></tr>
<tr><td>50,000円</td><td>50,000円</td><td>付加給付あり</td></tr>
<tr><td>1児につき
500,000円（産科医療補償制度に加入していない医療機関等で出産したときは488,000円）</td><td>50,000円</td><td>50,000円</td><td rowspan="3">付加給付あり</td></tr>
<tr><td>1児につき
500,000円（産科医療補償制度に加入していない医療機関等で出産したときは488,000円）</td><td>50,000円</td><td>50,000円</td></tr>
<tr><td>1児につき
500,000円（産科医療補償制度に加入していない医療機関等で出産したときは488,000円）</td><td>50,000円</td><td>50,000円</td></tr>
<tr><td>—</td><td>条例・規約の定めるところによる。</td><td>—</td><td>—</td></tr>
<tr><td>—</td><td>条例の定めるところによる。</td><td>—</td><td>—</td></tr>
</table>

り、出産がおくれた期間分も支給される。

2 被用者保険

医療保険は、被用者保険（職域保険ともいう）と地域保険の二つに大きく分けられます。被用者保険は、健康保険、船員保険及び各種共済組合からなり、地域保険は国民健康保険（国保）です。

医療保険関係者の間で被用者保険を「社保」（社会保険の略称）ということがありますが、法令用語の社会保険と混同してはいけません。法令用語の社会保険は、保険的方法によって社会保障を行う制度を総称していいます。この場合は、医療保険の被用者保険はもちろんのこと、厚生年金保険、雇用保険等とともに地域保険である国民健康保険もその中に含まれるので注意が必要です。

参考

医療保険は、被用者保険（職域保険）と地域保険に分けられます。

1 健康保険

1）保険者

健康保険の保険者には、全国健康保険協会と健康保険組合があります（健康保険法第4条）。

(1) 全国健康保険協会管掌健康保険（協会けんぽ）（法別番号 01）

全国健康保険協会は、健康保険組合の設立されていない事業所で使用されている75歳（一定の障害の状態にある人は65歳。以下同じ）未満の従業員を被保険者として、健康保険事業の運営を行っています（健康保険法第3条第1項・第5条）。

参考

平成20年9月までは、政府（社会保険庁）が保険者の政府管掌健康保険として、全国一律の保険料率による健康保険の運営が行われていました。協会管掌健康保険では、各都道府県に支部が置かれ、平成21年9月から地域の医療費を反映した都道府県単位保険料率が設定されています。

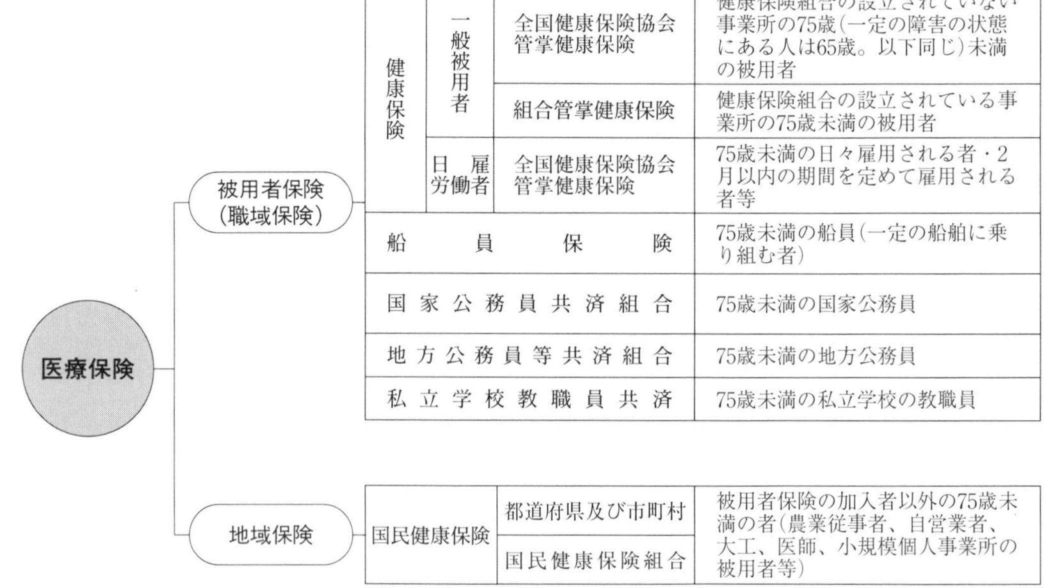

医療保険
被用者保険（職域保険）
健康保険
一般被用者
全国健康保険協会管掌健康保険
健康保険組合の設立されていない事業所の75歳（一定の障害の状態にある人は65歳。以下同じ）未満の被用者
組合管掌健康保険
健康保険組合の設立されている事業所の75歳未満の被用者
日雇労働者
全国健康保険協会管掌健康保険
75歳未満の日々雇用される者・2月以内の期間を定めて雇用される者等
船員保険
75歳未満の船員（一定の船舶に乗り組む者）
国家公務員共済組合
75歳未満の国家公務員
地方公務員等共済組合
75歳未満の地方公務員
私立学校教職員共済
75歳未満の私立学校の教職員
地域保険
国民健康保険
都道府県及び市町村
国民健康保険組合
被用者保険の加入者以外の75歳未満の者（農業従事者、自営業者、大工、医師、小規模個人事業所の被用者等）

なお、日々雇い入れられる者を対象とした日雇特例被保険者（健康保険法第３条第２項）（法別番号03）の保険も、全国健康保険協会が保険者となっています（健康保険法第123条）。

(2) 組合管掌健康保険（法別番号 06）

健康保険組合は、その組合を設立している事業所で使用されている75歳未満の従業員を被保険者として、健康保険事業の運営を行っています（健康保険法第３条第１項・第６条・第８条）。

健康保険組合には、単一組合と総合組合の２種類があります。

単一組合は１人の事業主が常時700人以上の被保険者を使用する場合に設立されるものであり、総合組合は２人以上の事業主が合わせて常時3,000人以上の被保険者を使用する場合に共同して設立されるものです（健康保険法第11条）。

なお、財政が窮迫している組合や小規模な組合について、都道府県内で再編・統合を促進するため、企業・業種を超えて組合の合併を行って設立する地域型健康保険組合が認められています。合併後も一定期間は合併前の組合ごとに保険料率を設定できることが特徴です。

2）被保険者と被扶養者

●被保険者

(1) 強制被保険者

健康保険法に規定されている強制適用事業所に常時使用される75歳未満の従業員は、強制的に健康保険の被保険者になります（強制被保険者）。

強制適用事業所には、次のものが該当します（健康保険法第３条第３項）。

① すべての法人の事業所

② 常時５人以上の従業員を使用する個人事業所（農林水産業及びサービス業等の一部の業種の事業所を除く）

参考

令和４年10月から、法律・会計業務を行う士業の個人事業所についても強制適用事業所になっています。

(2) 任意被保険者

健康保険法に規定されている強制適用事業所以外の事業所の事業主が、従業員の２分の１以上の同意を得て厚生労働大臣（実際には地方厚生局長若しくは地方厚生支局長）に健康保険適用事業所の申請を行い、その認可を受けると、その事業所（任意適用事業所という）の75歳未満の従業員全員が被保険者となります（健康保険法第31条）。

これらの被保険者を、任意被保険者といいます。

参考

任意加入認可の職権は、健康保険法施行規則により、健康保険組合の設立または解散を伴う場合を除き、地方厚生局長若しくは地方厚生支局長に委任されています。

(3) 短時間労働者で被保険者となる場合

１週間の所定労働時間および１か月の所定労働日数が一般従業員の４分の３以上あるか、４分の３未満でも①１週間の所定労働時間が20時間以上、②月額賃金が88,000円以上、③勤務期間が２か月以上見込まれる、④学生ではない、⑤従業員101人以上の事業所（特定適用事業所）または100人以

参考

⑤については令和６年10月から、特定適用事業所は51人以上、任意特定適用事業所は50人以下となります。

下でも労使合意のある事業所（任意特定適用事業所）では、被保険者とされます（健康保険法第３条第１項第九号）。

⑷　任意継続被保険者

被保険者が退職等によって被保険者の資格を喪失した場合、喪失の日の前日まで継続して２か月以上被保険者であった場合は、本人の申出により、２年間（その間に75歳となるときは、75歳の誕生日の前日まで）に限り、同一保険者のもとで引き続いて被保険者になることができます（健康保険法第３条第４項）。

このような被保険者を任意継続被保険者といい、保険給付については（出産手当金、傷病手当金は支給されないことを除いて）一般の被保険者と同様ですが、保険料は自己負担分と合わせて事業主負担分も本人が支払わなければなりません。

⑸　日雇特例被保険者

健康保険の適用事業所に使用される75歳未満の日雇労働者は、使用される日ごとに日雇特例被保険者とされます（健康保険法第３条第２項）。

なお、引き続き２か月間に通算して26日以上使用される見込みのないとき、任意継続被保険者であるとき、またはその他特例の事由があるときは、厚生労働大臣（実際には年金事務所）の承認を受けて日雇特例被保険者とならないことができます。

●被扶養者

健康保険においては、被保険者の一定範囲の75歳未満の家族に対しても保険給付が行われます。この一定範囲の75歳未満の家族のことを「被扶養者」といい、その範囲は次のとおりです（健康保険法第３条第７項）。

①　被保険者の直系尊属、配偶者（内縁関係にあるものを含む）、子、孫及び兄弟姉妹（平成28年９月までは弟妹）で、主としてその被保険者により生計を維持する者。

②　被保険者の３親等内の親族（①以外）で、その被保険者と同一世帯

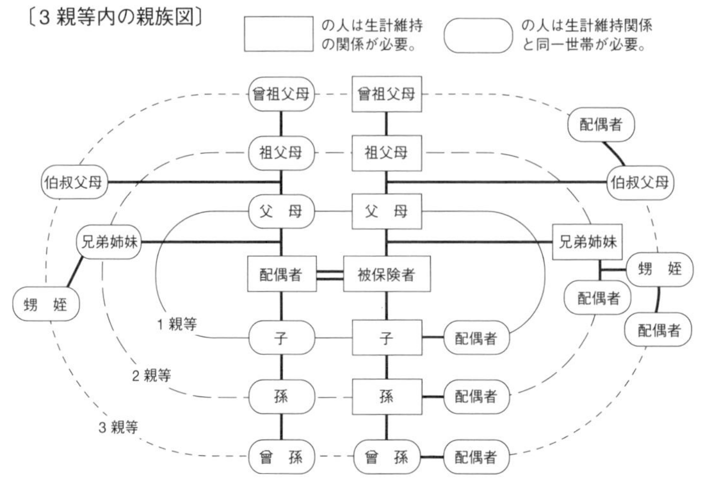

参考

令和４年１月より任意継続被保険者の保険料の算定基礎の見直しが行われています。また、被保険者からの申出による資格喪失が可能となっています。

参考

日雇特例被保険者適用除外の承認の職権は、健康保険法第204条により、日本年金機構に委任されています。

参考

日雇特例被保険者の療養の給付については、その就労の特性から被保険者資格という形でなく、一定の要件を満たしたときに、給付が受けられるとする受給資格という形で行われています。

参考

健康保険の被保険者が75歳になって後期高齢者医療の被保険者になったときには、その家族は健康保険の被扶養者でなくなりますので、75歳になるまで、原則として国民健康保険の被保険者になります（国民健康保険の被保険者になってから２年間は、国民健康保険料が軽減される措置が設けられています）。

に属し、主としてその被保険者により生計を維持する者。

③ 被保険者と内縁関係にある配偶者の父母及び子で、その被保険者と同一の世帯に属し、主としてその被保険者により生計を維持する者。

④ 被保険者と内縁関係にあった配偶者の父母及び子で、その配偶者の死亡後、引き続きその被保険者と同一世帯に属し、主として被保険者により生計を維持する者。

また、令和2年4月から被扶養者の要件について、以下の変更が行われています。

1) 被扶養者の要件に日本に住所を有する者であることを追加。

2) 留学生等、日本に住所を有しない者のうち、日本に生活の基礎があると認められる者は例外的に要件を満たす。

3) いわゆる「医療滞在ビザ」等で来日して国内に居住する者を被扶養者の対象から除外。

3）保険給付

(1) 療養の給付

健康保険は医療保険ともいわれているように、保険給付の中心は療養の給付です。

健康保険の療養の給付は、被保険者の業務外の事由による疾病・負傷について、保険医療機関または保険薬局等から、直接医療を与える現物給付で行われています。

療養の給付（医療給付）については、健康保険法及び療養担当規則等によって下記のようにその範囲が定められており、業務上・通勤災害以外の傷病について必要な範囲で給付されます。

療養の給付の範囲（健康保険法第63条、療養担当規則第1条）

(1) 診察

(2) 薬剤または治療材料の支給

(3) 処置、手術その他の治療

(4) 居宅における療養上の管理及びその療養に伴う世話その他の看護

(5) 病院または診療所への入院及びその療養に伴う世話その他の看護

被保険者が保険医療機関等で療養の給付を受けたときは、70歳未満の者はかかった費用(医療費)の3割、70歳以上※1は2割（現役並み所得者※2は3割）を一部負担金として支払わなければなりません（健康保険法第74条)。

※1「70歳以上」の定義については11頁を参照ください。

※2「現役並み所得者」の定義については25頁を参照ください。

(2) 家族療養費

被扶養者が傷病のため保険医療機関等で医療や薬の支給を受けたときは、

参考

「療養の給付」という用語は、医療保険各法だけでなく、後期高齢者医療や公害健康被害補償法、労働者災害保険法などにも広く用いられています。

これに対して、原子爆弾被爆者援護法などでは「医療の給付」「医療の実施」という用語が用いられています。

健康保険法では保険という性格からその療養に要した費用について、義務教育就学前※1は８割、義務教育就学後70歳未満は７割、70歳以上※1は８割（現役並み所得者※2の被扶養者は３割）が保険者から被保険者に支給されることになっています。

しかしながら、この家族療養費の支給に代えて現物給付ができることになっていますので、実際には被保険者と同様、現物給付が行われています（健康保険法第110条）。

※１「義務教育就学前」、「70歳以上」の定義については11頁を参照ください。

※２「現役並み所得者」の定義については25頁を参照ください。

参考

健康保険法施行規則では、この法律上の取扱いをさらに進め、被扶養者についても現物給付を行うことが規定されています。

(3)　入院時食事療養費

入院時に療養の給付と併せて食事の提供を受けたときは、食事療養の費用額から定額の食事療養標準負担額（患者が支払う金額）を除いた部分が「入院時食事療養費」として支給されます。なお、この入院時食事療養費も家族療養費と同様、現物給付で行われています（健康保険法第85条・第110条第２項）。

１食当たりの食事療養標準負担額は、被保険者・被扶養者ともに次のとおりです。なお、１日の食事療養標準負担額は、３食に相当する額が限度になります。

患　者　の　区　分			標準負担額
A	B、C、Dのいずれにも該当しない者		１食490円(460円※1)
B	C、Dのいずれにも該当しない指定難病患者・小児慢性特定疾病児童等		１食280円(260円※1)
	平成28年４月１日の時点で１年を超えて精神病床に入院している患者※2		
C	低所得者(70歳未満)	過去１年間の入院期間が90日以内	１食230円(210円※1)
	低所得Ⅱ(70歳以上)	過去１年間の入院期間が90日超	１食180円(160円※1)
D	低所得Ⅰ(70歳以上)		１食110円(100円※1)

※１　令和６年５月までの食事療養標準負担額

※２　当該者が平成28年４月１日以後、合併症等により同日内に他の病床に移動、又は他の保険医療機関に再入院する場合（その後再び同日内に他の病床に移動、又は他の保険医療機関に再入院する場合を含む）も該当。

＊　後期高齢者の標準負担額は、70歳以上の高齢受給者と同じです。

＊　70歳未満の低所得者及び70歳以上の低所得Ⅰ、Ⅱの定義については、24頁、26頁を参照ください。

参考

左表のC・Dに該当する場合には、「健康保険限度額適用・標準負担額減額認定証」を保険医療機関に提示しなければなりません（オンライン資格確認については145頁参照）。

(4)　入院時生活療養費

療養病床に入院する65歳以上の患者に対しては、(3)の入院時食事療養費に代えて、入院時生活療養費が支給されます。これは、食費と居住費につ

		右記以外の患者		厚生労働大臣が定める患者（医療の必要性の高い者）		指定難病患者	
		食費（1食当たり）	居住費（1日当たり）	食費（1食当たり）	居住費（1日当たり）	食費（1食当たり）	居住費（1日当たり）
低所得以外		生活療養（Ⅰ）[※1] 490円（460円[※2]） 生活療養（Ⅱ）[※1] 450円（420円[※2]）	370円	生活療養（Ⅰ）[※1] 490円（460円[※2]） 生活療養（Ⅱ）[※1] 450円（420円[※2]）	370円	280円（260円[※2]）	0円
70歳未満	70歳以上						
低所得	低所得Ⅱ	230円（210円[※2]）	370円	入院90日以内 230円（210円[※2]） 入院90日超 180円（160円[※2]）	370円	入院90日以内 230円（210円[※2]） 入院90日超 180円（160円[※2]）	0円
	低所得Ⅰ	140円（130円[※2]）	370円	110円（100円[※2]）	370円	110円（100円[※2]）	0円
老齢福祉年金受給者（後期高齢者医療制度[※2]のみ）		110円（100円[※2]）	0円	110円（100円[※2]）	0円	110円（100円[※2]）	0円
境界層該当者[※3]							

※1　生活療養（Ⅰ）は管理栄養士または栄養士等による適切な栄養量および適時・適温の食事の提供が行われている等の基準を満たす旨を地方厚生局に届け出た保険医療機関が該当し、生活療養（Ⅱ）はそれ以外の保険医療機関が該当。

※2　令和６年５月までの食費の負担額

※3　後期高齢者医療制度については、35頁以降を参照。

※4　境界層該当者とは、食費・居住費（光熱水費）の負担が、１食110円＋０円に減額されれば、生活保護を必要としない状態となる者をいう。

＊　70歳未満の低所得者及び70歳以上の低所得Ⅰ、Ⅱの定義については、24頁、26頁を参照ください。

いて、患者が負担する「生活療養標準負担額」を除いた額を支給するもので、現物給付により行われます（健康保険法第85条の２・第110条第２項）。

生活療養標準負担額は、１日につき、１食当たり食費（食材料費＋調理コスト）相当と居住費（光熱水費相当。１日当たり370円。ただし、低所得者の一部と重篤患者等は０円）の合計額で、食費については１日に３食を限度とします。なお、令和６年６月に負担額が引き上げられます。

⑸　保険外併用療養費

保険外併用療養費の対象は、先進医療や治験など、将来的に保険給付の対象として認めるかどうかについて評価が必要な療養（評価療養）と、保険導入を前提としない患者の選定による療養（選定療養）、そして平成28年４月創設の患者の申出に基づいて行われる先進医療等（患者申出療養）という３つの類型に分かれています。保険外併用療養費の基本的な考え方は、評価療養・選定療養・患者申出療養を含んだ療養については、療養全体にかかる費用のうち基礎的部分を保険給付し、評価療養・選定療養・患者申出療養部分は自費負担とすることによって患者の選択の幅を広げようとするものです（健康保険法第86条・第110条）。

保険外併用療養費の対象となる評価療養・選定療養の種類は、現在次のとおりとなっています。

【評価療養】

① 先進医療
② 医薬品医療機器等法で定める医薬品の治験の診療
③ 医薬品医療機器等法で定める医療機器の治験の診療
④ 医薬品医療機器等法で定める再生医療等製品の治験の診療
⑤ 医薬品医療機器等法承認医薬品の薬価基準収載前の投与
⑥ 医薬品医療機器等法承認医療機器又は体外診断用医薬品の保険適用前の使用等
⑦ 医薬品医療機器等法承認再生医療等製品の保険適用前の使用又は支給
⑧ 薬価基準収載医薬品の医薬品医療機器等法承認と異なる用法、用量、効能又は効果による投与
⑨ 医薬品医療機器等法承認・保険適用後の医療機器の医薬品医療機器等法承認と異なる使用目的、効能若しくは効果又は操作方法若しくは使用方法による使用
⑩ 医薬品医療機器等法承認・保険適用後の再生医療等製品の医薬品医療機器等法承認と異なる用法、用量、使用方法、効能、効果又は性能による使用又は支給
⑪ 医薬品医療機器等法承認プログラム医療機器の使用又は支給（令和6年6月1日適用予定）

【選定療養】

① 特別療養環境室（差額ベッド）への入院（4床以下で一定以上の広さ、プライバシー確保等の条件を満たす病室）
② 予約診察
③ 診療時間外の診察
④ 前歯部の金属歯冠修復に使用する金合金、白金加金の支給
⑤ 金属床総義歯の提供
⑥ 200床以上病院での文書による紹介なしの初診
⑦ 200床以上病院での自己の選択に係る再診
⑧ 患者側の事情による180日を超える長期入院
⑨ 医科点数表等に規定する制限回数を超えて受けた診療
⑩ むし歯治療後の継続的指導管理（13歳未満の小児）
⑪ 白内障に罹患している患者に対する水晶体再建に使用する眼鏡装用率の軽減効果を有する多焦点眼内レンズの支給
⑫ 患者が操作等を行うプログラム医療機器で保険適用期間終了後に患者希望で使用が適当と認められるものの使用（令和6年6月1日適用

参考

⑥⑦に関しては、特定機能病院と一般病床数200床以上の地域医療支援病院について、紹介状なしの初診や、他の医療機関に対して紹介の申出が行われたにもかかわらず患者の意思で再診を受ける場合には、患者から一定額を徴収することが義務化されています。

また、令和4年10月からは、徴収する一定額が、初診5,000円以上→7,000円以上、歯科の初診3,000円→5,000円以上、再診2,500円以上→3,000円以上、歯科の再診1,500円以上→1,900

予定)

⑬ 間歇スキャン式持続血糖測定器の使用(令和6年6月1日適用予定)

⑭ 医療上必要があると認められない患者の都合による精子の凍結又は融解（令和6年6月1日適用予定)

⑮ 後発医薬品の上市後5年以上経過したもの又は後発医薬品の置換率が50%以上となった長期収載品（令和6年10月適用予定)

【患者申出療養の概要】

現在の保険外併用療養費制度の中の評価療養で実施されている先進医療を拡大し、患者の申出を起点とし、安全性・有効性を確認しつつ身近な医療機関で迅速に対応するもの

(6) 療養費

やむを得ない事情により、現物給付としての療養の給付が受けられずに保険医療機関等以外の医療機関で診療、薬剤の支給等を受けた場合や、柔道整復師による施術、はり、きゅう、あん摩及びマッサージ、あるいは輸血の生血代や治療用装具、治療用眼鏡（9歳未満）の代金等については、後日、保険者が認めたときに、その領収書等をもとに一定の療養費が支給されます（現金給付）（健康保険法第87条・第110条)。

(7) 高額療養費

保険診療に係る一部負担金等（入院時食事（生活）療養の標準負担額を除く）が、1か月(暦月)に、所得区分に応じた自己負担限度額を超えた場合は、申請すれば超えた額が高額療養費として支給されます（健康保険法第115条)。

また、あらかじめ保険者から認定をうければ、ひとつの保険医療機関等あたりの窓口負担自体が自己負担限度額までとなります（現物給付)。

<70歳未満の人の高額療養費>

所得区分		自己負担限度額（高額療養費算定基準額）	多数該当
ア	標報83万円以上	252,600円＋（医療費－842,000円）×0.01	140,100円
イ	標報53～79万円	167,400円＋（医療費－558,000円）×0.01	93,000円
ウ	標報28～50万円	80,100円＋（医療費－267,000円）×0.01	44,400円
エ	標報26万円以下	57,600円	44,400円
オ	低所得者	35,400円	24,600円

※ 所得区分の「標報」は標準報酬月額のことをいいます（以下同じ)。

【所得区分】

ア：標報83万円以上…被保険者・被扶養者が療養をうけた月の被保険者の標準報酬月額が83万円以上であるとき。

＊国民健康保険では、世帯に属するすべての被保険

円以上で病院が定めた額に見直されています。

さらに、対象となる医療機関も広がり、紹介受診重点医療機関（医療資源を重点的に活用する外来を地域で基幹的に担う医療機関）のうち一般病床200床以上の病院についても義務化されています（167頁等参照)。

参考

平成27年1月から、70歳未満の所得区分を細分化し、自己負担限度額がきめ細かく設定されています。

者について、療養をうけた月の前年（療養をうけた月が１月～７月の場合は前々年）の基準所得額の合計が901万円を超えるとき。

イ：標報53～79万円…被保険者の標準報酬月額が53万円以上79万円以下。
＊国保では基準所得額の合計が600万円を超え901万円以下。

ウ：標報28～50万円…被保険者の標準報酬月額が28万円以上50万円以下。
＊国保では基準所得額の合計が210万円を超え600万円以下。

エ：標報26万円以下…被保険者の標準報酬月額が26万円以下。
＊国保では基準所得額の合計が210万円以下。

オ：低　所　得　者…次のいずれかに該当する人。
①市町村民税（特別区民税を含む）が課せられない被保険者または条例により免除された被保険者（市町村民税非課税者・免除者）及びその被扶養者。
②療養を受ける月に生活保護法による要保護者であって高額療養費の支給があれば、保護を要さなくなる被保険者及びその被扶養者。

①　世帯合算

同一世帯の70歳未満の人について、所得区分にかかわらず同一月に21,000円以上の一部負担金等が複数生じたときは、これらを合算した額が自己負担限度額を超えた場合、超えた額が払い戻しの対象となります。なお、③の現物給付が行われた場合は、支給額から現物給付額を引いた額が合算対象となります。

②　多数該当世帯の負担軽減

その診療月以前12か月間に高額療養費の支給が３月以上あるときは、４月目以降の自己負担限度額は軽減され、軽減された自己負担限度額を超えた場合、超えた額が払い戻しの対象となります。

③　高額療養費が現物給付される場合

同一医療機関における70歳未満の患者の一部負担金等が１か月に自己負担限度額を超えたときは、事前に保険者（協会けんぽ等）に患者（被保険者）が申請を行い、交付された「認定証」を保険医療機関に提示することにより超えた額が高額療養費として現物給付されます。

「認定証」を提示しない場合は、従来通り定率の一部負担金等を医療機関に支払った後に高額療養費の支給申請を行い、支払った額と限度額との差額が後日、保険者から支給されます。

参考

70歳未満の低所得者以外は「健康保険限度額適用認定証」を、低所得者（年齢問わず）は「健康保険限度額適用・標準負担額減額認定証」を保険医療機関の窓口で提示する必要があります（オンライン資格確認については145頁参照）。

<70歳以上の人の高額療養費>

所得区分※	自己負担限度額（高額療養費算定基準額）	
	個人単位（外来）	世帯単位
現役並み所得者Ⅲ	—	252,600円＋（医療費－842,000円）×１％ <多数該当：140,100円>
現役並み所得者Ⅱ	—	167,400円＋（医療費－558,000円）×１％ <多数該当：93,000円>
現役並み所得者Ⅰ	—	80,100円＋（医療費－267,000円）×１％ <多数該当：44,400円>
一般	18,000円 （８月～翌７月の年間上限144,000円）	57,600円 <多数該当：44,400円>
低所得者Ⅱ	8,000円	24,600円
低所得者Ⅰ	8,000円	15,000円

※「現役並み所得者」について、平成30年８月からは、「個人単位（外来）」の限度額は撤廃され、「世帯単位」の限度額は所得区分により、Ⅲ～Ⅰの３段階に細分化されています（〈70歳未満の人の高額療養費〉の区分ア～区分ウ（23頁参照）と同様）。

高額療養費における「現役並み所得者」とは、一部負担金（自己負担額）が３割負担となる人です。

【所得区分】

現役並み所得者…70歳以上で療養を受ける月の標準報酬月額が28万円以上の被保険者及びその被扶養者で70歳以上の人。ただし、①70歳以上の被保険者及び70歳以上の被扶養者の収入合計額が520万円未満の場合、②70歳以上の被扶養者がいない場合は収入額が383万円（後期高齢者医療の被保険者となったため被扶養者でなくなった人がいる場合は520万円）未満であれば、届出により現役並み所得者となりません。

＊国民健康保険では、70歳以上で課税所得（各種所得控除後の所得）が基準額（145万円）以上の被保険者と同一世帯の70歳以上の被保険者をいいます。ただし、①70歳以上の被保険者及びその被保険者と同一世帯の70歳以上の被保険者の収入合計額が520万円未満の場合、②同一世帯に70歳以上の被保険者が１人の場合は収入額が383万円（後期高齢者医療の被保険者となったため国民健康保険の被保険者でなくなった人がいる場合は520万円）未満であれば、届出により現役並み所得者となりません。

また、基礎控除後の総所得金額等の合計額が210万円以下（昭和20年１月２日以後生まれの被保険者のみ）に該当する場合は、現役並み所得者となりません。この場合の届出は不要です。

参考

75歳に到達して後期高齢者医療制度に移行する人については、75歳到達月の自己負担限度額に特例が設けられています（37頁参照）。

現役並み所得者は、さらに以下のように区分されます。

区　分	健　保	国　保
現役並み所得者Ⅲ	標準報酬月額が83万円以上	課税所得が690万円以上
現役並み所得者Ⅱ	標準報酬月額が53万円以上79万円以下	課税所得が380万円以上690万円未満
現役並み所得者Ⅰ	標準報酬月額が28万円以上50万円以下	課税所得が145万円以上380万円未満

一　　般…70歳以上で「現役並み所得者」、「低所得Ⅱ・Ⅰ」に該当しない人。

低所得Ⅱ…70歳以上であること以外は、70歳未満の「低所得者」にほぼ同じ。

低所得Ⅰ…70歳以上で市町村民税（特別区民税を含む）に係る総所得金額及び山林所得に係る各所得の金額並びに他の所得と区分して計算される所得の金額（判定基準所得）が0円の被保険者及びその被扶養者で70歳以上の人。

① 外来のみの場合（現役並み所得者は除く）

外来におけるすべての一部負担金等（医療機関、金額を問わず）が、1か月に個人単位の自己負担限度額を超えた場合、「高齢受給者証」を保険医療機関に提示することにより超えた額が高額療養費として現物給付されます。低所得者は、事前に保険者（協会けんぽ等）に申請を行い、交付される「限度額適用・標準負担額減額認定証」を提示すれば、低所得者の自己負担限度額が適用されます。

「認定証」を提示しない低所得者は、高額療養費の支給申請を行えば、支払った額と限度額との差額が後日保険者から支給されます。

なお、年間でも限度額が設定されています。これは、基準日（7月31日）時点の所得区分が一般所得区分または低所得区分に該当する場合は、計算期間（前年8月1日～7月31日）のうち、一般所得区分又は低所得区分であった月の外来療養の自己負担額の合計が144,000円を超えた場合、超えた額が払い戻されるものです。

② 入院のみの場合

同一医療機関における一部負担金等（入院時食事（生活）療養の標準負担額を除く）が、1か月に入院の自己負担限度額を超えた場合、超えた額が高額療養費として現物給付されます。なお、現役並み所得者及び一般は、その診療月以前12か月間に高額療養費の支給が3月以上あるときは、4月目以降の自己負担限度額が軽減されます。

参考

低所得Ⅱ・Ⅰの限度額により現物給付を受けようとする人は、「健康保険限度額適用・標準負担額減額認定証」を保険医療機関に提示しなければなりません。

③ 世帯合算

1か月の同一世帯の70歳以上の一部負担金等をすべて合算して、世帯単位の自己負担限度額を超えた場合、超えた額が払い戻しの対象となります。ただし、外来分については個人単位の限度額を適用した後、なお残る額が合算対象となり、外来分・入院分とも現物給付が行われた場合は、支給額から現物給付額を引いた額が合算対象となります。また、現役並み所得者及び一般については、その療養を受けた月以前12か月間に高額療養費の支給が3月以上あるときは、4月目以降の自己負担限度額は軽減されますが、外来の自己負担限度額の適用のみにより支給を受けた月数は算入しません。

＜70歳以上と70歳未満がいる世帯の高額療養費＞

70歳未満の21,000円以上の一部負担金等と、70歳以上のすべての一部負担金等を合算し、70歳未満の自己負担限度額（多数該当世帯の負担軽減を含む）を超えた場合、超えた額が払い戻しの対象となります。なお、70歳以上の世帯単位の自己負担限度額を適用した後に、なお残る額が合算の対象となります。また、多数該当世帯の負担軽減の月数については、70歳以上の外来の自己負担限度額の適用のみにより支給を受けた月数は算入しません。

＜高額長期疾病患者の負担軽減＞

人工腎臓を実施している慢性腎不全患者、血友病（先天性血液凝固因子障害）のうち血漿分画製剤を投与している第Ⅷ因子障害と第Ⅸ因子障害患者及び抗ウイルス剤を投与している後天性免疫不全症候群患者（HIV 感染を含み、血液凝固因子製剤の投与に起因する HIV 感染症に関する医療を受けている患者に限る）については、自己負担限度額は1か月10,000円（人工腎臓を実施している慢性腎不全患者のうち、70歳未満の標報53万円以上の人とその被扶養者については20,000円）となり、これを超えた額は高額療養費として現物給付されます。

(8) 高額医療・高額介護合算療養費

高額療養費の算定対象世帯に介護保険受給者がいる場合、毎年8月から翌年7月までの12か月間に、健康保険の一部負担金等と介護保険の利用者負担額（それぞれ高額療養費または高額介護サービス費等が支給される場合は、それを控除した額）を合計した額が、次表の自己負担限度額を超えると、超えた分が被保険者からの請求によって払い戻されます（健康保険では高額介護合算療養費、介護保険では高額医療合算介護サービス費）（健康保険法第115条の2）。

なお、70歳以上の「現役並み所得者」について、平成30年8月からは、所得区分が3段階に細分化され、70歳未満の（ア）～（ウ）と同様となりました。

現役並み所得者のⅡ・Ⅰの限度額により現物給付を受けようとする人は、「健康保険限度額適用認定証」を保険医療機関に提示しなければなりません（Ⅲ及び一般は不要）（オンライン資格確認については145頁参照）。

参考

高額長期疾病に該当する人が、10,000円（20,000円）の自己負担限度額により現物給付を受ける場合には、「健康保険特定疾病療養受療証」を保険医療機関に提示しなければなりません（オンライン資格確認については145頁参照）。

参考

高額医療・高額介護合算療養費の支払いは、健康保険と介護保険の双方から行われます。高額医療・高額介護合算療養費の支払いに要する費用は、健康保険と介護保険の双方で、自己負担した額に応じて負担し合います。

＜高額医療・高額介護合算療養費の自己負担限度額＞

自己負担限度額（介護合算算定基準額・医療合算算定基準額）			
70歳未満		70歳以上	
標報83万円以上（ア）	212万円	現役並み所得者Ⅲ	212万円
標報53～79万円（イ）	141万円	現役並み所得者Ⅱ	141万円
標報28～50万円（ウ）	67万円	現役並み所得者Ⅰ	67万円
標報26万円以下	60万円	一　　般	56万円
低　所　得　者	34万円	低　所　得　Ⅱ	31万円
		低　所　得　Ⅰ	19万円※

※　介護サービス利用者が世帯内に複数いる場合は31万円。

(9) 訪問看護療養費、家族訪問看護療養費

病状が安定した状態にある難病患者、末期がん患者等で医師から訪問看護の必要を認められた在宅患者が、指定訪問看護事業者の訪問看護ステーションから派遣された看護師等により、療養上の世話その他必要な診療上の補助を受けた場合に、保険者から訪問看護療養費を支給するものです（健康保険法第88条・第111条）。

訪問看護療養費に関しては、次のような取扱いが定められています。

① 訪問看護療養費の額は、厚生労働大臣が定めた費用の額を基にして算定する。

② 「訪問看護療養費」の患者負担額は、被保険者については70歳未満３割、70歳以上２割（現役並み所得者は３割）とし、被扶養者については義務教育就学前２割、義務教育就学後70歳未満３割、70歳以上２割（現役並み所得者は３割）とする。

③ 訪問看護療養費または家族訪問看護療養費については、被保険者に支給すべき額に相当する額を審査支払機関を通じて指定訪問看護事業者に支払う。

(10) 出産育児一時金

被保険者が出産したときは出産育児一時金として、被扶養者が出産したときは家族出産育児一時金として１児につき50万円（産科医療補償制度に加入していない医療機関等で出産した場合は48.8万円）が支給されます。

なお、被保険者等が医療機関の窓口で出産費用（異常分べんなどで療養の給付を受けた場合の一部負担金等を含む）を現金で支払わなくてもすむよう、保険者が医療機関に出産育児一時金等を直接支払う「直接支払制度」が設けられています。直接支払制度を希望する場合は、医療機関等と受取りを委任する書面を取り交わします。実際の出産費用が50万円（48.8万円）を上回った場合には、被保険者等が超過額を医療機関等に支払います。50万円（48.8万円）未満の場合は、その差額が保険者から被保険者に支払わ

参考

出産育児一時金の給付対象となる出産には、妊娠４か月（85日）以後の早産、死産（流産）、人工妊娠中絶が含まれます。なお、令和５年４月から、支給額は42（40.8）万円から50（48.8）万円へ増額されています。

参考

受取代理制度とは、妊婦などが保険者に出産

れます。

また、被保険者の意向により事後払いも可能であるほか、事務負担や資金繰りへの影響（直接支払制度では入金にタイムラグが生じる）が大きい診療所・助産所では受取代理制度と呼ばれる方法をとることもできます。

育児一時金の請求を行う際、出産する医療機関等にその受取りを委任することにより、医療機関等へ直接支給される方式です。

参考

平成23年度以降は直接支払または受取代理のいずれを実施するかは、医療機関等の選択となっています。受取代理を実施する場合は厚生労働省に届け出ます。

⑾ 保険給付を受ける権利の時効

健康保険における保険給付を受ける権利は、健康保険法の規定により、２年を経過すると消滅することになっています（健康保険法第193条）。

この保険給付には、療養の給付、即ち現物給付は含まれません。これは、現物給付には本質的に時効の問題が生じようがないからです。したがって、時効が生じるのは療養の給付に代えて支給される療養費（あん摩、はり、きゅう、治療用装具代等）だけとなります。

なお､その他の医療保険各法においても同様の取扱いが規定されています。

４）保険診療が受けられない場合

■業務上、通勤途上の病気・けが

勤務先の仕事が直接原因となって起きた病気やけが、または通勤途上の事故による病気・けがは健康保険では診療が受けられません。これらは、労働基準法や労働者災害補償保険法（労災保険）等に基づいて診療を受けられることになっています（健康保険法第55条）。

労災保険等の給付対象とならない場合の、健康保険の被保険者または被扶養者の業務上の病気・けがについては、法人の役員としての業務に起因するものを除き、健康保険の給付対象となります。たとえば、被保険者が副業として行う請負業務中に負傷した場合や、被扶養者が請負業務やインターンシップ中に負傷した場合などが該当します。

また、法人の役員として業務に起因するものであっても、被保険者数が５人未満の小規模事業所であって、その業務が従業員の従事する業務と同一と認められるときは、健康保険の給付対象となります。

■病気とみなされないもの

次のような場合には、病気とはみなされないので、保険診療が受けられません。

⑴① 単なる疲労やけん怠
② 隆鼻術、二重まぶたの手術、ホクロ・ソバカスとり等の美容整形
③ 白ナマズ、アザ等の先天的な皮膚の病気
④ 正常な妊娠・お産

これらの場合でも、特に仕事や日常生活に支障のあるもの、たとえば、斜視で仕事に支障をきたすもの、他人にいちじるしい不快感を与えるワキガや後天的な女子の顔のシミ、唇顎口蓋裂、つわりが特にひどい場合等は

保険で診療を受けられます。

⑵　健康診断やそのための検査

⑶　予防注射

例外として、はしか及び百日咳が流行し、同じ家庭内にまだかかったことのない人がいる場合は、その人に対して、はしか、百日咳の予防注射が認められます。また、狂犬にかまれた場合には狂犬病予防注射が、破傷風のおそれがあると医師が認めた場合には破傷風の予防注射が受けられます。

なお、B 型肝炎母子感染防止のための HBs 抗原検査陽性妊婦に対する HBe 抗原検査、HBs 抗原陽性妊婦から生まれた乳児に対する抗 HBs 人免疫グロブリン注射、沈降 B 型肝炎ワクチン注射及び HBs 抗原抗体検査も健康保険の給付の対象となります。

⑷　経済上の理由による妊娠中絶

母体の保護をはかるという趣旨から母体保護法という法律がつくられています。この法律では母体が弱っている場合、暴行による場合、経済上の理由による場合の妊娠中絶を認めています。このうち経済上の理由による妊娠中絶は、保険診療ではできません。母体が弱っている場合、暴行による妊娠中絶は、保険診療でできます。

■その他の制限

⑴　不正または不当な行為に対する制限

次のような場合には、保険による診療が受けられません（健康保険法第116条・第117条・第119条）。

①　自己の故意の犯罪行為により、または故意に給付の原因となった事実を生じさせたとき（たとえば、自殺し損ねて入院した場合。ただし、精神疾患等精神異常の状態で行われた場合は、故意とはいえないので保険診療の対象となります）。

②　けんか、よっぱらい等で事故を起こしたとき。

③　医師の指示に従わなかったり、正当な理由なく保険者の要請する診断を拒んだとき。

⑵　特殊な薬の使用や特殊な治療法

病気・けがを治すために必要な医薬品の使用や治療は健康保険で認められますが、医学界でまだ有効適切と認められていないような特殊な薬物の使用、特殊な治療法は保険では認められません。

2 船員保険

船員保険（法別番号02）は、全国健康保険協会が保険者となって船員を被保険者とする制度で、健康保険相当部分（職務外疾病部門）と船員労働の特性に応じた独自給付（下船後の療養補償、休業手当金など労災保険に

参考

従来の船員保険制度は、職務外疾病部門（健

は趣旨の給付がないもの及び同趣旨の給付はあるが水準が上回るもの）を行います。

健康保険相当部分における保険給付は、被保険者及び被扶養者とも一般の健康保険と同様ですが、下船後の療養補償（雇用契約存続中に職務外の事由による傷病を負った場合、下船後３か月以内において船舶所有者の療養補償として給付）に相当する療養の給付を受ける場合は、10割給付となっています。

船員保険における強制被保険者は、船員法第１条に規定する船員として船舶所有者に使用される者です。

康保険相当部分）、職務上疾病・年金部門（労災保険相当部分＋独自給付）及び失業部門（雇用保険相当部分）の三部門を有する総合保険として運営されていましたが、平成22年１月から、職務上疾病・年金部門及び失業部門が、それぞれ、労災保険及び雇用保険に統合されています。

参考

「船員法第１条に規定する船員」とは次の①～④以外の船舶に乗り組む船員をいいます。
①総トン数５トン未満の船舶
②湖、川又は港のみを航行する船舶
③政令の定める総トン数30トン未満の漁船
④ヨットなど船員労働の特殊性が認められない小型船舶で国土交通省の定めるもの

3 共済組合等

共済組合制度は、国家公務員共済組合法、地方公務員等共済組合法及び私立学校教職員共済法によって定められており、それぞれ短期給付（医療保険）と長期給付（年金保険）があります。このうち、短期給付については、組合員等及びその被扶養者に対し、健康保険法と同様の療養の給付等を行っています。

1）共済組合

(1) 国家公務員共済組合（法別番号　31）

国家公務員共済組合法に基づき、原則として各省庁ごとに１つの組合が設けられており、所管機関は財務省主計局です。

(2) 地方公務員等共済組合（法別番号　32）

現行の地方公務員のための共済組合制度は、昭和37年に施行されました。しかし、当時すでに健康保険組合を組織していた地方公務員団体（たとえば川崎市役所健康保険組合）の職員については特例として地方公務員等共済組合法の短期給付に関する規定を適用しない措置がとられました。

地方公務員等共済組合は、次の７つに分けられます。

○地方職員共済組合──都道府県の職員（公立学校・警察の職員を除く）
（法別番号　32）

○都職員共済組合──都の職員（特別区の職員を含み、公立学校、警察の職員を除く）
（法別番号　32）

○指定都市職員共済組合
（法別番号　32）
（指定都市ごと）──地方自治法に規定する指定都市の職員（公立学校の職員を除く）

○市町村職員共済組合─指定都市以外の市及び町村の職員（公立学校の職員を除く）
（法別番号　32）

○都市職員共済組合——北海道都市、仙台市、愛知県都市の職員（公立
　（法別番号　32）　　学校の職員を除く）
○公立学校共済組合——公立学校の職員、都道府県教育委員会及びその
　（法別番号　34）　　所管に属する教育機関の職員
○警察共済組合————都道府県警察の職員等
　（法別番号　33）

2）日本私立学校振興・共済事業団（法別番号　34）

平成10年1月の日本私立学校振興・共済事業団の設立により、私立学校教職員共済組合は私立学校教職員共済制度となり、従来の共済組合の「組合員」は新制度の「加入者」とされています。

3）組合員と被扶養者

組合員・加入者とは、一般の健康保険における被保険者のことをいいます。被扶養者の範囲も健康保険と同様となっています。

4）保険給付

各共済組合とも、健康保険法と同様の保険給付を行っています。ただし、自衛官等（法別番号07）については、防衛省職員給与法により療養の給付が行われているため、本人に対する共済組合からの給付は行われません。自衛官の被扶養者については、国家公務員共済組合法による保険の給付が行われます。

参考

共済組合等の保険給付は、健康保険と同様です。

※特定健康保険組合と特例退職被保険者

退職者に対する医療保険制度の一つとして、75歳となり後期高齢者医療に加入するまでの間、健康保険組合が自ら医療の給付を実施できる「特定健康保険組合」の制度が設けられています。本来、被用者保険の退職者で老齢年金の受給権者とその被扶養者は国民健康保険の被保険者となりますが、特定健康保険組合が規約で定めた者は、申請により、この健康保険組合の特例退職被保険者となることができます（健康保険法附則第3条）。

特例退職被保険者は、原則としてその組合の一般の被保険者と同様に取り扱われますが、傷病手当金は給付の対象とならず、資格の得喪、保険料に関する諸規定の適用については任意継続被保険者とみなされています。

なお、共済組合等についても同様に「特定共済組合」の制度が認められています。

参考

厚生労働大臣の認可を受けた特定健康保険組合は、その退職者についても特例退職被保険者として、一部を除いて、在職中の被保険者と同様の給付を行います。

3 国民健康保険

国民健康保険は、被用者保険（職域保険）に加入していない農業や自営業の人たちを対象とした制度で、「地域保険」ともいいます。

国民健康保険には、医師や弁護士、理容師等同じ業種の人たちを対象とした国民健康保険組合（国保組合）もあります。

1）保険者

国民健康保険の保険者は、次のとおりです（国民健康保険法第３条）。

・都道府県及び市町村（特別区を含む）

・国民健康保険組合

参考

平成30年４月から、都道府県が財政運営の責任主体となり、安定的な財政運営や効率的な事業の確保等の国保運営に中心的な役割を担うことになりました。

2）被保険者

国民健康保険の被保険者は、その都道府県に住所を有し、次のいずれにも該当しない人です（国民健康保険法第５条・第６条）。

(1) 健康保険、船員保険、共済組合等の被保険者・加入者及び被扶養者

(2) 日雇特例被保険者手帳の交付を受け、その手帳に健康保険印紙をはる余白がまだある者とその被扶養者

(3) 後期高齢者医療の被保険者（75歳以上の人または65歳以上で一定の障害の状態にある人）

(4) 生活保護法による保護を受けている世帯

(5) 国民健康保険組合の被保険者

(6) その他特別の理由がある者で厚生労働省令で定める者

<特例>

修学のため、または介護保険施設、児童福祉施設もしくは有料老人ホームに該当するサービス付き高齢者向け住宅等に入所・入院・入居のため、他の市町村に住む国民健康保険の被保険者は、以前の住所の世帯に属するものとみなします（国民健康保険法第116条・第116条の２）。

3）世帯主と世帯員

国民健康保険には、被用者保険における被扶養者という言葉はありません。被用者保険の被保険者に該当するのは世帯主（国保組合の場合は組合員）であり、被扶養者に該当するのは世帯員ということになります。

国民健康保険の世帯主と世帯員は、それぞれが被保険者であり、保険料も別個に算定されます。

４）保険給付

国民健康保険では、健康保険と同様の保険給付を行っています（国民健康保険法第36条・第42条・第52条～第54条の２）。

■保険料（税）滞納者対策

災害等特別な事情がないのに、保険料（税）を滞納している世帯主に対しては、滞納期間に応じて次のような対応がとられます（国民健康保険法第９条第３項～第６項・第54条の３・第63条の２）。

⑴　納期限から１年滞納したときは、被保険者証を返還させ被保険者資格証明書を交付し、現物給付を行わず償還払い（特別療養費）とする。ただし、その世帯に、18歳に達する日以後最初の３月31日までの間にある被保険者（高校生世代の子ども）が属する場合は、その被保険者に係る有効期間を６か月以上とする短期被保険者証を世帯主に対し、交付する。

⑵　１年６か月滞納したときは、保険給付の全部または一部を一時差し止める。

⑶　さらに滞納が続くときは、あらかじめ世帯主に通知したうえで、一時差し止めの給付額から滞納保険料額を控除する。

4 後期高齢者医療

平成20年４月に施行された「高齢者の医療の確保に関する法律」は、国民の高齢期における適切な医療の確保を図るため、①医療費適正化推進のための計画を作成し、②健康保険・国民健康保険などで健康診査・保健指導についての措置を講じるとともに、高齢者の医療について、国民の共同連帯の理念等に基づき、③前期高齢者（65歳以上75歳未満）の医療費の費用負担を調整するとともに、④後期高齢者（75歳以上）に対し適切な医療を行う制度を設立し、国民保健の向上及び高齢者福祉の増進を図ることを目的としています（高齢者の医療の確保に関する法律第１条）。

このうち、④後期高齢者の医療については、独立した「後期高齢者医療」が実施されます。後期高齢者医療の被保険者となるのは、75歳（一定の障害の状態にある人は65歳）以上の人です。

後期高齢者医療にかかる費用（患者負担を除いた部分）は、全体の１割を被保険者の保険料で、４割を現役世代（医療保険の加入者）の支援（後期高齢者支援金）で、５割を公費（国：都道府県：市区町村＝4：1：1）でまかないます（高齢者の医療の確保に関する法律第93条・第96条・第98条・第100条・第118条）。なお、世代間の負担の公平を図るため、現役世代の人数の変化に応じて、被保険者の保険料と現役世代の支援の負担割合を変えていくしくみが設けられています。

参考

後期高齢者医療は、従来の老人保健と同様に75歳（一定の障害の状態にある人は65歳）以上の人が対象ですが、老人医療対象者が国民健康保険等の医療保険に加入し続けながら老人医療を受けるしくみだったのに対し、後期高齢者医療の被保険者は他の医療保険には加入せず、すべての給付を後期高齢者医療から受けることが異なっています。

1 保険者と被保険者

1）保険者（運営主体）

後期高齢者医療は、都道府県ごとにすべての市町村及び特別区が加入して設立された広域連合を保険者（運営主体）としています。なお、保険料の徴収、被保険者資格・医療給付に関する届出の受付などの事務は市町村が行います（高齢者の医療の確保に関する法律第48条）。

2）被保険者

後期高齢者医療の被保険者となるのは、広域連合の区域内に住所のある人で、次のいずれかに該当する人です（高齢者の医療の確保に関する法律第50条・第51条）。

① 75歳以上の人

② 65歳以上75歳未満の人であって、一定の障害の状態にある人

※生活保護世帯に属する人などは対象になりません。

参考

75歳になったときは、14日以内に市区町村を経由して広域連合に届け出て、後期高齢者医療被保険者証の交付を受けます（広域連合が公簿等で確認できる場合は、届け出なしで後期高齢者医療被保険者証が交付されます）。65歳以上75歳未満の人が一定の障害の状態になったときは、障害の状態を明らかにできる書類などを添えて、市区町村を経由して広域連合に届け出て認定を受けます。

2 保険給付

1）療養の給付等

後期高齢者医療の医療の対象となる保険給付には、次のようなものがあります（高齢者の医療の確保に関する法律第56条・第64条・第74条～第78条・第82条・第84条・第85条）。

①療養の給付、②入院時食事療養費、③入院時生活療養費、④保険外併用療養費、⑤療養費、⑥高額療養費、⑦高額医療・高額介護合算療養費、⑧訪問看護療養費、⑨特別療養費

※①～⑧は健康保険のそれぞれの給付と、⑨は国民健康保険の給付と同じ内容です。

2）患者負担

●療養の給付の一部負担金等

後期高齢者医療の療養の給付の一部負担金等の割合は、１割（現役並み所得者は３割）でしたが、令和４年10月１日から、１割負担該当者のうち、世帯内に課税所得が28万円以上である後期高齢者医療の被保険者がいて、かつ、「年金収入＋その他の合計所得金額」が200万円以上（被保険者が１人のみの世帯）又は「年金収入＋その他の合計所得金額」の合計額が320万円以上（被保険者が２人以上の世帯）である被保険者について、負担割合が１割から２割へと引き上げられました（高齢者の医療の確保に関する法律第67条）。なお、施行後の３年間は負担を抑えるための配慮措置が講じられています。

●標準負担額

後期高齢者医療の食事療養標準負担額は、健康保険の70歳以上の人の食事療養標準負担額と同額です（20頁参照）。

後期高齢者医療の生活療養標準負担額は、健康保険の生活療養標準負担額と同額です(21頁参照)。

●高額療養費の自己負担限度額

後期高齢者医療の高額療養費は、現物給付の取扱いも含め健康保険の70歳以上の人の高額療養費とほぼ同様ですが、自己負担限度額、所得区分は以下のようになっています。ただし、同一世帯でも、後期高齢者医療の被保険者と他の医療保険の被保険者・被扶養者との世帯合算はありません(高齢者の医療の確保に関する法律第84条)。

参考

一部負担金の割合は「後期高齢者医療被保険者証」に、低所得区分は「後期高齢者医療限度額適用・標準負担額減額認定証」に記載されています。「認定証」の交付を受けるには、市町村を経由して広域連合に申請する必要があります（オンライン資格確認については145頁参照）。

参考

配慮措置＝令和４年10月１日の施行後３年間（令和７年９月30日まで）は、２割負担となる人について、１か月の外来医療の窓口負担割合の引き上げに伴う負担増加額が3,000円までに抑えられます（入院の医療費は対象外）。配慮措置は高額療養費のしくみで行われます。

①同一の医療機関での受診

同一の医療機関での受診について、外来受診での窓口負担の増加が

【自己負担限度額】

所 得 区 分※1	自己負担限度額（高額療養費算定基準額）	
	個人単位（外来）	世帯単位
現役並み所得者Ⅲ	—	252,600円＋（医療費－842,000円）×１％ ＜多数該当：140,100円＞
現役並み所得者Ⅱ	—	167,400円＋（医療費－558,000円）×１％ ＜多数該当：93,000円＞
現役並み所得者Ⅰ	—	80,100円＋（医療費－267,000円）×１％ ＜多数該当：44,400円＞
一　　般　　Ⅱ※2	18,000円 又は配慮措置※3の いずれか低い額	57,600円 ＜多数該当：44,400円＞
一　　般　　Ⅰ※2	18,000円	
低 所 得 者 Ⅱ※2	8,000円	24,600円
低 所 得 者 Ⅰ※2	8,000円	15,000円

※１　「現役並み所得者」について、平成30年８月からは、「個人単位（外来）」の限度額は撤廃され、「世帯単位」の限度額は所得区分により、Ⅲ～Ⅰの３段階に細分化されています（〈70歳未満の人の高額療養費〉の区分ア～区分ウ（23頁参照）と同様）。

※２　一般（Ⅱ・Ⅰ）、低所得者（Ⅱ・Ⅰ）における個人単位（外来）については、年間上限144,000円。

※３　一般Ⅱの配慮措置は6,000円＋（総医療費－30,000円）×0.1で、令和７年９月までの措置。

●75歳到達月の高額療養費の自己負担限度額の特例

高額療養費は保険者ごとに月単位で計算することとされており、75歳になり後期高齢者医療制度の被保険者となった場合、75歳の誕生月においては誕生日前の医療費と誕生日以後の医療費について、今までの健康保険や国民健康保険と後期高齢者医療制度とで、それぞれ自己負担限度額が適用されますが、この自己負担限度額は個人単位で両制度のいずれも本来額の２分の１の額となります。また、健康保険の被保険者が後期高齢者医療制度の被保険者となることにより、その被扶養者が国民健康保険の被保険者となる場合も特例の対象です。

【所得区分】

現役並み所得者…後期高齢者医療の被保険者のうちに１人でも前年の課税所得（各種所得控除後の所得）が145万円以上の人がいる世帯の後期高齢者医療の被保険者。ただし、①後期高齢者医療の被保険者の収入合計額が520万円未満の場合、②同一世帯に後期高齢者医療の被保険者が１人の場合は収入額が383万円（同じ世帯に70歳以上75歳未満の医療保険の被保険者・被扶養者がいる場合は520万円）未満であれば、届出により現役並み所得者となりません。

3,000円に達した場合は、窓口負担の増加が3,000円に収まるよう、それ以上窓口で払わなくてよい取り扱いとなります（現物給付）。

②別の医療機関での受診

別の医療機関や薬局、同一の医療機関であっても医科・歯科別の場合は現物給付の対象となりませんが、申請によりこれらを合算した１か月当たりの負担増加額は最大でも3,000円となり、超える分は高額療養費として、事前に登録されている口座へ後日払い戻されます（償還払い）。

また、基礎控除後の総所得金額等の合計額が210万円以下（昭和20年１月２日以後生まれの被保険者のみ）に該当する場合は、現役並み所得者となりません。この場合の届出は不要です。

現役並み所得者は、さらに以下のように区分されます。

現役並み所得者Ⅲ	課税所得が690万円以上
現役並み所得者Ⅱ	課税所得が380万円以上690万円未満
現役並み所得者Ⅰ	課税所得が145万円以上380万円未満

一　般Ⅱ…「現役並み所得者」、「低所得Ⅱ・低所得Ⅰ」に該当しない人で、一定以上の所得がある人。

一　般Ⅰ…「一　般Ⅱ」に該当しない人。

低所得Ⅱ…世帯主・世帯員全員が次の①及び②のいずれかに該当している世帯の後期高齢者医療の被保険者。

①市町村民税（特別区民税を含む）が課せられない人または条例により免除された人（市町村民税非課税者・免除者）。

②療養を受ける月に生活保護法による要保護者であって高額療養費の支給があれば、保護を要しなくなる人。

低所得Ⅰ…世帯主・世帯員全員が「低所得Ⅱ」の要件のいずれかに該当し、かつ、各世帯員ごとの市町村民税（特別区民税を含む）に係る総所得金額及び山林所得に係る各種所得の金額並びに他の所得と区分して計算される所得の金額（判定基準所得）が０円の世帯の後期高齢者医療の被保険者。

●高額介護・高額医療合算療養費の自己負担限度額

後期高齢者医療の高額介護・高額医療合算療養費は、健康保険の高額介護・高額医療合算療養費とほぼ同様ですが、自己負担限度額は以下のようになっています（高齢者の医療の確保に関する法律第85条）。

なお、「現役並み所得者」について、平成30年８月からは、所得区分が３段階に細分化され、28頁の70歳未満の（ア）～（ウ）と同様となりました。

【自己負担限度額】

所得区分※	自己負担限度額（高額医療・高額介護合算療養費算定基準額）
現役並み所得者Ⅲ	212万円
現役並み所得者Ⅱ	141万円
現役並み所得者Ⅰ	67万円
一　　　般	56万円
低　所　得　Ⅱ	31万円
低　所　得　Ⅰ	19万円

※　所得区分は、高額療養費の場合と同様です。

参考

高額医療・高額介護合算療養費の支払いは、後期高齢者医療と介護保険の双方から行われます。高額医療・高額介護合算療養費の支払いに要する費用は、後期高齢者医療と介護保険の双方で、自己負担した額に応じて負担し合います。

3 前期高齢者医療のあらまし

前期高齢者医療費に関する財政調整

高齢者の医療の確保に関する法律が施行された平成20年4月以後も、65歳以上75歳未満の前期高齢者は、従来どおり健康保険や国民健康保険などの医療保険に加入します。

この場合、前期高齢者の人数が各医療保険の保険者で異なっているため、保険者間で負担の不均衡が生じることになりますが、それを各保険者の加入数に応じて調整するしくみが設けられています。

このしくみは、各医療保険制度の保険者が、それぞれの前期高齢者分の医療費等の額をもとに、前期高齢者の加入率が全国平均であるものとみなして計算された額（調整対象基準額）を負担することとするものです。

つまり、

(1) 調整対象基準額が、その医療保険の保険者加入者分の医療費等の額よりも低い場合には、その差額分を「前期高齢者交付金」として交付を受け、

(2) 調整対象基準額が、その医療保険の保険者加入者分の医療費等の額よりも高い場合には、その差額分を「前期高齢者納付金」として納付する

ということになります。

参考

国民健康保険以外の医療保険の保険者は左記の(2)に該当しますので、前期高齢者納付金を社会保険診療報酬支払基金に納付し、支払基金は、その納付金により前期高齢者交付金を国民健康保険の保険者に交付します。

5 医療保険関係法規

医療事務を勉強する際に出てくる法規には、法律、政令、省令、規則等さまざまな用語があります。これらの用語は、それぞれ厳密な意味づけがされており、その基本的な知識を身につけておかなければなりません。ここでは最も基礎的なものを解説しました。

1）成文法

成文法とは、文字で書き表され、文書の形をとっている法規のことであり、次のようなものがあります。

(1) 憲法

国の組織及び活動の根本的事項を定めた国の最高法規です。立法も行政も司法（裁判）も憲法の規定に反することはできません。

(2) 法律

憲法で定められている手続きに従い、国会（衆参両議院）の議決を経て制定される法規です。

参考
この法律と命令を合わせて「法令」といいます。

(3) 命令

国会の議決を経ずに、もっぱら行政機関によって制定される法規で、次のものがあります。

① 政令…内閣が、憲法及び法律の規定を実施するため(執行命令)、または法律の委任に基づいて（委任命令）制定する命令です。

② 省令…各省大臣が、主任の行政事務について、法律もしくは政令を執行するため、または法律もしくは政令の委任に基づいて制定する命令です。

(4) 自治法規

地方公共団体（都道府県、市町村等）またはその長（都道府県知事、市町村長等）が、法律で認められた範囲内において、自治権に基づいて制定する法規で次のものがあります。

① 条例…地方公共団体がその団体の固有事務・委任事務・行政事務について、地方議会の議決によって制定する法規です。特に行政事務の処理については、法令に定めがある場合を除いて、条例で定めることになっています。

② 規則…地方公共団体の長が、その権限に属する事務について定める法規です。

(5) 告示

国または地方公共団体等公の機関が、その決定した事項その他一定の事項を公式に広く一般に知らせる行為です。

各大臣、各委員長及び各庁の長官が、その所掌事務について、公示を必要とする場合には告示を発します。

① 通達…各大臣、各委員長及び各庁の長官が、その所掌事務について、指揮監督権に基づき、所管の機関に対して、法令についての細目的事項、法令の解釈、運用方針等を示達する文書通知です。

② 通知…一定の事実や処分または意思を特定の相手方に知らせる行為です。通知は、必ずしも文書によることを必要とせず、口頭や使者によることも認められます。

2）不文法

成文法でない法規を不文法といいます。不文法の代表的なものは慣習法と判例法です。

⑴ 慣習法

社会における慣習が社会生活の規範（守るべき規則）と考えられるようになり、成文化されることなく、国家によって法規として、認められたものをいいます。

⑵ 判例法

一定の法律問題について、同一趣旨の裁判所の判決が繰り返され、成文法化されることなく、事実上法規と同じような効力を持つようになったものをいいます。

1　健康保険法（抄）

（大11.4.22　法律第70号）
（最終改正；令5.6.9　法律第48号）

（目的）

第１条　この法律は、労働者又はその被扶養者の業務災害（労働者災害補償保険法（昭和22年法律第50号）第７条第１項第一号に規定する業務災害をいう。）以外の疾病、負傷若しくは死亡又は出産に関して保険給付を行い、もって国民の生活の安定と福祉の向上に寄与することを目的とする。

（基本的理念）

第２条　健康保険制度については、これが医療保険制度の基本をなすものであることにかんがみ、高齢化の進展、疾病構造の変化、社会経済情勢の変化等に対応し、その他の医療保険制度及び後期高齢者医療制度並びにこれらに密接に関連する制度と併せてその在り方に関して常に検討が加えられ、その結果に基づき、医療保険の運営の効率化、給付の内容及び費用の負担の適正化並びに国民が受ける医療の質の向上を総合的に図りつつ、実施されなければならない。

（定義）

第３条　この法律において「被保険者」とは、適用事業所に使用される者及び任意継続被保険者をいう。ただし、次の各号のいずれかに該当する者は、日雇特例被保険者となる場合を除き、被保険者となることができない。

一　船員保険の被保険者（船員保険法（昭和14年法律第73号）第２条第２項に規定する疾病任意継続被保険者を除く。）

二　臨時に使用される者であって、次に掲げるもの（イに掲げる者にあっては１月を超え、ロに掲げる者にあってはロに掲げる定めた期間を超え、引き続き使用されるに至った場合を除く。）

イ　日々雇い入れられる者

ロ　２月以内の期間を定めて使用される者であって、当該定めた期間を超えて使用されることが見込まれないもの

三　事業所又は事務所（第88条第１項及び第89条第１項を除き、以下単に「事業所」という。）で所在地が一定しないものに使用される者

四　季節的業務に使用される者（継続して４月を超えて使用されるべき場合を除く。）

五　臨時的事業の事業所に使用される者（継続して６月を超えて使用されるべき場合を除く。）

六　国民健康保険組合の事業所に使用される者

七　後期高齢者医療の被保険者（高齢者の医療の確保に関する法律（昭和57年法律第80号）第50条の規定による被保険者をいう。）及び同条各

号のいずれかに該当する者で同法第51条の規定により後期高齢者医療の被保険者とならないもの（以下「後期高齢者医療の被保険者等」という。）

八　厚生労働大臣、健康保険組合又は共済組合の承認を受けた者（健康保険の被保険者でないことにより国民健康保険の被保険者であるべき期間に限る。）

九　事業所に使用される者であって、その１週間の所定労働時間が同一の事業所に使用される通常の労働者（当該事業所に使用される通常の労働者と同種の業務に従事する当該事業所に使用される者にあっては、厚生労働省令で定める場合を除き、当該者と同種の業務に従事する当該通常の労働者。以下この号において単に「通常の労働者」という。）の１週間の所定労働時間の４分の３未満である短時間労働者（１週間の所定労働時間が同一の事業所に使用される通常の労働者の１週間の所定労働時間に比し短い者をいう。以下この号において同じ。）又はその１月間の所定労働日数が同一の事業所に使用される通常の労働者の１月間の所定労働日数の４分の３未満である短時間労働者に該当し、かつ、イからハまでのいずれかの要件に該当するもの

イ　１週間の所定労働時間が20時間未満であること。

ロ　報酬（最低賃金法（昭和34年法律第137号）第４条第３項各号に掲げる賃金に相当するものとして厚生労働省令で定めるものを除く。）について、厚生労働省令で定めるところにより、第42条第１項の規定の例により算定した額が、88,000円未満であること。

ハ　学校教育法（昭和22年法律第26号）第50条に規定する高等学校の生徒、同法第83条に規定する大学の学生その他の厚生労働省令で定める者であること。

2　この法律において「日雇特例被保険者」とは、適用事業所に使用される日雇労働者をいう。ただし、後期高齢者医療の被保険者等である者又は次の各号のいずれかに該当する者として厚生労働大臣の承認を受けたものは、この限りでない。

一　適用事業所において、引き続く２月間に通算して26日以上使用される見込みのないことが明らかであるとき。

二　任意継続被保険者であるとき。

三　その他特別の理由があるとき。

3　この法律において「適用事業所」とは、次の各号のいずれかに該当する事業所をいう。

一　次に掲げる事業の事業所であって、常時５人以上の従業員を使用するもの

イ　物の製造、加工、選別、包装、修理又は解体の事業

参考

本号及び次項の厚生労働大臣の権限は、健康保険法第204条により日本年金機構に委任。

ロ　土木、建築その他工作物の建設、改造、保存、修理、変更、破壊、解体又はその準備の事業
ハ　鉱物の採掘又は採取の事業
ニ　電気又は動力の発生、伝導又は供給の事業
ホ　貨物又は旅客の運送の事業
ヘ　貨物積卸しの事業
ト　焼却、清掃又はと殺の事業
チ　物の販売又は配給の事業
リ　金融又は保険の事業
ヌ　物の保管又は賃貸の事業
ル　媒介周旋の事業
ヲ　集金、案内又は広告の事業
ワ　教育、研究又は調査の事業
カ　疾病の治療、助産その他医療の事業
ヨ　通信又は報道の事業
タ　社会福祉法（昭和26年法律第45号）に定める社会福祉事業及び更生保護事業法（平成7年法律第86号）に定める更生保護事業
レ　弁護士、公認会計士その他政令で定める者が法令の規定に基づき行うこととされている法律又は会計に係る業務を行う事業

二　前号に掲げるもののほか、国、地方公共団体又は法人の事業所であって、常時従業員を使用するもの

4　この法律において「任意継続被保険者」とは、適用事業所に使用されなくなったため、又は第1項ただし書に該当するに至ったため被保険者（日雇特例被保険者を除く。）の資格を喪失した者であって、喪失の日の前日まで継続して2月以上被保険者（日雇特例被保険者、任意継続被保険者又は共済組合の組合員である被保険者を除く。）であったもののうち、保険者に申し出て、継続して当該保険者の被保険者となった者をいう。ただし、船員保険の被保険者又は後期高齢者医療の被保険者等である者は、この限りでない。

5　この法律において「報酬」とは、賃金、給料、俸給、手当、賞与その他いかなる名称であるかを問わず、労働者が、労働の対償として受けるすべてのものをいう。ただし、臨時に受けるもの及び3月を超える期間ごとに受けるものは、この限りでない。

6　この法律において「賞与」とは、賃金、給料、俸給、手当、賞与その他いかなる名称であるかを問わず、労働者が、労働の対償として受けるすべてのもののうち、3月を超える期間ごとに受けるものをいう。

7　この法律において「被扶養者」とは、次に掲げる者、日本国内に住所を有するもの又は外国において留学をする学生その他の日本国内に住所

参考

第3条第7項の被扶

を有しないが渡航目的その他の事情を考慮して日本国内に生活の基礎があると認められるものとして厚生労働省令で定めるものをいう。ただし、後期高齢者医療の被保険者等である者その他この法律の適用を除外すべき特別の理由がある者として厚生労働省令で定める者は、この限りでない。

一　被保険者（日雇特例被保険者であった者を含む。以下この項において同じ。）の直系尊属、配偶者（届出をしていないが、事実上婚姻関係と同様の事情にある者を含む。以下この項において同じ。）、子、孫及び兄弟姉妹であって、主としてその被保険者により生計を維持するもの

二　被保険者の三親等内の親族で前号に掲げる者以外のものであって、その被保険者と同一の世帯に属し、主としてその被保険者により生計を維持するもの

三　被保険者の配偶者で届出をしていないが事実上婚姻関係と同様の事情にあるものの父母及び子であって、その被保険者と同一の世帯に属し、主としてその被保険者により生計を維持するもの

四　前号の配偶者の死亡後におけるその父母及び子であって、引き続きその被保険者と同一の世帯に属し、主としてその被保険者により生計を維持するもの

8　この法律において「日雇労働者」とは、次の各号のいずれかに該当する者をいう。

一　臨時に使用される者であって、次に掲げるもの（同一の事業所において、イに掲げる者にあっては１月を超え、ロに掲げる者にあってはロに掲げる定めた期間を超え、引き続き使用されるに至った場合（所在地の一定しない事業所において引き続き使用されるに至った場合を除く。）を除く。）

イ　日々雇い入れられる者

ロ　２月以内の期間を定めて使用される者であって、当該定めた期間を超えて使用されることが見込まれないもの

二　季節的業務に使用される者（継続して４月を超えて使用されるべき場合を除く。）

三　臨時的事業の事業所に使用される者（継続して６月を超えて使用されるべき場合を除く。）

9　この法律において「賃金」とは、賃金、給料、手当、賞与その他いかなる名称であるかを問わず、日雇労働者が、労働の対償として受けるすべてのものをいう。ただし、３月を超える期間ごとに受けるものは、この限りでない。

10　この法律において「共済組合」とは、法律によって組織された共済組合をいう。

養者の要件について、健康保険法の改正が行われ、令和２年４月から実施されています（改正内容は19頁上から７行目以降の記述を参照）。

11　この法律において「保険者番号」とは、厚生労働大臣が健康保険事業において保険者を識別するための番号として、保険者ごとに定めるものをいう。

12　この法律において「被保険者等記号・番号」とは、保険者が被保険者又は被扶養者の資格を管理するための記号、番号その他の符号として、被保険者又は被扶養者ごとに定めるものをいう。

13　この法律において「電子資格確認」とは、保険医療機関等（第63条第３項各号に掲げる病院若しくは診療所又は薬局をいう。以下同じ。）から療養を受けようとする者又は第88条第１項に規定する指定訪問看護事業者から同項に規定する指定訪問看護を受けようとする者が、保険者に対し、個人番号カード（行政手続における特定の個人を識別するための番号の利用等に関する法律（平成25年法律第27号）第２条第７項に規定する個人番号カードをいう。）に記録された利用者証明用電子証明書（電子署名等に係る地方公共団体情報システム機構の認証業務に関する法律（平成14年法律第153号）第22条第１項に規定する利用者証明用電子証明書をいう。）を送信する方法その他の厚生労働省令で定める方法により、被保険者又は被扶養者の資格に係る情報（保険給付に係る費用の請求に必要な情報を含む。）の照会を行い、電子情報処理組織を使用する方法その他の情報通信の技術を利用する方法により、保険者から回答を受けて当該情報を当該保険医療機関等又は指定訪問看護事業者に提供し、当該保険医療機関等又は指定訪問看護事業者から被保険者又は被扶養者であることの確認を受けることをいう。

（保険者）

第４条　健康保険（日雇特例被保険者の保険を除く。）の保険者は、全国健康保険協会及び健康保険組合とする。

（全国健康保険協会管掌健康保険）

第５条　全国健康保険協会は、健康保険組合の組合員でない被保険者（日雇特例被保険者を除く。次節、第51条の２、第63条第３項第二号、第150条第１項、第172条第三号、第10章及び第11章を除き、以下本則において同じ。）の保険を管掌する。

２　前項の規定により全国健康保険協会が管掌する健康保険の事業に関する業務のうち、被保険者の資格の取得及び喪失の確認、標準報酬月額及び標準賞与額の決定並びに保険料の徴収（任意継続被保険者に係るものを除く。）並びにこれらに附帯する業務は、厚生労働大臣が行う。

参考
第５条第２項の厚生労働大臣の権限は、日本年金機構に委任。

（組合管掌健康保険）

第６条　健康保険組合は、その組合員である被保険者の保険を管掌する。

（設立及び業務）

第７条の２　健康保険組合の組合員でない被保険者（以下この節において

単に「被保険者」という。）に係る健康保険事業を行うため、全国健康保険協会（以下「協会」という。）を設ける。

2　協会は、次に掲げる業務を行う。

一　第4章の規定による保険給付及び第5章第3節の規定による日雇特例被保険者に係る保険給付に関する業務

二　第6章の規定による保健事業及び福祉事業に関する業務

三　前二号に掲げる業務のほか、協会が管掌する健康保険の事業に関する業務であって第5条第2項の規定により厚生労働大臣が行う業務以外のもの

四　第一号及び第二号に掲げる業務のほか、日雇特例被保険者の保険の事業に関する業務であって第123条第2項の規定により厚生労働大臣が行う業務以外のもの

五　第204条の7第1項に規定する権限に係る事務に関する業務

六　前各号に掲げる業務に附帯する業務

3　協会は、前項各号に掲げる業務のほか、船員保険法の規定による船員保険事業に関する業務（同法の規定により厚生労働大臣が行うものを除く。）並びに高齢者の医療の確保に関する法律の規定による前期高齢者納付金等（以下「前期高齢者納付金等」という。）並びに同法の規定による後期高齢者支援金、後期高齢者関係事務費拠出金及び出産育児関係事務費拠出金（以下「後期高齢者支援金等」という。）、介護保険法（平成9年法律第123号）の規定による納付金（以下「介護納付金」という。）並びに感染症の予防及び感染症の患者に対する医療に関する法律（平成10年法律第114号）の規定による流行初期医療確保拠出金等（以下「流行初期医療確保拠出金等」という。）の納付に関する業務を行う。

（法人格）

第7条の3　協会は、法人とする。

（組織）

第8条　健康保険組合は、適用事業所の事業主、その適用事業所に使用される被保険者及び任意継続被保険者をもって組織する。

（設立）

第11条　1又は2以上の適用事業所について常時政令で定める数以上の被保険者を使用する事業主は、当該1又は2以上の適用事業所について、健康保険組合を設立することができる。

2　適用事業所の事業主は、共同して健康保険組合を設立することができる。この場合において、被保険者の数は、合算して常時政令で定める数以上でなければならない。

（適用事業所）

第31条　適用事業所以外の事業所の事業主は、厚生労働大臣の認可を受け

参考

第7条の2第2項の厚生労働大臣の権限は、日本年金機構または指定市町村に委任。

参考

第7条の2第2項第五号は、傷病手当金等の不正受給を防止する観点から、事業主への質問調査の権限を厚生労働大臣から協会けんぽに委任することを定めたものです。

て、当該事業所を適用事業所とすることができる。

2　前項の認可を受けようとするときは、当該事業所の事業主は、当該事業所に使用される者（被保険者となるべき者に限る。）の２分の１以上の同意を得て、厚生労働大臣に申請しなければならない。

（保険給付の種類）

第52条　被保険者に係るこの法律による保険給付は、次のとおりとする。

一　療養の給付並びに入院時食事療養費、入院時生活療養費、保険外併用療養費、療養費、訪問看護療養費及び移送費の支給

二　傷病手当金の支給

三　埋葬料の支給

四　出産育児一時金の支給

五　出産手当金の支給

六　家族療養費、家族訪問看護療養費及び家族移送費の支給

七　家族埋葬料の支給

八　家族出産育児一時金の支給

九　高額療養費及び高額介護合算療養費の支給

（法人の役員である被保険者又はその被扶養者に係る保険給付の特例）

第53条の２　被保険者又はその被扶養者が法人の役員（業務を執行する社員、取締役、執行役又はこれらに準ずる者をいい、相談役、顧問その他いかなる名称を有する者であるかを問わず、法人に対し業務を執行する社員、取締役、執行役又はこれらに準ずる者と同等以上の支配力を有するものと認められる者を含む。以下この条において同じ。）であるときは、当該被保険者又はその被扶養者のその法人の役員としての業務（被保険者の数が５人未満である適用事業所に使用される法人の役員としての業務であって厚生労働省令で定めるものを除く。）に起因する疾病、負傷又は死亡に関して保険給付は、行わない。

（日雇特例被保険者に係る保険給付との調整）

第54条　被保険者に係る家族療養費（第110条第７項において準用する第87条第１項の規定により支給される療養費を含む。）、家族訪問看護療養費、家族移送費、家族埋葬料又は家族出産育児一時金の支給は、同一の疾病、負傷、死亡又は出産について、次章の規定により療養の給付又は入院時食事療養費、入院時生活療養費、保険外併用療養費、療養費、訪問看護療養費、移送費、埋葬料若しくは出産育児一時金の支給を受けたときは、その限度において、行わない。

（他の法令による保険給付との調整）

第55条　被保険者に係る療養の給付又は入院時食事療養費、入院時生活療養費、保険外併用療養費、療養費、訪問看護療養費、移送費、傷病手当金、埋葬料、家族療養費、家族訪問看護療養費、家族移送費若しくは家

族埋葬料の支給は、同一の疾病、負傷又は死亡について、労働者災害補償保険法、国家公務員災害補償法（昭和26年法律第191号。他の法律において準用し、又は例による場合を含む。次項及び第128条第２項において同じ。）又は地方公務員災害補償法（昭和42年法律第121号）若しくは同法に基づく条例の規定によりこれらに相当する給付を受けることができる場合には、行わない。

２～４　略

（療養の給付）

第63条　被保険者の疾病又は負傷に関しては、次に掲げる療養の給付を行う。

一　診察

二　薬剤又は治療材料の支給

三　処置、手術その他の治療

四　居宅における療養上の管理及びその療養に伴う世話その他の看護

五　病院又は診療所への入院及びその療養に伴う世話その他の看護

２　次に掲げる療養に係る給付は、前項の給付に含まれないものとする。

一　食事の提供である療養であって前項第五号に掲げる療養と併せて行うもの（医療法（昭和23年法律第205号）第７条第２項第四号に規定する療養病床（以下「療養病床」という。）への入院及びその療養に伴う世話その他の看護であって、当該療養を受ける際、65歳に達する日の属する月の翌月以後である被保険者（以下「特定長期入院被保険者」という。）に係るものを除く。以下「食事療養」という。）

二　次に掲げる療養であって前項第五号に掲げる療養と併せて行うもの（特定長期入院被保険者に係るものに限る。以下「生活療養」という。）

イ　食事の提供である療養

ロ　温度、照明及び給水に関する適切な療養環境の形成である療養

三　厚生労働大臣が定める高度の医療技術を用いた療養その他の療養であって、前項の給付の対象とすべきものであるか否かについて、適正な医療の効率的な提供を図る観点から評価を行うことが必要な療養（次号の患者申出療養を除く。）として厚生労働大臣が定めるもの（以下「評価療養」という。）

四　高度の医療技術を用いた療養であって、当該療養を受けようとする者の申出に基づき、前項の給付の対象とすべきものであるか否かについて、適正な医療の効率的な提供を図る観点から評価を行うことが必要な療養として厚生労働大臣が定めるもの（以下「患者申出療養」という。）

五　被保険者の選定に係る特別の病室の提供その他の厚生労働大臣が定める療養（以下「選定療養」という。）

3　第１項の給付を受けようとする者は、厚生労働省令で定めるところにより、次に掲げる病院若しくは診療所又は薬局のうち、自己の選定するものから、電子資格確認その他厚生労働省令で定める方法（以下「電子資格確認等」という。）により、被保険者であることの確認を受け、同項の給付を受けるものとする。

一　厚生労働大臣の指定を受けた病院若しくは診療所（第65条の規定により病床の全部又は一部を除いて指定を受けたときは、その除外された病床を除く。以下「保険医療機関」という。）又は薬局（以下「保険薬局」という。）

二　特定の保険者が管掌する被保険者に対して診療又は調剤を行う病院若しくは診療所又は薬局であって、当該保険者が指定したもの

三　健康保険組合である保険者が開設する病院若しくは診療所又は薬局

4　第２項第四号の申出は、厚生労働大臣が定めるところにより、厚生労働大臣に対し、当該申出に係る療養を行う医療法第４条の３に規定する臨床研究中核病院（保険医療機関であるものに限る。）の開設者の意見書その他必要な書類を添えて行うものとする。

5　厚生労働大臣は、第２項第四号の申出を受けた場合は、当該申出について速やかに検討を加え、当該申出に係る療養が同号の評価を行うことが必要な療養と認められる場合には、当該療養を患者申出療養として定めるものとする。

6　厚生労働大臣は、前項の規定により第２項第四号の申出に係る療養を患者申出療養として定めることとした場合には、その旨を当該申出を行った者に速やかに通知するものとする。

7　厚生労働大臣は、第５項の規定により第２項第四号の申出について検討を加え、当該申出に係る療養を患者申出療養として定めないこととした場合には、理由を付して、その旨を当該申出を行った者に速やかに通知するものとする。

（保険医又は保険薬剤師）

第64条　保険医療機関において健康保険の診療に従事する医師若しくは歯科医師又は保険薬局において健康保険の調剤に従事する薬剤師は、厚生労働大臣の登録を受けた医師若しくは歯科医師（以下「保険医」と総称する。）又は薬剤師（以下「保険薬剤師」という。）でなければならない。

（保険医療機関又は保険薬局の指定）

第65条　第63条第３項第一号の指定は、政令で定めるところにより、病院若しくは診療所又は薬局の開設者の申請により行う。

2　前項の場合において、その申請が病院又は病床を有する診療所に係るものであるときは、当該申請は、医療法第７条第２項に規定する病床の種別（第４項第二号及び次条第１項において単に「病床の種別」という。）

参考
本条の厚生労働大臣の権限は、健康保険法施行規則により地方厚生局長に委任。

ごとにその数を定めて行うものとする。

3 厚生労働大臣は、第1項の申請があった場合において、次の各号のいずれかに該当するときは、第63条第3項第一号の指定をしないことができる。

一 当該申請に係る病院若しくは診療所又は薬局が、この法律の規定により保険医療機関又は保険薬局に係る第63条第3項第一号の指定を取り消され、その取消しの日から5年を経過しないものであるとき。

二 当該申請に係る病院若しくは診療所又は薬局が、保険給付に関し診療又は調剤の内容の適切さを欠くおそれがあるとして重ねて第73条第1項（第85条第9項、第85条の2第5項、第86条第4項、第110条第7項及び第149条において準用する場合を含む。）の規定による指導を受けたものであるとき。

三 当該申請に係る病院若しくは診療所又は薬局の開設者又は管理者が、この法律その他国民の保健医療に関する法律で政令で定めるものの規定により罰金の刑に処せられ、その執行を終わり、又は執行を受けることがなくなるまでの者であるとき。

四 当該申請に係る病院若しくは診療所又は薬局の開設者又は管理者が、禁錮以上の刑に処せられ、その執行を終わり、又は執行を受けることがなくなるまでの者であるとき。

五 当該申請に係る病院若しくは診療所又は薬局の開設者又は管理者が、この法律、船員保険法、国民健康保険法（昭和33年法律第192号）、高齢者の医療の確保に関する法律、地方公務員等共済組合法（昭和37年法律第152号）、私立学校教職員共済法（昭和28年法律第245号）、厚生年金保険法（昭和29年法律第115号）又は国民年金法（昭和34年法律第141号）（第89条第4項第七号において「社会保険各法」という。）の定めるところにより納付義務を負う保険料、負担金又は掛金（地方税法（昭和25年法律第226号）の規定による国民健康保険税を含む。以下この号、第89条第4項第七号及び第199条第2項において「社会保険料」という。）について、当該申請をした日の前日までに、これらの法律の規定に基づく滞納処分を受け、かつ、当該処分を受けた日から正当な理由なく3月以上の期間にわたり、当該処分を受けた日以降に納期限の到来した社会保険料のすべて（当該処分を受けた者が、当該処分に係る社会保険料の納付義務を負うことを定める法律によって納付義務を負う社会保険料に限る。第89条第4項第七号において同じ。）を引き続き滞納している者であるとき。

六 前各号のほか、当該申請に係る病院若しくは診療所又は薬局が、保険医療機関又は保険薬局として著しく不適当と認められるものであるとき。

4　厚生労働大臣は、第２項の病院又は診療所について第１項の申請があった場合において、次の各号のいずれかに該当するときは、その申請に係る病床の全部又は一部を除いて、第63条第３項第一号の指定を行うことができる。

一　当該病院又は診療所の医師、歯科医師、看護師その他の従業者の人員が、医療法第21条第１項第一号又は第２項第一号に規定する厚生労働省令で定める員数及び同条第３項に規定する厚生労働省令で定める基準を勘案して厚生労働大臣が定める基準により算定した員数を満たしていないとき。

二　当該申請に係る病床の種別に応じ、医療法第７条の２第１項に規定する地域における保険医療機関の病床数が、その指定により同法第30条の４第１項に規定する医療計画において定める基準病床数を勘案して厚生労働大臣が定めるところにより算定した数を超えることになると認める場合（その数を既に超えている場合を含む。）であって、当該病院又は診療所の開設者又は管理者が同法第30条の11の規定による都道府県知事の勧告を受け、これに従わないとき。

三　医療法第７条の３第１項に規定する構想区域における保険医療機関の病床数が、当該申請に係る指定により同法第30条の４第１項に規定する医療計画において定める将来の病床数の必要量を勘案して厚生労働大臣が定めるところにより算定した数を超えることになると認める場合（その数を既に超えている場合を含む。）であって、当該病院又は診療所の開設者又は管理者が同法第30条の11の規定による都道府県知事の勧告を受け、これに従わないとき。

四　その他適正な医療の効率的な提供を図る観点から、当該病院又は診療所の病床の利用に関し、保険医療機関として著しく不適当なところがあると認められるとき。

（保険医療機関又は保険薬局の指定の更新）

第68条　第63条第３項第一号の指定は、指定の日から起算して６年を経過したときは、その効力を失う。

2　保険医療機関（第65条第２項の病院及び診療所を除く。）又は保険薬局であって厚生労働省令で定めるものについては、前項の規定によりその指定の効力を失う日前６月から同日前３月までの間に、別段の申出がないときは、同条第１項の申請があったものとみなす。

（保険医療機関又は保険薬局の責務）

第70条　保険医療機関又は保険薬局は、当該保険医療機関において診療に従事する保険医又は当該保険薬局において調剤に従事する保険薬剤師に、第72条第１項の厚生労働省令で定めるところにより、診療又は調剤に当たらせるほか、厚生労働省令で定めるところにより、療養の給付を担当しなければならない。

2　保険医療機関又は保険薬局は、前項（第85条第9項、第85条の2第5項、第86条第4項、第110条第7項及び第149条において準用する場合を含む。）の規定によるほか、船員保険法、国民健康保険法、国家公務員共済組合法（昭和33年法律第128号。他の法律において準用し、又は例による場合を含む。）又は地方公務員等共済組合法（以下「この法律以外の医療保険各法」という。）による療養の給付並びに被保険者及び被扶養者の療養並びに高齢者の医療の確保に関する法律による療養の給付、入院時食事療養費に係る療養、入院時生活療養費に係る療養及び保険外併用療養費に係る療養を担当するものとする。

3　保険医療機関のうち医療法第4条の2に規定する特定機能病院その他の病院であって厚生労働省令で定めるものは、患者の病状その他の患者の事情に応じた適切な他の保険医療機関を当該患者に紹介することその他の保険医療機関相互間の機能の分担及び業務の連携のための措置として厚生労働省令で定める措置を講ずるものとする。

4　保険医療機関又は保険薬局は、感染症の予防及び感染症の患者に対する医療に関する法律第6条第7項に規定する新型インフルエンザ等感染症その他の感染症に関する同法第37条第1項各号に掲げる医療その他必要な医療の実施について、国又は地方公共団体が講ずる措置に協力するものとする。

（保険医又は保険薬剤師の登録）

第71条　第64条の登録は、医師若しくは歯科医師又は薬剤師の申請により行う。

2　厚生労働大臣は、前項の申請があった場合において、次の各号のいずれかに該当するときは、第64条の登録をしないことができる。

一　申請者が、この法律の規定により保険医又は保険薬剤師に係る第64条の登録を取り消され、その取消しの日から5年を経過しない者であるとき。

二　申請者が、この法律その他国民の保健医療に関する法律で政令で定めるものの規定により罰金の刑に処せられ、その執行を終わり、又は執行を受けることがなくなるまでの者であるとき。

三　申請者が、禁錮以上の刑に処せられ、その執行を終わり、又は執行を受けることがなくなるまでの者であるとき。

四　前三号のほか、申請者が、保険医又は保険薬剤師として著しく不適当と認められる者であるとき。

3　厚生労働大臣は、保険医又は保険薬剤師に係る第64条の登録をしないこととするときは、地方社会保険医療協議会の議を経なければならない。

4　第1項又は第2項に規定するもののほか、保険医及び保険薬剤師に係

参考

本項の厚生労働大臣の権限は、健康保険法施行規則により地方厚生局長に委任。

る第64条の登録に関して必要な事項は、政令で定める。

(保険医又は保険薬剤師の責務)

第72条 保険医療機関において診療に従事する保険医又は保険薬局において調剤に従事する保険薬剤師は、厚生労働省令で定めるところにより、健康保険の診療又は調剤に当たらなければならない。

2 保険医療機関において診療に従事する保険医又は保険薬局において調剤に従事する保険薬剤師は、前項（第85条第9項、第85条の2第5項、第86条第4項、第110条第7項及び第149条において準用する場合を含む。）の規定によるほか、この法律以外の医療保険各法又は高齢者の医療の確保に関する法律による診療又は調剤に当たるものとする。

(厚生労働大臣の指導)

第73条 保険医療機関及び保険薬局は療養の給付に関し、保険医及び保険薬剤師は健康保険の診療又は調剤に関し、厚生労働大臣の指導を受けなければならない。

2 厚生労働大臣は、前項の指導をする場合において、必要があると認めるときは、診療又は調剤に関する学識経験者をその関係団体の指定により指導に立ち会わせるものとする。ただし、関係団体が指定を行わない場合又は指定された者が立ち会わない場合は、この限りでない。

参考
本条の厚生労働大臣の権限は、健康保険法施行規則により地方厚生局長に委任。ただし、厚生労働大臣も自ら権限を行使することができます。

(一部負担金)

第74条 第63条第3項の規定により保険医療機関又は保険薬局から療養の給付を受ける者は、その給付を受ける際、次の各号に掲げる場合の区分に応じ、当該給付につき第76条第2項又は第3項の規定により算定した額に当該各号に定める割合を乗じて得た額を、一部負担金として、当該保険医療機関又は保険薬局に支払わなければならない。

一 70歳に達する日の属する月以前である場合 100分の30

二 70歳に達する日の属する月の翌月以後である場合（次号に掲げる場合を除く。） 100分の20

三 70歳に達する日の属する月の翌月以後である場合であって、政令で定めるところにより算定した報酬の額が政令で定める額以上であるとき 100分の30

2 保険医療機関又は保険薬局は、前項の一部負担金（第75条の2第1項第一号の措置が採られたときは、当該減額された一部負担金）の支払を受けるべきものとし、保険医療機関又は保険薬局が善良な管理者と同一の注意をもってその支払を受けることに努めたにもかかわらず、なお療養の給付を受けた者が当該一部負担金の全部又は一部を支払わないときは、保険者は、当該保険医療機関又は保険薬局の請求に基づき、この法律の規定による徴収金の例によりこれを処分することができる。

第75条 前条第1項の規定により一部負担金を支払う場合においては、同項の一部負担金の額に5円未満の端数があるときは、これを切り捨て、5円以上10円未満の端数があるときは、これを10円に切り上げるものとする。

(一部負担金の額の特例)

第75条の2 保険者は、災害その他の厚生労働省令で定める特別の事情がある被保険者であって、保険医療機関又は保険薬局に第74条第1項の規定による一部負担金を支払うことが困難であると認められるものに対し、次の措置を採ることができる。

一 一部負担金を減額すること。

二 一部負担金の支払を免除すること。

三 保険医療機関又は保険薬局に対する支払に代えて、一部負担金を直接に徴収することとし、その徴収を猶予すること。

2 前項の措置を受けた被保険者は、第74条第1項の規定にかかわらず、前項第一号の措置を受けた被保険者にあってはその減額された一部負担金を保険医療機関又は保険薬局に支払うをもって足り、同項第二号又は第三号の措置を受けた被保険者にあっては一部負担金を保険医療機関又は保険薬局に支払うことを要しない。

3 前条の規定は、前項の場合における一部負担金の支払について準用する。

(療養の給付に関する費用)

第76条 保険者は、療養の給付に関する費用を保険医療機関又は保険薬局に支払うものとし、保険医療機関又は保険薬局が療養の給付に関し保険者に請求することができる費用の額は、療養の給付に要する費用の額から、当該療養の給付に関し被保険者が当該保険医療機関又は保険薬局に対して支払わなければならない一部負担金に相当する額を控除した額とする。

2 前項の療養の給付に要する費用の額は、厚生労働大臣が定めるところにより、算定するものとする。

3 保険者は、厚生労働大臣の認可を受けて、保険医療機関又は保険薬局との契約により、当該保険医療機関又は保険薬局において行われる療養の給付に関する第1項の療養の給付に要する費用の額につき、前項の規定により算定される額の範囲内において、別段の定めをすることができる。

参考
第3項の厚生労働大臣の権限は、健康保険法施行規則により地方厚生支局長に委任。ただし、国の開設する保険医療機関・保険薬局に係る場合は除かれます。

4 保険者は、保険医療機関又は保険薬局から療養の給付に関する費用の請求があったときは、第70条第1項及び第72条第1項の厚生労働省令並びに前2項の定めに照らして審査の上、支払うものとする。

5 保険者は、前項の規定による審査及び支払に関する事務を社会保険診療報酬支払基金法(昭和23年法律第129号)による社会保険診療報酬支払基金（以下「基金」という。）又は国民健康保険法第45条第5項に規定する国民健康保険団体連合会（以下「国保連合会」という。）に委託することができる。

6 前各項に定めるもののほか、保険医療機関又は保険薬局の療養の給付に関する費用の請求に関して必要な事項は、厚生労働省令で定める。

（保険医療機関等の指定の辞退又は保険医等の登録の抹消）

第79条 保険医療機関又は保険薬局は、1月以上の予告期間を設けて、その指定を辞退することができる。

2 保険医又は保険薬剤師は、1月以上の予告期間を設けて、その登録の抹消を求めることができる。

（保険医療機関又は保険薬局の指定の取消し）

第80条 厚生労働大臣は、次の各号のいずれかに該当する場合においては、当該保険医療機関又は保険薬局に係る第63条第3項第一号の指定を取り消すことができる。

一 保険医療機関において診療に従事する保険医又は保険薬局において調剤に従事する保険薬剤師が、第72条第1項（第85条第9項、第85条の2第5項、第86条第4項、第110条第7項及び第149条において準用する場合を含む。）の規定に違反したとき（当該違反を防止するため、当該保険医療機関又は保険薬局が相当の注意及び監督を尽くしたときを除く。）。

二 前号のほか、保険医療機関又は保険薬局が、第70条第1項（第85条第9項、第85条の2第5項、第86条第4項、第110条第7項及び第149条において準用する場合を含む。）の規定に違反したとき。

三 療養の給付に関する費用の請求又は第85条第5項（第85条の2第5項及び第86条第4項において準用する場合を含む。）若しくは第110条第4項（これらの規定を第149条において準用する場合を含む。）の規定による支払に関する請求について不正があったとき。

四 保険医療機関又は保険薬局が、第78条第1項（第85条第9項、第85条の2第5項、第86条第4項、第110条第7項及び第149条において準用する場合を含む。次号において同じ。）の規定により報告若しくは診療録その他の帳簿書類の提出若しくは提示を命ぜられてこれに従わず、又は虚偽の報告をしたとき。

五 保険医療機関又は保険薬局の開設者又は従業者が、第78条第1項の規定により出頭を求められてこれに応ぜず、同項の規定による質問に対して答弁せず、若しくは虚偽の答弁をし、又は同項の規定による検査を拒み、妨げ、若しくは忌避したとき（当該保険医療機関又は保険薬局の従業者がその行為をした場合において、その行為を防止するため、当該保険医療機関又は保険薬局が相当の注意及び監督を尽くした

参考

本条の厚生労働大臣の権限は、健康保険法施行規則により地方厚生局長に委任。

ときを除く。)。

六　この法律以外の医療保険各法による療養の給付若しくは被保険者若しくは被扶養者の療養又は高齢者の医療の確保に関する法律による療養の給付、入院時食事療養費に係る療養、入院時生活療養費に係る療養若しくは保険外併用療養費に係る療養に関し、前各号のいずれかに相当する事由があったとき。

七　保険医療機関又は保険薬局の開設者又は管理者が、この法律その他国民の保健医療に関する法律で政令で定めるものの規定により罰金の刑に処せられ、その執行を終わり、又は執行を受けることがなくなるまでの者に該当するに至ったとき。

八　保険医療機関又は保険薬局の開設者又は管理者が、禁錮以上の刑に処せられ、その執行を終わり、又は執行を受けることがなくなるまでの者に該当するに至ったとき。

九　前各号に掲げる場合のほか、保険医療機関又は保険薬局の開設者が、この法律その他国民の保健医療に関する法律で政令で定めるもの又はこれらの法律に基づく命令若しくは処分に違反したとき。

(保険医又は保険薬剤師の登録の取消し)

第81条　厚生労働大臣は、次の各号のいずれかに該当する場合においては、当該保険医又は保険薬剤師に係る第64条の登録を取り消すことができる。

一　保険医又は保険薬剤師が、第72条第１項（第85条第９項、第85条の２第５項、第86条第４項、第110条第７項及び第149条において準用する場合を含む。）の規定に違反したとき。

二　保険医又は保険薬剤師が、第78条第１項（第85条第９項、第85条の２第５項、第86条第４項、第110条第７項及び第149条において準用する場合を含む。以下この号において同じ。）の規定により出頭を求められてこれに応ぜず、第78条第１項の規定による質問に対して答弁せず、若しくは虚偽の答弁をし、又は同項の規定による検査を拒み、妨げ、若しくは忌避したとき。

三　この法律以外の医療保険各法又は高齢者の医療の確保に関する法律による診療又は調剤に関し、前二号のいずれかに相当する事由があったとき。

四　保険医又は保険薬剤師が、この法律その他国民の保健医療に関する法律で政令で定めるものの規定により罰金の刑に処せられ、その執行を終わり、又は執行を受けることがなくなるまでの者に該当するに至ったとき。

五　保険医又は保険薬剤師が、禁錮以上の刑に処せられ、その執行を終わり、又は執行を受けることがなくなるまでの者に該当するに至ったとき。

参考

本条の厚生労働大臣の権限は、健康保険法施行規則により地方厚生局長に委任。

六 前各号に掲げる場合のほか、保険医又は保険薬剤師が、この法律その他国民の保健医療に関する法律で政令で定めるもの又はこれらの法律に基づく命令若しくは処分に違反したとき。

（社会保険医療協議会への諮問）

第82条 厚生労働大臣は、第70条第1項（第85条第9項、第85条の2第5項、第86条第4項、第110条第7項及び第149条において準用する場合を含む。）若しくは第3項若しくは第72条第1項（第85条第9項、第85条の2第5項、第86条第4項、第110条第7項及び第149条において準用する場合を含む。）の厚生労働省令を定めようとするとき、又は第63条第2項第三号若しくは第五号若しくは第76条第2項（これらの規定を第149条において準用する場合を含む。）の定めをしようとするときは、中央社会保険医療協議会に諮問するものとする。ただし、第63条第2項第三号の定めのうち高度の医療技術に係るものについては、この限りでない。

2 厚生労働大臣は、保険医療機関若しくは保険薬局に係る第63条第3項第一号の指定を行おうとするとき、若しくはその指定を取り消そうとするとき、又は保険医若しくは保険薬剤師に係る第64条の登録を取り消そうとするときは、政令で定めるところにより、地方社会保険医療協議会に諮問するものとする。

（入院時食事療養費）

第85条 被保険者（特定長期入院被保険者を除く。）が、厚生労働省令で定めるところにより、第63条第3項各号に掲げる病院又は診療所のうち自己の選定するものから、電子資格確認等により、被保険者であることの確認を受け、同条第1項第五号に掲げる療養の給付と併せて受けた食事療養に要した費用について、入院時食事療養費を支給する。

2 入院時食事療養費の額は、当該食事療養につき食事療養に要する平均的な費用の額を勘案して厚生労働大臣が定める基準により算定した費用の額（その額が現に当該食事療養に要した費用の額を超えるときは、当該現に食事療養に要した費用の額）から、平均的な家計における食費の状況及び特定介護保険施設等（介護保険法第51条の3第1項に規定する特定介護保険施設等をいう。）における食事の提供に要する平均的な費用の額を勘案して厚生労働大臣が定める額（所得の状況その他の事情をしん酌して厚生労働省令で定める者については、別に定める額。以下「食事療養標準負担額」という。）を控除した額とする。

3 厚生労働大臣は、前項の基準を定めようとするときは、中央社会保険医療協議会に諮問するものとする。

4 厚生労働大臣は、食事療養標準負担額を定めた後に勘案又はしん酌すべき事項に係る事情が著しく変動したときは、速やかにその額を改定しなければならない。

5 被保険者（特定長期入院被保険者を除く。以下この条において同じ。）が第63条第３項第一号又は第二号に掲げる病院又は診療所から食事療養を受けたときは、保険者は、その被保険者が当該病院又は診療所に支払うべき食事療養に要した費用について、入院時食事療養費として被保険者に対し支給すべき額の限度において、被保険者に代わり、当該病院又は診療所に支払うことができる。

6 前項の規定による支払があったときは、被保険者に対し入院時食事療養費の支給があったものとみなす。

7 被保険者が第63条第３項第三号に掲げる病院又は診療所から食事療養を受けた場合において、保険者がその被保険者の支払うべき食事療養に要した費用のうち入院時食事療養費として被保険者に支給すべき額に相当する額の支払を免除したときは、入院時食事療養費の支給があったものとみなす。

8 第63条第３項各号に掲げる病院又は診療所は、食事療養に要した費用につき、その支払を受ける際、当該支払をした被保険者に対し、厚生労働省令で定めるところにより、領収証を交付しなければならない。

9 略

（入院時生活療養費）

第85条の２ 特定長期入院被保険者が、厚生労働省令で定めるところにより、第63条第３項各号に掲げる病院又は診療所のうち自己の選定するものから、電子資格確認等により、被保険者であることの確認を受け、同条第１項第五号に掲げる療養の給付と併せて受けた生活療養に要した費用について、入院時生活療養費を支給する。

2 入院時生活療養費の額は、当該生活療養につき生活療養に要する平均的な費用の額を勘案して厚生労働大臣が定める基準により算定した費用の額（その額が現に当該生活療養に要した費用の額を超えるときは、当該現に生活療養に要した費用の額）から、平均的な家計における食費及び光熱水費の状況並びに病院及び診療所における生活療養に要する費用について介護保険法第51条の３第２項第一号に規定する食費の基準費用額及び同項第二号に規定する居住費の基準費用額に相当する費用の額を勘案して厚生労働大臣が定める額（所得の状況、病状の程度、治療の内容その他の事情をしん酌して厚生労働省令で定める者については、別に定める額。以下「生活療養標準負担額」という。）を控除した額とする。

3 厚生労働大臣は、前項の基準を定めようとするときは、中央社会保険医療協議会に諮問するものとする。

4 厚生労働大臣は、生活療養標準負担額を定めた後に勘案又はしん酌すべき事項に係る事情が著しく変動したときは、速やかにその額を改定しなければならない。

５　略

（保険外併用療養費）

第86条　被保険者が、厚生労働省令で定めるところにより、保険医療機関等のうち自己の選定するものから、電子資格確認等により、被保険者であることの確認を受け、評価療養、患者申出療養又は選定療養を受けたときは、その療養に要した費用について、保険外併用療養費を支給する。

２　保険外併用療養費の額は、第一号に掲げる額（当該療養に食事療養が含まれるときは当該額及び第二号に掲げる額の合算額、当該療養に生活療養が含まれるときは当該額及び第三号に掲げる額の合算額）とする。

一　当該療養（食事療養及び生活療養を除く。）につき第76条第２項の定めを勘案して厚生労働大臣が定めるところにより算定した費用の額（その額が現に当該療養に要した費用の額を超えるときは、当該現に療養に要した費用の額）から、その額に第74条第１項各号に掲げる場合の区分に応じ、同項各号に定める割合を乗じて得た額（療養の給付に係る同項の一部負担金について第75条の２第１項各号の措置が採られるべきときは、当該措置が採られたものとした場合の額）を控除した額

二　当該食事療養につき第85条第２項に規定する厚生労働大臣が定める基準により算定した費用の額（その額が現に当該食事療養に要した費用の額を超えるときは、当該現に食事療養に要した費用の額）から食事療養標準負担額を控除した額

三　当該生活療養につき前条第２項に規定する厚生労働大臣が定める基準により算定した費用の額（その額が現に当該生活療養に要した費用の額を超えるときは、当該現に生活療養に要した費用の額）から生活療養標準負担額を控除した額

３　厚生労働大臣は、前項第一号の定めをしようとするときは、中央社会保険医療協議会に諮問するものとする。

４・５　略

（療養費）

第87条　保険者は、療養の給付若しくは入院時食事療養費、入院時生活療養費若しくは保険外併用療養費の支給（以下この項において「療養の給付等」という。）を行うことが困難であると認めるとき、又は被保険者が保険医療機関等以外の病院、診療所、薬局その他の者から診療、薬剤の支給若しくは手当を受けた場合において、保険者がやむを得ないものと認めるときは、療養の給付等に代えて、療養費を支給することができる。

２　療養費の額は、当該療養（食事療養及び生活療養を除く。）について算定した費用の額から、その額に第74条第１項各号に掲げる場合の区分に応じ、同項各号に定める割合を乗じて得た額を控除した額及び当該食事

療養又は生活療養について算定した費用の額から食事療養標準負担額又は生活療養標準負担額を控除した額を基準として、保険者が定める。

3 前項の費用の額の算定については、療養の給付を受けるべき場合においては第76条第２項の費用の額の算定、入院時食事療養費の支給を受けるべき場合においては第85条第２項の費用の額の算定、入院時生活療養費の支給を受けるべき場合においては第85条の２第２項の費用の額の算定、保険外併用療養費の支給を受けるべき場合においては前条第２項の費用の額の算定の例による。ただし、その額は、現に療養に要した費用の額を超えることができない。

（訪問看護療養費）

第88条 被保険者が、厚生労働大臣が指定する者（以下「指定訪問看護事業者」という。）から当該指定に係る訪問看護事業（疾病又は負傷により、居宅において継続して療養を受ける状態にある者（主治の医師がその治療の必要の程度につき厚生労働省令で定める基準に適合していると認めたものに限る。）に対し、その者の居宅において看護師その他厚生労働省令で定める者が行う療養上の世話又は必要な診療の補助（保険医療機関等又は介護保険法第８条第28項に規定する介護老人保健施設若しくは同条第29項に規定する介護医療院によるものを除く。以下「訪問看護」という。）を行う事業をいう。）を行う事業所により行われる訪問看護（以下「指定訪問看護」という。）を受けたときは、その指定訪問看護に要した費用について、訪問看護療養費を支給する。

2 前項の訪問看護療養費は、厚生労働省令で定めるところにより、保険者が必要と認める場合に限り、支給するものとする。

3 指定訪問看護を受けようとする者は、厚生労働省令で定めるところにより、自己の選定する指定訪問看護事業者から、電子資格確認等により、被保険者であることの確認を受け、当該指定訪問看護を受けるものとする。

4 訪問看護療養費の額は、当該指定訪問看護につき指定訪問看護に要する平均的な費用の額を勘案して厚生労働大臣が定めるところにより算定した費用の額から、その額に第74条第１項各号に掲げる場合の区分に応じ、同項各号に定める割合を乗じて得た額（療養の給付に係る同項の一部負担金について第75条の２第１項各号の措置が採られるべきときは、当該措置が採られたものとした場合の額）を控除した額とする。

5 厚生労働大臣は、前項の定めをしようとするときは、中央社会保険医療協議会に諮問するものとする。

6 被保険者が指定訪問看護事業者から指定訪問看護を受けたときは、保険者は、その被保険者が当該指定訪問看護事業者に支払うべき当該指定訪問看護に要した費用について、訪問看護療養費として被保険者に対し

参考

本条の厚生労働大臣による指定の権限は、健康保険法施行規則により地方厚生局長に委任。

支給すべき額の限度において、被保険者に代わり、当該指定訪問看護事業者に支払うことができる。

7　前項の規定による支払があったときは、被保険者に対し訪問看護療養費の支給があったものとみなす。

8～11　略

12　指定訪問看護は、第63条第1項各号に掲げる療養に含まれないものとする。

13　略

（家族療養費）

第110条　被保険者の被扶養者が保険医療機関等のうち自己の選定するものから療養を受けたときは、被保険者に対し、その療養に要した費用について、家族療養費を支給する。

2　家族療養費の額は、第一号に掲げる額（当該療養に食事療養が含まれるときは当該額及び第二号に掲げる額の合算額、当該療養に生活療養が含まれるときは当該額及び第三号に掲げる額の合算額）とする。

一　当該療養（食事療養及び生活療養を除く。）につき算定した費用の額（その額が現に当該療養に要した費用の額を超えるときは、当該現に療養に要した費用の額）に次のイからニまでに掲げる場合の区分に応じ、当該イからニまでに定める割合を乗じて得た額

イ　被扶養者が6歳に達する日以後の最初の3月31日の翌日以後であって70歳に達する日の属する月以前である場合　100分の70

ロ　被扶養者が6歳に達する日以後の最初の3月31日以前である場合　100分の80

ハ　被扶養者（ニに規定する被扶養者を除く。）が70歳に達する日の属する月の翌月以後である場合　100分の80

ニ　第74条第1項第三号に掲げる場合に該当する被保険者その他政令で定める被保険者の被扶養者が70歳に達する日の属する月の翌月以後である場合　100分の70

二　当該食事療養につき算定した費用の額（その額が現に当該食事療養に要した費用の額を超えるときは、当該現に食事療養に要した費用の額）から食事療養標準負担額を控除した額

三　当該生活療養につき算定した費用の額（その額が現に当該生活療養に要した費用の額を超えるときは、当該現に生活療養に要した費用の額）から生活療養標準負担額を控除した額

3　前項第一号の療養についての費用の額の算定に関しては、保険医療機関等から療養（評価療養、患者申出療養及び選定療養を除く。）を受ける場合にあっては第76条第2項の費用の額の算定、保険医療機関等から評価療養、患者申出療養又は選定療養を受ける場合にあっては第86条第2

項第一号の費用の額の算定、前項第二号の食事療養についての費用の額の算定に関しては、第85条第2項の費用の額の算定、前項第三号の生活療養についての費用の額の算定に関しては、第85条の2第2項の費用の額の算定の例による。

4 被扶養者が第63条第3項第一号又は第二号に掲げる病院若しくは診療所又は薬局から療養を受けたときは、保険者は、その被扶養者が当該病院若しくは診療所又は薬局に支払うべき療養に要した費用について、家族療養費として被保険者に対し支給すべき額の限度において、被保険者に代わり、当該病院若しくは診療所又は薬局に支払うことができる。

5 前項の規定による支払があったときは、被保険者に対し家族療養費の支給があったものとみなす。

6～8 略

（家族療養費の額の特例）

第110条の2 保険者は、第75条の2第1項に規定する被保険者の被扶養者に係る家族療養費の支給について、前条第2項第一号イからニまでに定める割合を、それぞれの割合を超え100分の100以下の範囲内において保険者が定めた割合とする措置を採ることができる。

2 前項に規定する被扶養者に係る前条第4項の規定の適用については、同項中「家族療養費として被保険者に対し支給すべき額」とあるのは、「当該療養につき算定した費用の額（その額が現に当該療養に要した費用の額を超えるときは、当該現に療養に要した費用の額）」とする。この場合において、保険者は、当該支払をした額から家族療養費として被保険者に対し支給すべき額を控除した額をその被扶養者に係る被保険者から直接に徴収することとし、その徴収を猶予することができる。

（家族訪問看護療養費）

第111条 被保険者の被扶養者が指定訪問看護事業者から指定訪問看護を受けたときは、被保険者に対し、その指定訪問看護に要した費用について、家族訪問看護療養費を支給する。

2 家族訪問看護療養費の額は、当該指定訪問看護につき第88条第4項の厚生労働大臣の定めの例により算定した費用の額に第110条第2項第一号イからニまでに掲げる場合の区分に応じ、同号イからニまでに定める割合を乗じて得た額（家族療養費の支給について前条第1項又は第2項の規定が適用されるべきときは、当該規定が適用されたものとした場合の額）とする。

3 略

（高額療養費）

第115条 療養の給付について支払われた一部負担金の額又は療養（食事療養及び生活療養を除く。次項において同じ。）に要した費用の額からその療養に要した費用につき保険外併用療養費、療養費、訪問看護療養費、家族療養費若しくは家族訪問看護療養費として支給される額に相当する額を控除した額（次条第1項において「一部負担金等の額」という。）が著しく高額であるときは、その療養の給付又はその保険外併用療養費、療養費、訪問看護療養費、家族療養費若しくは家族訪問看護療養費の支給を受けた者に対し、高額療養費を支給する。

2　高額療養費の支給要件、支給額その他高額療養費の支給に関して必要な事項は、療養に必要な費用の負担の家計に与える影響及び療養に要した費用の額を考慮して、政令で定める。

（高額介護合算療養費）

第115条の2　一部負担金等の額（前条第1項の高額療養費が支給される場合にあっては、当該支給額に相当する額を控除して得た額）並びに介護保険法第51条第1項に規定する介護サービス利用者負担額（同項の高額介護サービス費が支給される場合にあっては、当該支給額を控除して得た額）及び同法第61条第1項に規定する介護予防サービス利用者負担額（同項の高額介護予防サービス費が支給される場合にあっては、当該支給額を控除して得た額）の合計額が著しく高額であるときは、当該一部負担金等の額に係る療養の給付又は保険外併用療養費、療養費、訪問看護療養費、家族療養費若しくは家族訪問看護療養費の支給を受けた者に対し、高額介護合算療養費を支給する。

2　前条第2項の規定は、高額介護合算療養費の支給について準用する。

（保険給付の制限）

第116条　被保険者又は被保険者であった者が、自己の故意の犯罪行為により、又は故意に給付事由を生じさせたときは、当該給付事由に係る保険給付は、行わない。

第117条　被保険者が闘争、泥酔又は著しい不行跡によって給付事由を生じさせたときは、当該給付事由に係る保険給付は、その全部又は一部を行わないことができる。

第119条　保険者は、被保険者又は被保険者であった者が、正当な理由なしに療養に関する指示に従わないときは、保険給付の一部を行わないことができる。

（日雇特例被保険者の保険の保険者）

第123条　日雇特例被保険者の保険の保険者は、協会とする。

2　日雇特例被保険者の保険の保険者の業務のうち、日雇特例被保険者手帳の交付、日雇特例被保険者に係る保険料の徴収及び日雇拠出金の徴収並びにこれらに附帯する業務は、厚生労働大臣が行う。

（時効）

第193条　保険料等を徴収し、又はその還付を受ける権利及び保険給付を受ける権利は、２年を経過したときは、時効によって消滅する。

２　略

（特定健康保険組合）

附則第３条　厚生労働省令で定める要件に該当するものとして厚生労働大臣の認可を受けた健康保険組合（以下この条において「特定健康保険組合」という。）の組合員である被保険者であった者であって、改正法第13条の規定による改正前の国民健康保険法第８条の２第１項に規定する退職被保険者であるべきもののうち当該特定健康保険組合の規約で定めるものは、当該特定健康保険組合に申し出て、当該特定健康保険組合の被保険者（以下この条において「特例退職被保険者」という。）となることができる。ただし、任意継続被保険者であるときは、この限りでない。

２～７　略

1　健康保険法（抄）　未施行の改正

○**51頁**中第65条第３項第四号中「禁錮」が「拘禁刑」に、同項第五号中「すべて」が「全て」に改正されます（令和７年６月１日施行）。

○**53頁**中第71条第２項第三号中、**57頁**中第80条第八号中、**同頁**中第81条第五号中、「禁錮」が「拘禁刑」に改正されます（令和７年６月１日施行）。

○被保険者の資格の確認に関する次の１条が追加されます（令和６年12月２日施行）。

（被保険者の資格の確認に必要な書面の交付等）

第51条の３　被保険者又はその被扶養者が電子資格確認を受けることができない状況にあるときは、当該被保険者は、厚生労働省令で定めるところにより、保険者に対し、当該状況にある被保険者若しくはその被扶養者の資格に係る情報として厚生労働省令で定める事項を記載した書面の交付又は当該事項の電磁的方法（電子情報処理組織を使用する方法その他の情報通信の技術を利用する方法であって厚生労働省令で定めるものをいう。以下この条において同じ。）による提供を求めることができる。この場合において、当該保険者は、厚生労働省令で定めるところにより、速やかに、当該書面の交付の求めを行った被保険者に対しては当該書面を交付するものとし、当該電磁的方法による提供の求めを行った被保険者に対しては当該事項を電磁的方法により提供するものとする。

２　前項の規定により同項の書面の交付を受け、若しくは電磁的方法により同項の厚生労働省令で定める事項の提供を受けた被保険者又はその被扶養者は、当該書面又は当該事項を厚生労働省令で定める方法により表示したものを提示することにより、第63条第３項（第110条第７項において準用する場合を含む。）、第85条第１項、第85条の２第１項、第86条第１項又は第88条第３項（第111条第３項において準用する場合を含む。）の確認を受けることができる。

2 国民健康保険法（抄）

（昭33.12.27　法律第192号）
（最終改正：令5.6.9　法律第48号）

（この法律の目的）

第１条　この法律は、国民健康保険事業の健全な運営を確保し、もって社会保障及び国民保健の向上に寄与することを目的とする。

（国民健康保険）

第２条　国民健康保険は、被保険者の疾病、負傷、出産又は死亡に関して必要な保険給付を行うものとする。

（保険者）

第３条　都道府県は、当該都道府県内の市町村（特別区を含む。以下同じ。）とともに、この法律の定めるところにより、国民健康保険を行うものとする。

２　国民健康保険組合は、この法律の定めるところにより、国民健康保険を行うことができる。

参考

平成30年４月から、都道府県が財政運営の責任主体となり、安定的な財政運営や効率的な事業の確保等の国保運営に中心的な役割を担うことになりました。

（被保険者）

第５条　都道府県の区域内に住所を有する者は、当該都道府県が当該都道府県内の市町村とともに行う国民健康保険の被保険者とする。

（適用除外）

第６条　前条の規定にかかわらず、次の各号のいずれかに該当する者は、都道府県が当該都道府県内の市町村とともに行う国民健康保険（以下「都道府県等が行う国民健康保険」という。）の被保険者としない。

一　健康保険法（大正11年法律第70号）の規定による被保険者。ただし、同法第３条第２項の規定による日雇特例被保険者を除く。

二　船員保険法（昭和14年法律第73号）の規定による被保険者

三　国家公務員共済組合法（昭和33年法律第128号）又は地方公務員等共済組合法（昭和37年法律第152号）に基づく共済組合の組合員

四　私立学校教職員共済法（昭和28年法律第245号）の規定による私立学校教職員共済制度の加入者

五　健康保険法の規定による被扶養者。ただし、同法第３条第２項の規定による日雇特例被保険者の同法の規定による被扶養者を除く。

六　船員保険法、国家公務員共済組合法（他の法律において準用する場合を含む。）又は地方公務員等共済組合法の規定による被扶養者

七　健康保険法第126条の規定により日雇特例被保険者手帳の交付を受

け、その手帳に健康保険印紙をはり付けるべき余白がなくなるに至るまでの間にある者及び同法の規定によるその者の被扶養者。ただし、同法第3条第2項ただし書の規定による承認を受けて同項の規定による日雇特例被保険者とならない期間内にある者及び同法第126条第3項の規定により当該日雇特例被保険者手帳を返納した者並びに同法の規定によるその者の被扶養者を除く。

八　高齢者の医療の確保に関する法律（昭和57年法律第80号）の規定による被保険者

九　生活保護法（昭和25年法律第144号）による保護を受けている世帯（その保護を停止されている世帯を除く。）に属する者

十　国民健康保険組合の被保険者

十一　その他特別の理由がある者で厚生労働省令で定めるもの

（資格取得の時期）

第7条　都道府県等が行う国民健康保険の被保険者は、都道府県の区域内に住所を有するに至った日又は前条各号のいずれにも該当しなくなった日から、その資格を取得する。

（資格喪失の時期）

第8条　都道府県等が行う国民健康保険の被保険者は、都道府県の区域内に住所を有しなくなった日の翌日又は第6条各号（第九号及び第十号を除く。）のいずれかに該当するに至った日の翌日から、その資格を喪失する。ただし、都道府県の区域内に住所を有しなくなった日に他の都道府県の区域内に住所を有するに至ったときは、その日から、その資格を喪失する。

（届出等）

第9条　世帯主は、厚生労働省令で定めるところにより、その世帯に属する被保険者の資格の取得及び喪失に関する事項その他必要な事項を市町村に届け出なければならない。

2　世帯主は、当該世帯主が住所を有する市町村に対し、その世帯に属する全ての被保険者に係る被保険者証の交付を求めることができる。

3　市町村は、保険料を滞納している世帯主（当該市町村の区域内に住所を有する世帯主に限り、その世帯に属する全ての被保険者が原子爆弾被爆者に対する援護に関する法律（平成6年法律第117号）による一般疾病医療費の支給その他厚生労働省令で定める医療に関する給付（第6項及び第8項において「原爆一般疾病医療費の支給等」という。）を受けることができる世帯主を除く。）が、当該保険料の納期限から厚生労働省令で定める期間が経過するまでの間に当該保険料を納付しない場合においては、当該保険料の滞納につき災害その他の政令で定める特別の事情があると認められる場合を除き、厚生労働省令で定めるところにより、当該

世帯主に対し被保険者証の返還を求めるものとする。

4 市町村は、前項に規定する厚生労働省令で定める期間が経過しない場合においても、同項に規定する世帯主に対し被保険者証の返還を求めることができる。ただし、同項に規定する政令で定める特別の事情があると認められるときは、この限りでない。

5 前2項の規定により被保険者証の返還を求められた世帯主は、市町村に当該被保険者証を返還しなければならない。

6 前項の規定により世帯主が被保険者証を返還したときは、市町村は、当該世帯主に対し、その世帯に属する被保険者（原爆一般疾病医療費の支給等を受けることができる者及び18歳に達する日以後の最初の3月31日までの間にある者を除く。）に係る被保険者資格証明書（その世帯に属する被保険者の一部が原爆一般疾病医療費の支給等を受けることができる者又は18歳に達する日以後の最初の3月31日までの間にある者であるときは当該被保険者資格証明書及びそれらの者に係る被保険者証（18歳に達する日以後の最初の3月31日までの間にある者（原爆一般疾病医療費の支給等を受けることができる者を除く。）にあっては、有効期間を6月とする被保険者証。以下この項において同じ。）、その世帯に属するすべての被保険者が原爆一般疾病医療費の支給等を受けることができる者又は18歳に達する日以後の最初の3月31日までの間にある者であるときはそれらの者に係る被保険者証）を交付する。

7～15 略

（組織）

第13条 国民健康保険組合（以下「組合」という。）は、同種の事業又は業務に従事する者で当該組合の地区内に住所を有するものを組合員として組織する。

2 前項の組合の地区は、1又は2以上の市町村の区域によるものとする。ただし、特別の理由があるときは、この区域によらないことができる。

3・4 略

（被保険者）

第19条 組合員及び組合員の世帯に属する者は、当該組合が行う国民健康保険の被保険者とする。ただし、第6条各号（第十号を除く。）のいずれかに該当する者及び他の組合が行う国民健康保険の被保険者は、この限りでない。

2 前項の規定にかかわらず、組合は、規約の定めるところにより、組合員の世帯に属する者を包括して被保険者としないことができる。

（療養の給付）

第36条 市町村及び組合は、被保険者の疾病及び負傷に関しては、次の各号に掲げる療養の給付を行う。ただし、当該被保険者の属する世帯の世帯主又は組合員が当該被保険者に係る被保険者資格証明書の交付を受けている間は、この限りでない。

一　診察

二　薬剤又は治療材料の支給

三　処置、手術その他の治療

四　居宅における療養上の管理及びその療養に伴う世話その他の看護

五　病院又は診療所への入院及びその療養に伴う世話その他の看護

2　次に掲げる療養に係る給付は、前項の給付に含まれないものとする。

一　食事の提供たる療養であって前項第五号に掲げる療養と併せて行うもの（医療法（昭和23年法律第205号）第7条第2項第四号に規定する療養病床への入院及びその療養に伴う世話その他の看護であって、当該療養を受ける際、65歳に達する日の属する月の翌月以後である被保険者（以下「特定長期入院被保険者」という。）に係るものを除く。以下「食事療養」という。）

二　次に掲げる療養であって前項第五号に掲げる療養と併せて行うもの（特定長期入院被保険者に係るものに限る。以下「生活療養」という。）

イ　食事の提供たる療養

ロ　温度、照明及び給水に関する適切な療養環境の形成たる療養

三　評価療養（健康保険法第63条第2項第三号に規定する評価療養をいう。以下同じ。）

四　患者申出療養（健康保険法第63条第2項第四号に規定する患者申出療養をいう。以下同じ。）

五　選定療養（健康保険法第63条第2項第五号に規定する選定療養をいう。以下同じ。）

3　被保険者が第1項の給付を受けようとするときは、自己の選定する保険医療機関等（健康保険法第63条第3項第一号に規定する保険医療機関又は保険薬局をいう。以下同じ。）から、電子資格確認（保険医療機関等から療養を受けようとする者又は第54条の2第1項に規定する指定訪問看護事業者から同項に規定する指定訪問看護を受けようとする者が、市町村又は組合に対し、個人番号カード（行政手続における特定の個人を識別するための番号の利用等に関する法律（平成25年法律第27号）第2条第7項に規定する個人番号カードをいう。）に記録された利用者証明用電子証明書（電子署名等に係る地方公共団体情報システム機構の認証業務に関する法律（平成14年法律第153号）第22条第1項に規定する利用者証明用電子証明書をいう。）を送信する方法その他の厚生労働省令で定める方法により、被保険者の資格に係る情報（保険給付に係る費用の請求に必要な情報を含む。）の照会を行い、電子情報処理組織を使用する方法その他の情報通信の技術を利用する方法により、市町村又は組合か

ら回答を受けて当該情報を当該保険医療機関等又は指定訪問看護事業者に提供し、当該保険医療機関等又は指定訪問看護事業者から被保険者であることの確認を受けることをいう。以下同じ。）その他厚生労働省令で定める方法（以下「電子資格確認等」という。）により、被保険者であることの確認を受け、第1項の給付を受けるものとする。ただし、厚生労働省令で定める場合に該当するときは、当該確認を受けることを要しない。

（保険医療機関等の責務）

第40条 保険医療機関等又は保険医若しくは保険薬剤師（健康保険法第64条に規定する保険医又は保険薬剤師をいう。以下同じ。）が、国民健康保険の療養の給付を担当し、又は国民健康保険の診療若しくは調剤に当たる場合の準則については、同法第70条第1項及び第72条第1項の規定による厚生労働省令の例による。

2　前項の場合において、同項に規定する厚生労働省令の例により難いとき又はよることが適当と認められないときの準則については、厚生労働省令で定める。

（療養の給付を受ける場合の一部負担金）

第42条 第36条第3項の規定により保険医療機関等について療養の給付を受ける者は、その給付を受ける際、次の各号の区分に従い、当該給付につき第45条第2項又は第3項の規定により算定した額に当該各号に掲げる割合を乗じて得た額を、一部負担金として、当該保険医療機関等に支払わなければならない。

一　6歳に達する日以後の最初の3月31日の翌日以後であって70歳に達する日の属する月以前である場合　10分の3

二　6歳に達する日以後の最初の3月31日以前である場合　10分の2

三　70歳に達する日の属する月の翌月以後である場合（次号に掲げる場合を除く。）　10分の2

四　70歳に達する日の属する月の翌月以後である場合であって、当該療養の給付を受ける者の属する世帯に属する被保険者（70歳に達する日の属する月の翌月以後である場合に該当する者その他政令で定める者に限る。）について政令の定めるところにより算定した所得の額が政令で定める額以上であるとき　10分の3

2　保険医療機関等は、前項の一部負担金（第43条前項の規定により一部負担金の割合が減ぜられたときは、同条第2項に規定する保険医療機関等にあっては、当該減ぜられた割合による一部負担金とし、第44条第1項第一号の措置が採られたときは、当該減額された一部負担金とする。）の支払を受けるべきものとし、保険医療機関等が善良な管理者と同一の注意をもってその支払を受けることに努めたにもかかわらず、なお被保険者が当該一部負担金の全部又は一部を支払わないときは、市町村及び組合は、当該保険医療機関等の請求に基づき、この法律の規定による徴収金の例によりこれを処分することができる。

第42条の２　前条第１項の規定により一部負担金を支払う場合においては、同項の一部負担金の額に５円未満の端数があるときは、これを切り捨て、５円以上10円未満の端数があるときは、これを10円に切り上げるものとする。

第43条　市町村及び組合は、政令で定めるところにより、条例又は規約で、第42条第１項に規定する一部負担金の割合を減ずることができる。

２　前項の規定により一部負担金の割合が減ぜられたときは、市町村又は組合が開設者の同意を得て定める保険医療機関等について療養の給付を受ける被保険者は、第42条第１項の規定にかかわらず、その減ぜられた割合による一部負担金を当該保険医療機関等に支払うをもって足りる。

３　第１項の規定により一部負担金の割合が減ぜられた場合において、被保険者が前項に規定する保険医療機関等以外の保険医療機関等について療養の給付を受けたときは、市町村及び組合は、当該被保険者が第42条第１項の規定により当該保険医療機関等に支払った一部負担金と第１項の規定により減ぜられた割合による一部負担金との差額を当該被保険者に支給しなければならない。

４　前条の規定は、第２項の場合における一部負担金の支払について準用する。

第44条　市町村及び組合は、特別の理由がある被保険者で、保険医療機関等に第42条又は前条の規定による一部負担金を支払うことが困難であると認められるものに対し、次の各号の措置を採ることができる。

一　一部負担金を減額すること。

二　一部負担金の支払を免除すること。

三　保険医療機関等に対する支払に代えて、一部負担金を直接に徴収することとし、その徴収を猶予すること。

２　前項の措置を受けた被保険者は、第42条第１項及び前条第２項の規定にかかわらず、前項第一号の措置を受けた被保険者にあっては、その減額された一部負担金を保険医療機関等に支払うをもって足り、同項第二号又は第三号の措置を受けた被保険者にあっては、一部負担金を保険医療機関等に支払うことを要しない。

３　第42条の２の規定は、前項の場合における一部負担金の支払について準用する。

（保険医療機関等の診療報酬）

第45条　市町村及び組合は、療養の給付に関する費用を保険医療機関等に支払うものとし、保険医療機関等が療養の給付に関し市町村又は組合に請求することができる費用の額は、療養の給付に要する費用の額から、当該療養の給付に関し被保険者（第57条に規定する場合にあっては、当該被保険者の属する世帯の世帯主又は組合員）が当該保険医療機関等に対して支払わなければならない一部負担金に相当する額を控除した額とする。

2　前項の療養の給付に要する費用の額の算定については、健康保険法第76条第2項の規定による厚生労働大臣の定めの例による。

3　市町村及び組合は、都道府県知事の認可を受け、保険医療機関等との契約により、当該保険医療機関等において行われる療養の給付に関する第1項の療養の給付に要する費用の額につき、前項の規定により算定される額の範囲内において、別段の定めをすることができる。

4　市町村及び組合は、保険医療機関等から療養の給付に関する費用の請求があったときは、第40条に規定する準則並びに第2項に規定する額の算定方法及び前項の定めに照らして審査した上、支払うものとする。

5　市町村及び組合は、前項の規定による審査及び支払に関する事務を都道府県の区域を区域とする国民健康保険団体連合会（加入している都道府県、市町村及び組合の数がその区域内の都道府県、市町村及び組合の総数の3分の2に達しないものを除く。）又は社会保険診療報酬支払基金法（昭和23年法律第129号）による社会保険診療報酬支払基金（以下「支払基金」という。）に委託することができる。

6　国民健康保険団体連合会は、前項の規定及び健康保険法第76条第5項の規定による委託を受けて行う診療報酬請求書の審査に関する事務のうち厚生労働大臣の定める診療報酬請求書の審査に係るものを、一般社団法人又は一般財団法人であって、審査に関する組織その他の事項につき厚生労働省令で定める要件に該当し、当該事務を適正かつ確実に実施することができると認められるものとして厚生労働大臣が指定するものに委託することができる。

7　前項の規定により厚生労働大臣の定める診療報酬請求書の審査に係る事務の委託を受けた者は、当該診療報酬請求書の審査を厚生労働省令で定める要件に該当する者に行わせなければならない。

8　前各項に規定するもののほか、保険医療機関等の療養の給付に関する費用の請求に関して必要な事項は、厚生労働省令で定める。

（健康保険法の準用）

第46条　健康保険法第64条及び第82条第1項の規定は、本法による療養の給付について準用する。この場合において、これらの規定に関し必要な技術的読替えは、政令で定める。

（入院時食事療養費）

第52条　市町村及び組合は、被保険者（特定長期入院被保険者を除く。）が、自己の選定する保険医療機関について第36条第1項第五号に掲げる療養の給付と併せて受けた食事療養に要した費用について、当該被保険者の属する世帯の世帯主又は組合員に対し、入院時食事療養費を支給する。ただし、当該世帯主又は組合員が当該被保険者に係る被保険者資格証明書の交付を受けている間は、この限りでない。

2　入院時食事療養費の額は、当該食事療養につき健康保険法第85条第２項の規定による厚生労働大臣の定める基準の例により算定した費用の額（その額が現に当該食事療養に要した費用の額を超えるときは、当該現に食事療養に要した費用の額とする。）から、同項に規定する食事療養標準負担額（以下単に「食事療養標準負担額」という。）を控除した額とする。

3　被保険者が保険医療機関について食事療養を受けたときは、市町村及び組合は、当該被保険者の属する世帯の世帯主又は組合員が当該保険医療機関に支払うべき食事療養に要した費用について、入院時食事療養費として当該世帯主又は組合員に対し支給すべき額の限度において、当該世帯主又は組合員に代わり、当該保険医療機関に支払うことができる。

4　前項の規定による支払があったときは、世帯主又は組合員に対し入院時食事療養費の支給があったものとみなす。

5　保険医療機関は、食事療養に要した費用につき、その支払を受ける際、当該支払をした世帯主又は組合員に対し、厚生労働省令の定めるところにより、領収証を交付しなければならない。

6　略

（入院時生活療養費）

第52条の２　市町村及び組合は、特定長期入院被保険者が、自己の選定する保険医療機関について第36条第１項第五号に掲げる療養の給付と併せて受けた生活療養に要した費用について、当該特定長期入院被保険者の属する世帯の世帯主又は組合員に対し、入院時生活療養費を支給する。ただし、当該世帯主又は組合員が当該特定長期入院被保険者に係る被保険者資格証明書の交付を受けている間は、この限りでない。

2　入院時生活療養費の額は、当該生活療養につき健康保険法第85条の２第２項の規定による厚生労働大臣の定める基準の例により算定した費用の額（その額が現に当該生活療養に要した費用の額を超えるときは、当該現に生活療養に要した費用の額とする。）から、同項に規定する生活療養標準負担額（以下「生活療養標準負担額」という。）を控除した額とする。

3　略

（保険外併用療養費）

第53条　市町村及び組合は、被保険者が自己の選定する保険医療機関等について評価療養、患者申出療養又は選定療養を受けたときは、当該被保険者の属する世帯の世帯主又は組合員に対し、その療養に要した費用について、保険外併用療養費を支給する。ただし、当該世帯主又は組合員が当該被保険者に係る被保険者資格証明書の交付を受けている間は、この限りでない。

2　保険外併用療養費の額は、第一号に規定する額（当該療養に食事療養が含まれるときは、当該額及び第二号に規定する額の合算額、当該療養に生活療養が含まれるときは、当該額及び第三号に規定する額の合算額）とする。

一　当該療養（食事療養及び生活療養を除く。）につき健康保険法第86条第２項第一号の規定による厚生労働大臣の定めの例により算定した費用の額（その額が現に当該療養に要した費用の額を超えるときは、当該現に療養に要した費用の額とする。）から、その額に第42条第１項各号の区分に応じ、同項各号に掲げる割合（第43条第１項の規定により一部負担金の割合が減ぜられたときは、当該減ぜられた割合とする。）を乗じて得た額（療養の給付に係る第42条第１項の一部負担金について第44条第１項各号の措置が採られるべきときは、当該措置が採られたものとした場合の額とする。）を控除した額

二　当該食事療養につき健康保険法第85条第２項の規定による厚生労働大臣の定める基準の例により算定した費用の額（その額が現に当該食事療養に要した費用の額を超えるときは、当該現に食事療養に要した費用の額とする。）から、食事療養標準負担額を控除した額

三　当該生活療養につき健康保険法第85条の２第２項の規定による厚生労働大臣の定める基準の例により算定した費用の額（その額が現に当該生活療養に要した費用の額を超えるときは、当該現に生活療養に要した費用の額とする。）から、生活療養標準負担額を控除した額

3・4　略

（療養費）

第54条　市町村及び組合は、療養の給付若しくは入院時食事療養費、入院時生活療養費若しくは保険外併用療養費の支給（以下この項及び次項において「療養の給付等」という。）を行うことが困難であると認めるとき、又は被保険者が保険医療機関等以外の病院、診療所若しくは薬局その他の者について診療、薬剤の支給若しくは手当を受けた場合において、市町村又は組合がやむを得ないものと認めるときは、療養の給付等に代えて、療養費を支給することができる。ただし、当該被保険者の属する世帯の世帯主又は組合員が当該被保険者に係る被保険者資格証明書の交付を受けている間は、この限りでない。

2　市町村及び組合は、被保険者が電子資格確認等により被保険者であることの確認を受けないで保険医療機関等について診療又は薬剤の支給を受けた場合において、当該確認を受けなかったことが、緊急その他やむ

を得ない理由によるものと認めるときは、療養の給付等に代えて、療養費を支給するものとする。ただし、当該被保険者の属する世帯の世帯主又は組合員が当該被保険者に係る被保険者資格証明書の交付を受けている間は、この限りでない。

3 療養費の額は、当該療養（食事療養及び生活療養を除く。）について算定した費用の額から、その額に第42条第1項各号の区分に応じ、同項各号に掲げる割合を乗じて得た額を控除した額及び当該食事療養又は生活療養について算定した費用の額から食事療養標準負担額又は生活療養標準負担額を控除した額を基準として、市町村又は組合が定める。

4 略

（訪問看護療養費）

第54条の2 市町村及び組合は、被保険者が指定訪問看護事業者（健康保険法第88条第1項に規定する指定訪問看護事業者をいう。以下同じ。）について指定訪問看護（同項に規定する指定訪問看護をいう。以下同じ。）を受けたときは、当該被保険者の属する世帯の世帯主又は組合員に対し、その指定訪問看護に要した費用について、訪問看護療養費を支給する。ただし、当該世帯主又は組合員が当該被保険者に係る被保険者資格証明書の交付を受けている間は、この限りでない。

2 前項の訪問看護療養費は、厚生労働省令で定めるところにより市町村又は組合が必要と認める場合に限り、支給するものとする。

3 被保険者が指定訪問看護を受けようとするときは、厚生労働省令で定めるところにより、自己の選定する指定訪問看護事業者から、電子資格確認等により、被保険者であることの確認を受け、当該指定訪問看護を受けるものとする。

4 訪問看護療養費の額は、当該指定訪問看護につき健康保険法第88条第4項の規定による厚生労働大臣の定めの例により算定した費用の額から、その額に第42条第1項各号の区分に応じ、同項各号に掲げる割合（第43条第1項の規定により一部負担金の割合が減ぜられたときは、当該減ぜられた割合とする。）を乗じて得た額（療養の給付について第44条第1項各号の措置が採られるべきときは、当該措置が採られたものとした場合の額とする。）を控除した額とする。

5 被保険者が指定訪問看護事業者について指定訪問看護を受けたときは、市町村及び組合は、当該被保険者の属する世帯の世帯主又は組合員が当該指定訪問看護事業者に支払うべき当該指定訪問看護に要した費用について、訪問看護療養費として当該世帯主又は組合員に対し支給すべき額の限度において、当該世帯主又は組合員に代わり、当該指定訪問看護事業者に支払うことができる。

6 前項の規定による支払があったときは、世帯主又は組合員に対し訪問看護療養費の支給があったものとみなす。

７～12　略

（特別療養費）

第54条の３　市町村及び組合は、世帯主又は組合員がその世帯に属する被保険者に係る被保険者資格証明書の交付を受けている場合において、当該被保険者が保険医療機関等又は指定訪問看護事業者について療養を受けたときは、当該世帯主又は組合員に対し、その療養に要した費用について、特別療養費を支給する。

２　略

３　第１項に規定する場合において、当該世帯主又は組合員に対し当該被保険者に係る被保険者証が交付されているとすれば第54条第１項の規定が適用されることとなるときは、市町村及び組合は、療養費を支給することができる。

４　第１項に規定する場合において、被保険者が電子資格確認等により被保険者であることの確認を受けないで保険医療機関等について診療又は薬剤の支給を受け、当該確認を受けなかったことが、緊急その他やむを得ない理由によるものと認めるときは、市町村及び組合は、療養費を支給するものとする。

５　略

（他の法令による医療に関する給付との調整）

第56条　療養の給付又は入院時食事療養費、入院時生活療養費、保険外併用療養費、訪問看護療養費、特別療養費若しくは移送費の支給は、被保険者の当該疾病又は負傷につき、健康保険法、船員保険法、国家公務員共済組合法（他の法律において準用し、又は例による場合を含む。）、地方公務員等共済組合法若しくは高齢者の医療の確保に関する法律の規定によって、医療に関する給付を受けることができる場合又は介護保険法の規定によって、それぞれの給付に相当する給付を受けることができる場合には、行わない。労働基準法（昭和22年法律第49号）の規定による療養補償、労働者災害補償保険法（昭和22年法律第50号）の規定による療養補償給付、複数事業労働者療養給付若しくは療養給付、国家公務員災害補償法（昭和26年法律第191号。他の法律において準用する場合を含む。）の規定による療養補償、地方公務員災害補償法（昭和42年法律第121号）若しくは同法に基づく条例の規定による療養補償その他政令で定める法令による医療に関する給付を受けることができるとき、又はこれらの法令以外の法令により国若しくは地方公共団体の負担において医療に関する給付が行われたときも、同様とする。

２　市町村及び組合は、前項に規定する法令による給付が医療に関する現物給付である場合において、その給付に関し一部負担金の支払若しくは実費徴収が行われ、かつ、その一部負担金若しくは実費徴収の額が、その給付がこの法律による療養の給付として行われたものとした場合におけるこの法律による一部負担金の額（第43条第1項の規定により第42条第1項の一部負担金の割合が減ぜられているときは、その減ぜられた割合による一部負担金の額）を超えるとき、又は前項に規定する法令（介護保険法を除く。）による給付が医療費の支給である場合において、その支給額が、当該療養につきこの法律による入院時食事療養費、入院時生活療養費、保険外併用療養費、療養費、訪問看護療養費、特別療養費又は移送費の支給をすべきものとした場合における入院時食事療養費、入院時生活療養費、保険外併用療養費、療養費、訪問看護療養費、特別療養費又は移送費の額に満たないときは、それぞれその差額を当該被保険者に支給しなければならない。

3　前項の場合において、被保険者が保険医療機関等について当該療養を受けたときは、市町村及び組合は、同項の規定により被保険者に支給すべき額の限度において、当該被保険者が保険医療機関等に支払うべき当該療養に要した費用を、当該被保険者に代わって保険医療機関等に支払うことができる。ただし、当該市町村又は組合が第43条第1項の規定により一部負担金の割合を減じているときは、被保険者が同条第2項に規定する保険医療機関等について当該療養を受けた場合に限る。

4　前項の規定により保険医療機関等に対して費用が支払われたときは、その限度において、被保険者に対し第2項の規定による支給が行われたものとみなす。

（高額療養費）

第57条の2　市町村及び組合は、療養の給付について支払われた一部負担金の額又は療養（食事療養及び生活療養を除く。次項において同じ。）に要した費用の額からその療養に要した費用につき保険外併用療養費、療養費、訪問看護療養費若しくは特別療養費として支給される額若しくは第56条第2項の規定により支給される差額に相当する額を控除した額（次条第1項において「一部負担金等の額」という。）が著しく高額であるときは、世帯主又は組合員に対し、高額療養費を支給する。ただし、当該療養について療養の給付、保険外併用療養費の支給、療養費の支給、訪問看護療養費の支給若しくは特別療養費の支給又は第56条第2項の規定による差額の支給を受けなかったときは、この限りでない。

2　高額療養費の支給要件、支給額その他高額療養費の支給に関して必要な事項は、療養に必要な費用の負担の家計に与える影響及び療養に要した費用の額を考慮して、政令で定める。

（高額介護合算療養費）

第57条の3　市町村及び組合は、一部負担金等の額（前条第1項の高額療養費が支給される場合にあっては、当該支給額に相当する額を控除して得た額）並びに介護保険法第51条第１項に規定する介護サービス利用者負担額（同項の高額介護サービス費が支給される場合にあっては、当該支給額を控除して得た額）及び同法第61条第１項に規定する介護予防サービス利用者負担額（同項の高額介護予防サービス費が支給される場合にあっては、当該支給額を控除して得た額）の合計額が著しく高額であるときは、世帯主又は組合員に対し、高額介護合算療養費を支給する。ただし、当該一部負担金等の額に係る療養の給付、保険外併用療養費の支給、療養費の支給、訪問看護療養費の支給若しくは特別療養費の支給又は第56条第２項の規定による差額の支給を受けなかったときは、この限りでない。

2　前条第２項の規定は、高額介護合算療養費の支給について準用する。

〔保険給付の制限〕

第59条　被保険者又は被保険者であった者が、次の各号のいずれかに該当する場合には、その期間に係る療養の給付又は入院時食事療養費、入院時生活療養費、保険外併用療養費、訪問看護療養費、特別療養費若しくは移送費の支給（以下この節において「療養の給付等」という。）は、行わない。

一　少年院その他これに準ずる施設に収容されたとき。

二　刑事施設、労役場その他これらに準ずる施設に拘禁されたとき。

第60条　被保険者が、自己の故意の犯罪行為により、又は故意に疾病にかかり、又は負傷したときは、当該疾病又は負傷に係る療養の給付等は、行わない。

第61条　被保険者が闘争、泥酔又は著しい不行跡によって疾病にかかり、又は負傷したときは、当該疾病又は負傷に係る療養の給付等は、その全部又は一部を行わないことができる。

第62条　市町村及び組合は、被保険者又は被保険者であった者が、正当な理由なしに療養に関する指示に従わないときは、療養の給付等の一部を行わないことができる。

第63条　市町村及び組合は、被保険者若しくは被保険者であった者又は保険給付を受ける者が、正当な理由なしに、第66条の規定による命令に従わず、又は答弁若しくは受診を拒んだときは、療養の給付等の全部又は一部を行わないことができる。

〔保険料滞納による支払の一時差止め〕

第63条の２　市町村及び組合は、保険給付（第43条第３項又は第56条第２項の規定による差額の支給を含む。以下同じ。）を受けることができる世帯主又は組合員が保険料を滞納しており、かつ、当該保険料の納期限から厚生労働省令で定める期間が経過するまでの間に当該保険料を納付しない場合においては、当該保険料の滞納につき災害その他の政令で定める特別の事情があると認められる場合を除き、厚生労働省令で定めるところにより、保険給付の全部又は一部の支払を一時差し止めるものとする。

2　市町村及び組合は、前項に規定する厚生労働省令で定める期間が経過しない場合においても、保険給付を受けることができる世帯主又は組合員が保険料を滞納している場合においては、当該保険料の滞納につき災害その他の政令で定める特別の事情があると認められる場合を除き、厚生労働省令で定めるところにより、保険給付の全部又は一部の支払を一時差し止めることができる。

3　市町村及び組合は、第9条第6項（第22条において準用する場合を含む。）の規定により被保険者資格証明書の交付を受けている世帯主又は組合員であって、前2項の規定による保険給付の全部又は一部の支払の一時差止がなされているものが、なお滞納している保険料を納付しない場合においては、厚生労働省令で定めるところにより、あらかじめ、当該世帯主又は組合員に通知して、当該一時差止に係る保険給付の額から当該世帯主又は組合員が滞納している保険料額を控除することができる。

（修学中の被保険者の特例）

第116条　修学のため1の市町村の区域内に住所を有する被保険者であって、修学していないとすれば他の市町村の区域内に住所を有する他人と同一の世帯に属するものと認められるものは、この法律の適用については、当該他の市町村の区域内に住所を有するものとみなし、かつ当該世帯に属するものとみなす。

（病院等に入院、入所又は入居中の被保険者の特例）

第116条の2　次の各号に掲げる入院、入所又は入居(以下この条において「入院等」という。）をしたことにより、当該各号に規定する病院、診療所又は施設（以下この条において「病院等」という。）の所在する場所に住所を変更したと認められる被保険者であって、当該病院等に入院等をした際他の市町村（当該病院等が所在する市町村以外の市町村をいう。）の区域内に住所を有していたと認められるものは、この法律の適用については、当該他の市町村の区域内に住所を有するものとみなす。ただし、2以上の病院等に継続して入院等をしている被保険者であって、現に入院等をしている病院等（以下この条において「現入院病院等」という。）に入院等をする直前に入院等をしていた病院等(以下この項において「直前入院病院等」という。）及び現入院病院等のそれぞれに入院等をしたことにより直前入院病院等及び現入院病院等のそれぞれの所在する場所に順次住所を変更したと認められるもの（次項において「特定継続入院等被保険者」という。）については、この限りでない。

一　病院又は診療所への入院
二　児童福祉法（昭和22年法律第164号）第７条第１項に規定する児童福祉施設への入所（同法第27条第１項第三号又は同法第27条の２の規定による入所措置がとられた場合に限る。）
三　障害者の日常生活及び社会生活を総合的に支援するための法律（平成17年法律第123号）第５条第11項に規定する障害者支援施設又は同条第１項の主務省令で定める施設への入所
四　独立行政法人国立重度知的障害者総合施設のぞみの園法（平成14年法律第167号）第11条第一号の規定により独立行政法人国立重度知的障害者総合施設のぞみの園の設置する施設への入所
五　老人福祉法（昭和38年法律第133号）第20条の４又は第20条の５に規定する養護老人ホーム又は特別養護老人ホームへの入所（同法第11条第１項第一号又は第二号の規定による入所措置がとられた場合に限る。）
六　介護保険法第８条第11項に規定する特定施設への入居又は同条第25項に規定する介護保険施設への入所

2　特定継続入院等被保険者のうち、次の各号に掲げるものは、この法律の適用については、当該各号に定める市町村の区域内に住所を有するものとみなす。
一　継続して入院等をしている２以上の病院等のそれぞれに入院等をすることによりそれぞれの病院等の所在する場所に順次住所を変更したと認められる被保険者であって、当該２以上の病院等のうち最初の病院等に入院等をした際他の市町村（現入院病院等が所在する市町村以外の市町村をいう。）の区域内に住所を有していたと認められるもの　当該他の市町村
二　継続して入院等をしている２以上の病院等のうち１の病院等から継続して他の病院等に入院等をすること（以下この号において「継続入院等」という。）により当該１の病院等の所在する場所以外の場所から当該他の病院等の所在する場所への住所の変更（以下この号において「特定住所変更」という。）を行ったと認められる被保険者であって、最後に行った特定住所変更に係る継続入院等の際他の市町村（現入院病院等が所在する市町村以外の市町村をいう。）の区域内に住所を有していたと認められるもの　当該他の市町村

3　前２項の規定の適用を受ける被保険者が入院等をしている病院等は、当該病院等の所在する市町村及び前２項の規定によりその区域内に当該被保険者が住所を有するものとみなされた市町村に、必要な協力をしなければならない。

2 国民健康保険法（抄） 未施行の改正

○**67頁**中第９条は次のように改正されます（令和６年12月２日施行）。

（届出等）

第９条 世帯主は、厚生労働省令で定めるところにより、その世帯に属する被保険者の資格の取得及び喪失に関する事項その他必要な事項を市町村に届け出なければならない。

2 世帯主と同一の世帯に属する全て又は一部の被保険者が第36条第３項に規定する電子資格確認を受けることができない状況にあるときは、当該世帯主は、厚生労働省令で定めるところにより、当該世帯主が住所を有する市町村に対し、当該状況にある被保険者の資格に係る情報として厚生労働省令で定める事項を記載した書面の交付又は当該事項の電磁的方法（電子情報処理組織を使用する方法その他の情報通信の技術を利用する方法であって厚生労働省令で定めるものをいう。以下この項から第４項までにおいて同じ。）による提供を求めることができる。この場合において、当該市町村は、厚生労働省令で定めるところにより、速やかに、当該書面の交付の求めを行った世帯主に対しては当該書面を交付するものとし、当該電磁的方法による提供の求めを行った世帯主に対しては当該事項を電磁的方法により提供するものとする。

3 前項の規定により同項の書面の交付を受け、又は電磁的方法により同項の厚生労働省令で定める事項の提供を受けた世帯主と同一の世帯に属する被保険者は、当該書面又は当該事項を厚生労働省令で定める方法により表示したものを提示することにより、第36条第３項本文（第52条第６項、第52条の２第３項、第53条第３項及び第54条の３第６項において準用する場合を含む。）又は第54条の２第３項（第54条の３第６項において準用する場合を含む。）の確認を受けることができる。

4 世帯主は、その世帯に属する全て又は一部の被保険者の資格に係る事実の確認のため、厚生労働省令で定めるところにより、当該世帯主が住所を有する市町村に対し、当該事実を記載した書面の交付又は当該書面に記載すべき事項の電磁的方法による提供を求めることができる。この場合において、当該市町村は、厚生労働省令で定めるところにより、当該書面の交付の求めを行った世帯主に対しては当該書面を交付するものとし、当該電磁的方法による提供の求めを行った世帯主に対しては当該書面に記載すべき事項を電磁的方法により提供するものとする。

5～7 略

○**68頁**中第36条第１項ただし書、**73頁**中第52条第１項ただし書、**同頁**中

第52条の2第1項ただし書、**74頁**中第53条第1項ただし書、**同頁**中第54条第1項ただし書及び**75頁**中第2項ただし書並びに**同頁**中第54条の2第1項ただし書中「係る被保険者資格証明書の交付」は「ついて第54条の3第1項又は第2項本文の規定の適用」に改正されます（令和6年12月2日施行)。

○**76頁**中第54条の3は次のように改正されます(令和6年12月2日施行)。

(特別療養費)

第54条の3 市町村及び組合は、保険料を滞納している世帯主（当該市町村の区域内に住所を有する世帯主に限る。）又は組合員（その世帯に属する全ての被保険者が原子爆弾被爆者に対する援護に関する法律（平成6年法律第117号）による一般疾病医療費の支給その他厚生労働省令で定める医療に関する給付（以下この項及び第4項において「原爆一般疾病医療費の支給等」という。）を受けることができる世帯主又は組合員を除く。以下この条において「保険料滞納世帯主等」という。）が、当該保険料の納期限から厚生労働省令で定める期間が経過するまでの間に、当該市町村又は組合が当該保険料の納付の勧奨及び当該保険料の納付に係る相談の機会の確保その他厚生労働省令で定める保険料の納付に資する取組（次項並びに第63条の2第1項及び第2項において「保険料納付の勧奨等」という。）を行ってもなお当該保険料を納付しない場合においては、当該保険料の滞納につき災害その他の政令で定める特別の事情があると認められる場合を除き、当該世帯に属する被保険者（原爆一般疾病医療費の支給等を受けることができる者及び18歳に達する日以後の最初の3月31日までの間にある者を除く。以下この条（第4項及び第5項を除く。）において同じ。）が保険医療機関等から療養を受けたとき、又は指定訪問看護事業者から指定訪問看護を受けたときは、その療養又は指定訪問看護に要した費用について、療養の給付又は入院時食事療養費等（入院時食事療養費、入院時生活療養費、保険外併用療養費、療養費又は訪問看護療養費をいう。第4項及び第5項において同じ。）の支給（次項及び第5項において「療養の給付等」という。）に代えて、当該保険料滞納世帯主等に対し、特別療養費を支給する。

2 市町村及び組合は、前項に規定する厚生労働省令で定める期間が経過する前においても、当該市町村又は組合が保険料納付の勧奨等を行ってもなお保険料滞納世帯主等が当該保険料を納付しない場合においては、その世帯に属する被保険者が保険医療機関等から療養を受けたとき、又は指定訪問看護事業者から指定訪問看護を受けたときは、その療養又は指定訪問看護に要した費用について、療養の給付等に代えて、当該保険料滞納世帯主等に対し、特別療養費を支給することができる。ただし、同項の政令で定める特別の事情があると認められるときは、この限りでない。

3　市町村及び組合は、第1項又は前項本文の規定により特別療養費を支給するときは、あらかじめ、厚生労働省令で定めるところにより、保険料滞納世帯主等に対し、その世帯に属する被保険者が保険医療機関等から療養を受けたとき、又は指定訪問看護事業者から指定訪問看護を受けたときは、特別療養費を支給する旨を通知するものとする。

4　市町村及び組合は、第1項又は第2項本文の規定の適用を受けている保険料滞納世帯主等が滞納している保険料を完納した場合若しくはその者に係る滞納額の著しい減少、災害その他の政令で定める特別の事情があると認められる場合又はその世帯に属する被保険者が原爆一般疾病医療費の支給等を受けることができる者となった場合において、これらの場合に該当する世帯主又は組合員の世帯に属する被保険者（当該保険料滞納世帯主等の世帯に属する被保険者が原爆一般疾病医療費の支給等を受けることができる者となった場合にあっては、当該被保険者に限る。以下この項及び次項において同じ。）が保険医療機関等から療養を受けたとき、又は指定訪問看護事業者から指定訪問看護を受けたときは、当該世帯主若しくは組合員の世帯に属する被保険者に対し療養の給付を行い、又は当該世帯主若しくは組合員に対し入院時食事療養費等を支給する。

5　市町村及び組合は、前項の規定により療養の給付を行い、又は入院時食事療養費等を支給するときは、あらかじめ、厚生労働省令で定めるところにより、同項に規定する場合に該当する世帯主又は組合員に対し、その世帯に属する被保険者が保険医療機関等から療養を受けたとき、又は指定訪問看護事業者から指定訪問看護を受けたときは、療養の給付等を行う旨を通知するものとする。

6　略

7　第1項又は第2項本文の規定の適用を受けている保険料滞納世帯主等の世帯に属する被保険者がこれらの規定の適用を受けていないとすれば第54条第1項の規定が適用されることとなるときは、市町村及び組合は、療養費を支給することができる。

8　第1項又は第2項本文の規定の適用を受けている保険料滞納世帯主等の世帯に属する被保険者が電子資格確認等により被保険者であることの確認を受けないで保険医療機関等について診療又は薬剤の支給を受け、当該確認を受けなかったことが、緊急その他やむを得ない理由によるものと認めるときは、市町村及び組合は、療養費を支給するものとする。

9　略

○78頁中第63条の２第１項中「間に」の下に「、当該市町村又は組合が保険料納付の勧奨等を行ってもなお」を加え、同条第２項中「組合員が」の下に「、当該市町村又は組合が保険料納付の勧奨等を行ってもなお」を加え、同条第３項中「第９条第６項（第22条において準用する場合を含む。）の規定により被保険者資格証明書の交付」は「第54条の３第１項又は第２項本文の規定の適用」に改正されます（令和６年12月２日施行）。

3 高齢者の医療の確保に関する法律（抄）

（昭57.8.17　法律第80号）
（最終改正；令5.6.9　法律第48号）

（目的）

第１条　この法律は、国民の高齢期における適切な医療の確保を図るため、医療費の適正化を推進するための計画の作成及び保険者による健康診査等の実施に関する措置を講ずるとともに、高齢者の医療について、国民の共同連帯の理念等に基づき、前期高齢者に係る保険者間の費用負担の調整、後期高齢者に対する適切な医療の給付等を行うために必要な制度を設け、もって国民保健の向上及び高齢者の福祉の増進を図ることを目的とする。

（基本的理念）

第２条　国民は、自助と連帯の精神に基づき、自ら加齢に伴って生ずる心身の変化を自覚して常に健康の保持増進に努めるとともに、高齢者の医療に要する費用を公平に負担するものとする。

2　国民は、年齢、心身の状況等に応じ、職域若しくは地域又は家庭において、高齢期における健康の保持を図るための適切な保健サービスを受ける機会を与えられるものとする。

（国の責務）

第３条　国は、国民の高齢期における医療に要する費用の適正化を図るための取組が円滑に実施され、高齢者医療制度（第３章に規定する前期高齢者に係る保険者間の費用負担の調整及び第４章に規定する後期高齢者医療制度をいう。以下同じ。）の運営が健全に行われるよう必要な各般の措置を講ずるとともに、第１条に規定する目的の達成に資するため、医療、公衆衛生、社会福祉その他の関連施策を積極的に推進しなければならない。

（地方公共団体の責務）

第４条　地方公共団体は、この法律の趣旨を尊重し、住民の高齢期における医療に要する費用の適正化を図るための取組及び高齢者医療制度の運営が適切かつ円滑に行われるよう所要の施策を実施しなければならない。

2　前項に規定する住民の高齢期における医療に要する費用の適正化を図るための取組においては、都道府県は、当該都道府県における医療提供体制（医療法（昭和23年法律第205号）第30条の３第１項に規定する医療提供体制をいう。）の確保並びに当該都道府県及び当該都道府県内の市町村（特別区を含む。以下同じ。）の国民健康保険事業の健全な運営を担う責務を有することに鑑み、保険者、第48条に規定する後期高齢者医療広域連合（第８条から第16条まで及び第27条において「後期高齢者医療広域連合」という。）、医療関係者その他の関係者の協力を得つつ、中心的な役割を果たすものとする。

（保険者の責務）

第５条　保険者は、加入者の高齢期における健康の保持のために必要な事業を積極的に推進するよう努めるとともに、高齢者医療制度の運営が健全かつ円滑に実施されるよう協力しなければならない。

（医療の担い手等の責務）

第６条　医師、歯科医師、薬剤師、看護師その他の医療の担い手並びに医療法第１条の２第２項に規定する医療提供施設の開設者及び管理者は、前３条に規定する各般の措置、施策及び事業に協力しなければならない。

（定義）

第７条　この法律において「医療保険各法」とは、次に掲げる法律をいう。

一　健康保険法（大正11年法律第70号）

二　船員保険法（昭和14年法律第73号）

三　国民健康保険法（昭和33年法律第192号）

四　国家公務員共済組合法（昭和33年法律第128号）

五　地方公務員等共済組合法（昭和37年法律第152号）

六　私立学校教職員共済法（昭和28年法律第245号）

2　この法律において「保険者」とは、医療保険各法の規定により医療に関する給付を行う全国健康保険協会、健康保険組合、市町村、国民健康保険組合、共済組合又は日本私立学校振興・共済事業団をいう。

3　この法律において「被用者保険等保険者」とは、保険者（健康保険法第123条第１項の規定による保険者としての全国健康保険協会、市町村及び国民健康保険組合を除く。）又は健康保険法第３条第１項第八号の規定による承認を受けて同法の被保険者とならない者を組合員とする国民健康保険組合であって厚生労働大臣が定めるものをいう。

4　この法律において「加入者」とは、次に掲げる者をいう。

一　健康保険法の規定による被保険者。ただし、同法第３条第２項の規定による日雇特例被保険者を除く。

二　船員保険法の規定による被保険者

三　国民健康保険法の規定による被保険者

四　国家公務員共済組合法又は地方公務員等共済組合法に基づく共済組合の組合員

五　私立学校教職員共済法の規定による私立学校教職員共済制度の加入者

六　健康保険法、船員保険法、国家公務員共済組合法（他の法律において準用する場合を含む。）又は地方公務員等共済組合法の規定による被扶養者。ただし、健康保険法第３条第２項の規定による日雇特例被保険者の同法の規定による被扶養者を除く。

七　健康保険法第126条の規定により日雇特例被保険者手帳の交付を受け、その手帳に健康保険印紙をはり付けるべき余白がなくなるに至るまでの間にある者及び同法の規定によるその者の被扶養者。ただし、同法第３条第２項ただし書の規定による承認を受けて同項の規定による日雇特例被保険者とならない期間内にある者及び同法第126条第３項の規定により当該日雇特例被保険者手帳を返納した者並びに同法の規定によるその者の被扶養者を除く。

（後期高齢者医療）

第47条　後期高齢者医療は、高齢者の疾病、負傷又は死亡に関して必要な給付を行うものとする。

（広域連合の設立）

第48条　市町村は、後期高齢者医療の事務（保険料の徴収の事務及び被保険者の便益の増進に寄与するものとして政令で定める事務を除く。）を処理するため、都道府県の区域ごとに当該区域内のすべての市町村が加入する広域連合（以下「後期高齢者医療広域連合」という。）を設けるものとする。

（被保険者）

第50条　次の各号のいずれかに該当する者は、後期高齢者医療広域連合が行う後期高齢者医療の被保険者とする。

一　後期高齢者医療広域連合の区域内に住所を有する75歳以上の者

二　後期高齢者医療広域連合の区域内に住所を有する65歳以上75歳未満の者であって、厚生労働省令で定めるところにより、政令で定める程度の障害の状態にある旨の当該後期高齢者医療広域連合の認定を受けたもの

（適用除外）

第51条　前条の規定にかかわらず、次の各号のいずれかに該当する者は、後期高齢者医療広域連合が行う後期高齢者医療の被保険者としない。

一　生活保護法（昭和25年法律第144号）による保護を受けている世帯（その保護を停止されている世帯を除く。）に属する者

二　前号に掲げるもののほか、後期高齢者医療の適用除外とすべき特別

の理由がある者で厚生労働省令で定めるもの

（資格取得の時期）

第52条　後期高齢者医療広域連合が行う後期高齢者医療の被保険者は、次の各号のいずれかに該当するに至った日又は前条各号のいずれにも該当しなくなった日から、その資格を取得する。

一　当該後期高齢者医療広域連合の区域内に住所を有する者（第50条第二号の認定を受けた者を除く。）が75歳に達したとき。

二　75歳以上の者が当該後期高齢者医療広域連合の区域内に住所を有するに至ったとき。

三　当該後期高齢者医療広域連合の区域内に住所を有する65歳以上75歳未満の者が、第50条第二号の認定を受けたとき。

（届出等）

第54条　被保険者は、厚生労働省令で定めるところにより、被保険者の資格の取得及び喪失に関する事項その他必要な事項を後期高齢者医療広域連合に届け出なければならない。

2　被保険者の属する世帯の世帯主は、その世帯に属する被保険者に代わって、当該被保険者に係る前項の規定による届出をすることができる。

3　被保険者は、後期高齢者医療広域連合に対し、当該被保険者に係る被保険者証の交付を求めることができる。

4　後期高齢者医療広域連合は、保険料を滞納している被保険者（原子爆弾被爆者に対する援護に関する法律（平成６年法律第117号）による一般疾病医療費の支給その他厚生労働省令で定める医療に関する給付を受けることができる被保険者を除く。）が、当該保険料の納期限から厚生労働省令で定める期間が経過するまでの間に当該保険料を納付しない場合においては、当該保険料の滞納につき災害その他の政令で定める特別の事情があると認められる場合を除き、厚生労働省令で定めるところにより、当該被保険者に対し被保険者証の返還を求めるものとする。

5　後期高齢者医療広域連合は、前項に規定する厚生労働省令で定める期間が経過しない場合においても、同項に規定する被保険者に対し被保険者証の返還を求めることができる。ただし、同項に規定する政令で定める特別の事情があると認められるときは、この限りでない。

6　前２項の規定により被保険者証の返還を求められた被保険者は、後期高齢者医療広域連合に当該被保険者証を返還しなければならない。

7　前項の規定により被保険者が被保険者証を返還したときは、後期高齢者医療広域連合は、当該被保険者に対し、被保険者資格証明書を交付する。

8　後期高齢者医療広域連合は、被保険者資格証明書の交付を受けている被保険者が滞納している保険料を完納したとき、又はその者に係る滞納額の著しい減少、災害その他の政令で定める特別の事情があると認めるときは、当該被保険者に対し、被保険者証を交付する。

9　被保険者は、その資格を喪失したときは、厚生労働省令で定めるところにより、速やかに、後期高齢者医療広域連合に被保険者証を返還しなければならない。

10　住民基本台帳法（昭和42年法律第81号）第22条から第24条まで、第25条、第30条の46又は第30条の47の規定による届出があったとき（当該届出に係る書面に同法第28条の2の規定による付記がされたときに限る。）は、その届出と同一の事由に基づく第1項の規定による届出があったものとみなす。

11　前各項に規定するもののほか、被保険者に関する届出並びに被保険者証及び被保険者資格証明書に関して必要な事項は、厚生労働省令で定める。

（病院等に入院、入所又は入居中の被保険者の特例）

第55条　次の各号に掲げる入院、入所又は入居（以下この条において「入院等」という。）をしたことにより、当該各号に規定する病院、診療所又は施設（以下この条において「病院等」という。）の所在する場所に住所を変更したと認められる被保険者であって、当該病院等に入院等をした際他の後期高齢者医療広域連合（当該病院等が所在する後期高齢者医療広域連合以外の後期高齢者医療広域連合をいう。）の区域内に住所を有していたと認められるものは、第50条の規定にかかわらず、当該他の後期高齢者医療広域連合が行う後期高齢者医療の被保険者とする。ただし、2以上の病院等に継続して入院等をしている被保険者であって、現に入院等をしている病院等（以下この条において「現入院病院等」という。）に入院等をする直前に入院等をしていた病院等（以下この項において「直前入院病院等」という。）及び現入院病院等のそれぞれに入院等をしたことにより直前入院病院等及び現入院病院等のそれぞれの所在する場所に順次住所を変更したと認められるもの（次項において「特定継続入院等被保険者」という。）については、この限りでない。

一　病院又は診療所への入院

二　障害者の日常生活及び社会生活を総合的に支援するための法律（平成17年法律第123号）第5条第11項に規定する障害者支援施設又は同条第1項の主務省令で定める施設への入所

三　独立行政法人国立重度知的障害者総合施設のぞみの園法（平成14年法律第167号）第11条第一号の規定により独立行政法人国立重度知的障害者総合施設のぞみの園の設置する施設への入所

四　老人福祉法（昭和38年法律第133号）第20条の4又は第20条の5に規定する養護老人ホーム又は特別養護老人ホームへの入所（同法第11条

第1項第一号又は第二号の規定による入所措置が採られた場合に限る。)

五 介護保険法第8条第11項に規定する特定施設への入居又は同条第25項に規定する介護保険施設への入所

2 特定継続入院等被保険者のうち、次の各号に掲げるものは、第50条の規定にかかわらず、当該各号に定める後期高齢者医療広域連合が行う後期高齢者医療の被保険者とする。

一 継続して入院等をしている2以上の病院等のそれぞれに入院等をすることによりそれぞれの病院等の所在する場所に順次住所を変更したと認められる被保険者であって、当該2以上の病院等のうち最初の病院等に入院等をした際他の後期高齢者医療広域連合(現入院病院等が所在する後期高齢者医療広域連合以外の後期高齢者医療広域連合をいう。)の区域内に住所を有していたと認められるもの 当該他の後期高齢者医療広域連合

二 継続して入院等をしている2以上の病院等のうち1の病院等から継続して他の病院等に入院等をすること(以下この号において「継続入院等」という。)により当該1の病院等の所在する場所以外の場所から当該他の病院等の所在する場所への住所の変更(以下この号において「特定住所変更」という。)を行ったと認められる被保険者であって、最後に行った特定住所変更に係る継続入院等の際他の後期高齢者医療広域連合(現入院病院等が所在する後期高齢者医療広域連合以外の後期高齢者医療広域連合をいう。)の区域内に住所を有していたと認められるもの 当該他の後期高齢者医療広域連合

3 前2項の規定の適用を受ける被保険者が入院等をしている病院等は、当該病院等の所在する後期高齢者医療広域連合及び当該被保険者に対し後期高齢者医療を行う後期高齢者医療広域連合に、必要な協力をしなければならない。

(後期高齢者医療給付の種類)

第56条 被保険者に係るこの法律による給付(以下「後期高齢者医療給付」という。)は、次のとおりとする。

一 療養の給付並びに入院時食事療養費、入院時生活療養費、保険外併用療養費、療養費、訪問看護療養費、特別療養費及び移送費の支給

二 高額療養費及び高額介護合算療養費の支給

三 前二号に掲げるもののほか、後期高齢者医療広域連合の条例で定めるところにより行う給付

(他の法令による医療に関する給付との調整)

第57条 療養の給付又は入院時食事療養費、入院時生活療養費、保険外併用療養費、療養費、訪問看護療養費、特別療養費若しくは移送費の支給

は、被保険者の当該疾病又は負傷につき、労働者災害補償保険法（昭和22年法律第50号）の規定による療養補償給付、複数事業労働者療養給付若しくは療養給付、国家公務員災害補償法（昭和26年法律第191号。他の法律において準用する場合を含む。）の規定による療養補償、地方公務員災害補償法（昭和42年法律第121号）若しくは同法に基づく条例の規定による療養補償その他政令で定める法令に基づく医療に関する給付を受けることができる場合、介護保険法の規定によって、それぞれの給付に相当する給付を受けることができる場合又はこれらの法令以外の法令により国若しくは地方公共団体の負担において医療に関する給付が行われた場合には、行わない。

2　後期高齢者医療広域連合は、前項に規定する法令による給付が医療に関する現物給付である場合において、その給付に関し一部負担金の支払若しくは実費徴収が行われ、かつ、その一部負担金若しくは実費徴収の額が、その給付がこの法律による療養の給付として行われたものとした場合におけるこの法律による一部負担金の額を超えるとき、又は同項に規定する法令（介護保険法を除く。）による給付が医療費の支給である場合において、その支給額が、当該療養につきこの法律による入院時食事療養費、入院時生活療養費、保険外併用療養費、療養費、訪問看護療養費、特別療養費又は移送費の支給をすべきものとした場合における入院時食事療養費、入院時生活療養費、保険外併用療養費、療養費、訪問看護療養費、特別療養費又は移送費の額に満たないときは、それぞれその差額を当該被保険者に支給しなければならない。

3　前項の場合において、被保険者が保険医療機関等（健康保険法第63条第３項第一号に規定する保険医療機関（以下「保険医療機関」という。）又は保険薬局をいう。以下同じ。）について当該療養を受けたときは、後期高齢者医療広域連合は、前項の規定により被保険者に支給すべき額の限度において、当該被保険者が保険医療機関等に支払うべき当該療養に要した費用を、当該被保険者に代わって保険医療機関等に支払うことができる。

4　前項の規定により保険医療機関等に対して費用が支払われたときは、その限度において、被保険者に対し第２項の規定による支給が行われたものとみなす。

（療養の給付）

第64条　後期高齢者医療広域連合は、被保険者の疾病又は負傷に関しては、次に掲げる療養の給付を行う。ただし、当該被保険者が被保険者資格証明書の交付を受けている間は、この限りでない。

一　診察

二　薬剤又は治療材料の支給

三　処置、手術その他の治療
四　居宅における療養上の管理及びその療養に伴う世話その他の看護
五　病院又は診療所への入院及びその療養に伴う世話その他の看護
2　次に掲げる療養に係る給付は、前項の給付に含まれないものとする。
一　食事の提供である療養であって前項第五号に掲げる療養（医療法第7条第2項第四号に規定する療養病床への入院及びその療養に伴う世話その他の看護（以下「長期入院療養」という。）を除く。）と併せて行うもの（以下「食事療養」という。）
二　次に掲げる療養であって前項第五号に掲げる療養（長期入院療養に限る。）と併せて行うもの（以下「生活療養」という。）
イ　食事の提供である療養
ロ　温度、照明及び給水に関する適切な療養環境の形成である療養
三　厚生労働大臣が定める高度の医療技術を用いた療養その他の療養であって、前項の給付の対象とすべきものであるか否かについて、適正な医療の効率的な提供を図る観点から評価を行うことが必要な療養（次号の患者申出療養を除く。）として厚生労働大臣が定めるもの（以下「評価療養」という。）
四　高度の医療技術を用いた療養であって、当該療養を受けようとする者の申出に基づき、前項の給付の対象とすべきものであるか否かについて、適正な医療の効率的な提供を図る観点から評価を行うことが必要な療養として厚生労働大臣が定めるもの（以下「患者申出療養」という。）
五　被保険者の選定に係る特別の病室の提供その他の厚生労働大臣が定める療養（以下「選定療養」という。）
3　被保険者が第1項の給付を受けようとするときは、自己の選定する保険医療機関等から、電子資格確認（保険医療機関等から療養を受けようとする者又は指定訪問看護事業者から第78条第1項に規定する指定訪問看護を受けようとする者が、後期高齢者医療広域連合に対し、個人番号カード（行政手続における特定の個人を識別するための番号の利用等に関する法律(平成25年法律第27号)第2条第7項に規定する個人番号カードをいう。)に記録された利用者証明用電子証明書（電子署名等に係る地方公共団体情報システム機構の認証業務に関する法律（平成14年法律第153号）第22条第1項に規定する利用者証明用電子証明書をいう。）を送信する方法その他の厚生労働省令で定める方法により、被保険者の資格に係る情報（保険給付に係る費用の請求に必要な情報を含む。）の照会を行い、電子情報処理組織を使用する方法その他の情報通信の技術を利用する方法により、後期高齢者医療広域連合から回答を受けて当該情報を当該保険医療機関等又は指定訪問看護事業者に提供し、当該保険医療機

関等又は指定訪問看護事業者から被保険者であることの確認を受けることをいう。以下同じ。）その他厚生労働省令で定める方法（以下「電子資格確認等」という。）により、被保険者であることの確認を受け、第１項の給付を受けるものとする。ただし、厚生労働省令で定める場合に該当するときは、当該確認を受けることを要しない。

4　第２項第四号の申出は、厚生労働大臣が定めるところにより、厚生労働大臣に対し、当該申出に係る療養を行う医療法第４条の３に規定する臨床研究中核病院（保険医療機関であるものに限る。）の開設者の意見書その他必要な書類を添えて行うものとする。

5　厚生労働大臣は、第２項第四号の申出を受けた場合は、当該申出について速やかに検討を加え、当該申出に係る療養が同号の評価を行うことが必要な療養と認められる場合には、当該療養を患者申出療養として定めるものとする。

6　厚生労働大臣は、前項の規定により第２項第四号の申出に係る療養を患者申出療養として定めることとした場合には、その旨を当該申出を行った者に速やかに通知するものとする。

7　厚生労働大臣は、第５項の規定により第２項第四号の申出について検討を加え、当該申出に係る療養を患者申出療養として定めないこととした場合には、理由を付して、その旨を当該申出を行った者に速やかに通知するものとする。

（保険医療機関等の責務）

第65条　保険医療機関等又は保険医等（健康保険法第64条に規定する保険医又は保険薬剤師をいう。以下同じ。）は、第71条第１項の療養の給付の取扱い及び担当に関する基準に従い、後期高齢者医療の療養の給付を取り扱い、又は担当しなければならない。

（厚生労働大臣又は都道府県知事の指導）

第66条　保険医療機関等は療養の給付に関し、保険医等は後期高齢者医療の診療又は調剤に関し、厚生労働大臣又は都道府県知事の指導を受けなければならない。

2　厚生労働大臣又は都道府県知事は、前項の指導をする場合において、必要があると認めるときは、診療又は調剤に関する学識経験者をその関係団体の指定により立ち会わせるものとする。ただし、関係団体が指定を行わない場合又は指定された者が立ち会わない場合は、この限りでない。

（一部負担金）

第67条　第64条第３項の規定により保険医療機関等について療養の給付を受ける者は、その給付を受ける際、次の各号に掲げる場合の区分に応じ、当該給付につき第70条第２項又は第71条第１項の療養の給付に要する費用の額の算定に関する基準により算定した額に当該各号に定める割合を乗じて得た額を、一部負担金として、当該保険医療機関等に支払わなければならない。

一　次号及び第三号に掲げる場合以外の場合　100分の10

二　当該療養の給付を受ける者又はその属する世帯の他の世帯員である被保険者その他政令で定める者について政令で定めるところにより算定した所得の額が政令で定める額以上である場合（次号に掲げる場合を除く。）　100分の20

三　当該療養の給付を受ける者又はその属する世帯の他の世帯員である被保険者その他政令で定める者について政令で定めるところにより算定した所得の額が前号の政令で定める額を超える政令で定める額以上である場合　100分の30

2　保険医療機関等は、前項の一部負担金（第69条第1項第一号の措置が採られたときは、当該減額された一部負担金とする。）の支払を受けるべきものとし、保険医療機関等が善良な管理者と同一の注意をもってその支払を受けることに努めたにもかかわらず、なお被保険者が当該一部負担金の全部又は一部を支払わないときは、後期高齢者医療広域連合は、当該保険医療機関等の請求に基づき、この法律の規定による徴収金の例によりこれを処分することができる。

第68条　前条第1項の規定により一部負担金を支払う場合においては、当該一部負担金の額に5円未満の端数があるときは、これを切り捨て、5円以上10円未満の端数があるときは、これを10円に切り上げるものとする。

第69条　後期高齢者医療広域連合は、災害その他の厚生労働省令で定める特別の事情がある被保険者であって、保険医療機関等に第67条第1項の規定による一部負担金を支払うことが困難であると認められるものに対し、次の措置を採ることができる。

一　一部負担金を減額すること。

二　一部負担金の支払を免除すること。

三　保険医療機関等に対する支払に代えて、一部負担金を直接に徴収することとし、その徴収を猶予すること。

2　前項の措置を受けた被保険者は、第67条第1項の規定にかかわらず、前項第一号の措置を受けた被保険者にあってはその減額された一部負担金を保険医療機関等に支払うことをもって足り、同項第二号又は第三号の措置を受けた被保険者にあっては一部負担金を保険医療機関等に支払うことを要しない。

3　前条の規定は、前項の場合における一部負担金の支払について準用する。

（保険医療機関等の診療報酬）

第70条　後期高齢者医療広域連合は、療養の給付に関する費用を保険医療機関等に支払うものとし、保険医療機関等が療養の給付に関し後期高齢者医療広域連合に請求することができる費用の額は、次条第１項の療養の給付に要する費用の額の算定に関する基準により算定した療養の給付に要する費用の額から、当該療養の給付に関して当該保険医療機関等に支払われるべき一部負担金に相当する額を控除した額とする。

2　後期高齢者医療広域連合は、都道府県知事の認可を受け、保険医療機関等との契約により、当該保険医療機関等において行われる療養の給付に関する前項の療養の給付に要する費用につき、同項の規定により算定される額の範囲内において、別段の定めをすることができる。

3　後期高齢者医療広域連合は、保険医療機関等から療養の給付に関する費用の請求があったときは、次条第１項の療養の給付の取扱い及び担当に関する基準並びに療養の給付に要する費用の額の算定に関する基準及び前項の定めに照らして審査した上、支払うものとする。

4　後期高齢者医療広域連合は、前項の規定による審査及び支払に関する事務を支払基金又は国保連合会に委託することができる。

5　前項の規定による委託を受けた国保連合会は、当該委託を受けた審査に関する事務のうち厚生労働大臣の定める診療報酬請求書の審査に係るものを、国民健康保険法第45条第６項に規定する厚生労働大臣が指定する法人（以下「指定法人」という。）に委託することができる。

6　前項の規定により厚生労働大臣の定める診療報酬請求書の審査に係る事務の委託を受けた指定法人は、当該診療報酬請求書の審査を厚生労働省令で定める要件に該当する者に行わせなければならない。

7　前各項に規定するもののほか、保険医療機関等の療養の給付に関する費用の請求に関して必要な事項は、厚生労働省令で定める。

（健康保険法の準用）

第73条　健康保険法第64条の規定は、この法律の規定による療養の給付について準用する。

（入院時食事療養費）

第74条　後期高齢者医療広域連合は、被保険者（長期入院療養を受ける被保険者（次条第１項において「長期入院被保険者」という。）を除く。以下この条において同じ。）が、保険医療機関等（保険薬局を除く。以下この条及び次条において同じ。）のうち自己の選定するものについて第64条第１項第五号に掲げる療養の給付と併せて受けた食事療養に要した費用について、当該被保険者に対し、入院時食事療養費を支給する。ただし、当該被保険者が被保険者資格証明書の交付を受けている間は、この限りでない。

2　入院時食事療養費の額は、当該食事療養につき食事療養に要する平均的な費用の額を勘案して厚生労働大臣が定める基準により算定した費用の額（その額が現に当該食事療養に要した費用の額を超えるときは、当該現に食事療養に要した費用の額）から、平均的な家計における食費の状況及び特定介護保険施設等（介護保険法第51条の３第１項に規定する特定介護保険施設等をいう。）における食事の提供に要する平均的な費用の額を勘案して厚生労働大臣が定める額（所得の状況その他の事情をしん酌して厚生労働省令で定める者については、別に定める額。以下「食事療養標準負担額」という。）を控除した額とする。

3　厚生労働大臣は、食事療養標準負担額を定めた後に勘案又はしん酌すべき事項に係る事情が著しく変動したときは、速やかにその額を改定しなければならない。

4　保険医療機関等及び保険医等（保険薬剤師を除く。次条第４項において同じ。）は、厚生労働大臣が定める入院時食事療養費に係る療養の取扱い及び担当に関する基準に従い、入院時食事療養費に係る療養を取り扱い、又は担当しなければならない。

5　被保険者が保険医療機関等について食事療養を受けたときは、後期高齢者医療広域連合は、その被保険者が当該保険医療機関等に支払うべき食事療養に要した費用について、入院時食事療養費として被保険者に対し支給すべき額の限度において、被保険者に代わり、当該保険医療機関等に支払うことができる。

6　前項の規定による支払があったときは、被保険者に対し入院時食事療養費の支給があったものとみなす。

7　保険医療機関等は、食事療養に要した費用につき、その支払を受ける際、当該支払をした被保険者に対し、厚生労働省令で定めるところにより、領収書を交付しなければならない。

8　厚生労働大臣は、第２項の規定による基準及び第４項に規定する入院時食事療養費に係る療養の取扱い及び担当に関する基準を定めようとするときは、あらかじめ中央社会保険医療協議会の意見を聴かなければならない。

9　第71条第２項の規定は、前項に規定する事項に関する中央社会保険医療協議会の権限について準用する。

10　健康保険法第64条並びに本法第64条第３項、第66条、第70条第２項から第７項まで及び第72条の規定は、保険医療機関等について受けた食事療養及びこれに伴う入院時食事療養費の支給について準用する。この場合において、これらの規定に関し必要な技術的読替えは、政令で定める。

（入院時生活療養費）

第75条　後期高齢者医療広域連合は、長期入院被保険者が、保険医療機関

等のうち自己の選定するものについて第64条第1項第五号に掲げる療養の給付と併せて受けた生活療養に要した費用について、当該長期入院被保険者に対し、入院時生活療養費を支給する。ただし、当該長期入院被保険者が被保険者資格証明書の交付を受けている間は、この限りでない。

2　入院時生活療養費の額は、当該生活療養につき生活療養に要する平均的な費用の額を勘案して厚生労働大臣が定める基準により算定した費用の額（その額が現に当該生活療養に要した費用の額を超えるときは、当該現に生活療養に要した費用の額）から、平均的な家計における食費及び光熱水費の状況並びに病院及び診療所における生活療養に要する費用について介護保険法第51条の3第2項第一号に規定する食費の基準費用額及び同項第二号に規定する居住費の基準費用額に相当する費用の額を勘案して厚生労働大臣が定める額（所得の状況、病状の程度、治療の内容その他の事情をしん酌して厚生労働省令で定める者については、別に定める額。以下「生活療養標準負担額」という。）を控除した額とする。

3　厚生労働大臣は、生活療養標準負担額を定めた後に勘案又はしん酌すべき事項に係る事情が著しく変動したときは、速やかにその額を改定しなければならない。

4　保険医療機関等及び保険医等は、厚生労働大臣が定める入院時生活療養費に係る療養の取扱い及び担当に関する基準に従い、入院時生活療養費に係る療養を取り扱い、又は担当しなければならない。

5　厚生労働大臣は、第2項の規定による基準及び前項に規定する入院時生活療養費に係る療養の取扱い及び担当に関する基準を定めようとするときは、あらかじめ中央社会保険医療協議会の意見を聴かなければならない。

6　第71条第2項の規定は、前項に規定する事項に関する中央社会保険医療協議会の権限について準用する。

7　健康保険法第64条並びに本法第64条第3項、第66条、第70条第2項から第7項まで、第72条及び前条第5項から第7項までの規定は、保険医療機関等について受けた生活療養及びこれに伴う入院時生活療養費の支給について準用する。この場合において、これらの規定に関し必要な技術的読替えは、政令で定める。

（保険外併用療養費）

第76条　後期高齢者医療広域連合は、被保険者が、自己の選定する保険医療機関等について評価療養、患者申出療養又は選定療養を受けたときは、当該被保険者に対し、その療養に要した費用について、保険外併用療養費を支給する。ただし、当該被保険者が被保険者資格証明書の交付を受けている間は、この限りでない。

2　保険外併用療養費の額は、第一号に掲げる額（当該療養に食事療養が含まれるときは当該額及び第二号に掲げる額の合計額、当該療養に生活療養が含まれるときは当該額及び第三号に掲げる額の合計額）とする。

一　当該療養（食事療養及び生活療養を除く。）につき第71条第1項に規定する療養の給付に要する費用の額の算定に関する基準を勘案して厚生労働大臣が定める基準により算定した費用の額（その額が現に当該療養に要した費用の額を超えるときは、当該現に療養に要した費用の額）から、その額に第67条第1項各号に掲げる場合の区分に応じ、同項各号に定める割合を乗じて得た額（療養の給付に係る同項の一部負担金について第69条第1項各号の措置が採られるべきときは、当該措置が採られたものとした場合の額）を控除した額

二　当該食事療養につき第74条第2項に規定する厚生労働大臣が定める基準により算定した費用の額（その額が現に当該食事療養に要した費用の額を超えるときは、当該現に食事療養に要した費用の額）から食事療養標準負担額を控除した額

三　当該生活療養につき前条第2項に規定する厚生労働大臣が定める基準により算定した費用の額（その額が現に当該生活療養に要した費用の額を超えるときは、当該現に生活療養に要した費用の額）から生活療養標準負担額を控除した額

3　保険医療機関等及び保険医等は、厚生労働大臣が定める保険外併用療養費に係る療養の取扱い及び担当に関する基準に従い、保険外併用療養費に係る療養を取り扱い、又は担当しなければならない。

4　厚生労働大臣は、評価療養（第64条第2項第三号に規定する高度の医療技術に係るものを除く。）、選定療養、第2項第一号の規定による基準並びに前項に規定する保険外併用療養費に係る療養の取扱い及び担当に関する基準を定めようとするときは、あらかじめ中央社会保険医療協議会の意見を聴かなければならない。

5　第71条第2項の規定は、前項に規定する事項に関する中央社会保険医療協議会の権限について準用する。

6　健康保険法第64条並びに本法第64条第3項、第66条、第70条第2項から第7項まで、第72条及び第74条第5項から第7項までの規定は、保険医療機関等について受けた評価療養、患者申出療養及び選定療養並びにこれらに伴う保険外併用療養費の支給について準用する。この場合において、これらの規定に関し必要な技術的読替えは、政令で定める。

7　第68条の規定は、前項の規定により準用する第74条第5項の場合において当該療養につき第2項の規定により算定した費用の額（その額が現に療養に要した費用の額を超えるときは、当該現に療養に要した費用の額）から当該療養に要した費用について保険外併用療養費として支給される額に相当する額を控除した額の支払について準用する。

（療養費）

第77条　後期高齢者医療広域連合は、療養の給付若しくは入院時食事療養費、入院時生活療養費若しくは保険外併用療養費の支給（以下この項及び次項において「療養の給付等」という。）を行うことが困難であると認めるとき、又は被保険者が保険医療機関等以外の病院、診療所若しくは薬局その他の者について診療、薬剤の支給若しくは手当を受けた場合において、後期高齢者医療広域連合がやむを得ないものと認めるときは、療養の給付等に代えて、療養費を支給することができる。ただし、当該被保険者が被保険者資格証明書の交付を受けている間は、この限りでない。

2　後期高齢者医療広域連合は、被保険者が電子資格確認等により被保険者であることの確認を受けないで保険医療機関等について診療又は薬剤の支給を受けた場合において、当該確認を受けなかったことが、緊急その他やむを得ない理由によるものと認めるときは、療養の給付等に代えて、療養費を支給するものとする。ただし、当該被保険者が被保険者資格証明書の交付を受けている間は、この限りでない。

3　療養費の額は、当該療養（食事療養及び生活療養を除く。）について算定した費用の額から、その額に第67条第1項各号に掲げる場合の区分に応じ、同項各号に定める割合を乗じて得た額を控除した額及び当該食事療養又は生活療養について算定した費用の額から食事療養標準負担額又は生活療養標準負担額を控除した額を基準として、後期高齢者医療広域連合が定める。

4　前項の費用の額の算定については、療養の給付を受けるべき場合においては第71条第1項の規定を、入院時食事療養費の支給を受けるべき場合においては第74条第2項の規定を、入院時生活療養費の支給を受けるべき場合においては第75条第2項の規定を、保険外併用療養費の支給を受けるべき場合においては前条第2項の規定を準用する。ただし、その額は、現に療養に要した費用の額を超えることができない。

（訪問看護療養費）

第78条　後期高齢者医療広域連合は、被保険者が指定訪問看護事業者から当該指定に係る訪問看護事業（健康保険法第88条第1項に規定する訪問看護事業をいう。）を行う事業所により行われる訪問看護（疾病又は負傷により、居宅において継続して療養を受ける状態にある被保険者（主治の医師がその治療の必要の程度につき厚生労働省令で定める基準に適合していると認めたものに限る。）に対し、その者の居宅において看護師その他厚生労働省令で定める者が行う療養上の世話又は必要な診療の補助をいう。以下「指定訪問看護」という。）を受けたときは、当該被保険者に対し、当該指定訪問看護に要した費用について、訪問看護療養費を支給する。ただし、当該被保険者が被保険者資格証明書の交付を受けている間は、この限りでない。

2　前項の訪問看護療養費は、厚生労働省令で定めるところにより、後期高齢者医療広域連合が必要と認める場合に限り、支給するものとする。

3　被保険者が指定訪問看護を受けようとするときは、厚生労働省令で定めるところにより、自己の選定する指定訪問看護事業者から、電子資格確認等により、被保険者であることの確認を受け、当該指定訪問看護を受けるものとする。

4　訪問看護療養費の額は、当該指定訪問看護につき平均訪問看護費用額（指定訪問看護に要する平均的な費用の額をいう。）を勘案して厚生労働大臣が定める基準により算定した費用の額から、その額に第67条第１項各号に掲げる場合の区分に応じ、同項各号に定める割合を乗じて得た額（療養の給付について第69条第１項各号の措置が採られるべきときは、当該措置が採られたものとした場合の額）を控除した額とする。

5　厚生労働大臣は、前項の基準を定めようとするときは、あらかじめ中央社会保険医療協議会の意見を聴かなければならない。

6　第71条第２項の規定は、前項に規定する事項に関する中央社会保険医療協議会の権限について準用する。

7　後期高齢者医療広域連合は、指定訪問看護事業者から訪問看護療養費の請求があったときは、第４項の厚生労働大臣が定める基準及び次条第１項に規定する指定訪問看護の事業の運営に関する基準（指定訪問看護の取扱いに関する部分に限る。）に照らして審査した上、支払うものとする。

8　第70条第４項から第７項まで及び第74条第５項から第７項までの規定は、指定訪問看護事業者について受けた指定訪問看護及びこれに伴う訪問看護療養費の支給について準用する。この場合において、これらの規定に関し必要な技術的読替えは、政令で定める。

9　第68条の規定は、前項において準用する第74条第５項の場合において第４項の規定により算定した費用の額から当該指定訪問看護に要した費用について訪問看護療養費として支給される額に相当する額を控除した額の支払について準用する。

10　指定訪問看護は、第64条第１項各号に掲げる療養に含まれないものとする。

11　前各項に規定するもののほか、第４項の厚生労働大臣が定める算定方法の適用及び指定訪問看護事業者の訪問看護療養費の請求に関して必要な事項は、政令で定める。

（特別療養費の支給）

第82条　後期高齢者医療広域連合は、被保険者が被保険者資格証明書の交付を受けている場合において、当該被保険者が保険医療機関等又は指定訪問看護事業者について療養を受けたときは、当該被保険者に対し、その療養に要した費用について、特別療養費を支給する。

2　略

3　第1項に規定する場合において、当該被保険者に対し被保険者証が交付されているならば第77条第1項の規定が適用されることとなるときは、後期高齢者医療広域連合は、療養費を支給することができる。

4　第1項に規定する場合において、被保険者が電子資格確認等により被保険者であることの確認を受けないで保険医療機関等について診療又は薬剤の支給を受け、当該確認を受けなかったことが、緊急その他やむを得ない理由によるものと認めるときは、後期高齢者医療広域連合は、療養費を支給するものとする。

5　略

（高額療養費）

第84条　後期高齢者医療広域連合は、療養の給付につき支払われた第67条に規定する一部負担金の額又は療養（食事療養及び生活療養を除く。以下この条において同じ。）に要した費用の額からその療養に要した費用につき保険外併用療養費、療養費、訪問看護療養費若しくは特別療養費として支給される額若しくは第57条第2項の規定により支給される差額に相当する額を控除した額（次条第1項において「一部負担金等の額」という。）が著しく高額であるときは、その療養の給付又はその保険外併用療養費、療養費、訪問看護療養費若しくは特別療養費の支給を受けた被保険者に対し、高額療養費を支給する。

2　高額療養費の支給要件、支給額その他高額療養費の支給に関して必要な事項は、療養に必要な費用の負担の家計に与える影響及び療養に要した費用の額を考慮して、政令で定める。

（高額介護合算療養費）

第85条　後期高齢者医療広域連合は、一部負担金等の額（前条第1項の高額療養費が支給される場合にあっては、当該支給額に相当する額を控除して得た額）並びに介護保険法第51条第1項に規定する介護サービス利用者負担額（同項の高額介護サービス費が支給される場合にあっては、当該支給額を控除して得た額）及び同法第61条第1項に規定する介護予防サービス利用者負担額（同項の高額介護予防サービス費が支給される場合にあっては、当該支給額を控除して得た額）の合計額が著しく高額であるときは、当該一部負担金等の額に係る療養の給付又は保険外併用療養費、療養費、訪問看護療養費若しくは特別療養費の支給を受けた被保険者に対し、高額介護合算療養費を支給する。

2　前条第2項の規定は、高額介護合算療養費の支給について準用する。

（後期高齢者医療給付の制限）

第87条　被保険者又は被保険者であった者が、自己の故意の犯罪行為により、又は故意に疾病にかかり、若しくは負傷したときは、当該疾病又は負傷に係る療養の給付又は入院時食事療養費、入院時生活療養費、保険外併用療養費、療養費、訪問看護療養費、特別療養費若しくは移送費の支給（以下この款において「療養の給付等」という。）は、行わない。

第88条　被保険者が闘争、泥酔又は著しい不行跡によって疾病にかかり、又は負傷したときは、当該疾病又は負傷に係る療養の給付等は、その全部又は一部を行わないことができる。

第89条　被保険者又は被保険者であった者が、刑事施設、労役場その他これらに準ずる施設に拘禁された場合には、その期間に係る療養の給付等は、行わない。

第90条　後期高齢者医療広域連合は、被保険者又は被保険者であった者が、正当な理由がなく療養に関する指示に従わないときは、療養の給付等の一部を行わないことができる。

（国の負担）

第93条　国は、政令で定めるところにより、後期高齢者医療広域連合に対し、被保険者に係る療養の給付に要する費用の額から当該給付に係る一部負担金に相当する額を控除した額並びに入院時食事療養費、入院時生活療養費、保険外併用療養費、療養費、訪問看護療養費、特別療養費、移送費、高額療養費及び高額介護合算療養費の支給に要する費用の額の合計額（以下「療養の給付等に要する費用の額」という。）から第67条第１項第三号に掲げる場合に該当する者に係る療養の給付等に要する費用の額（以下「特定費用の額」という。）を控除した額（次項第一号及び第100条第１項において「負担対象額」という。）並びに流行初期医療確保拠出金の額から当該流行初期医療確保拠出金の額に療養の給付等に要する費用の額に占める特定費用の額の割合を乗じて得た額（第100条第１項において「特定流行初期医療確保拠出金の額」という。）を控除した額（第100条第１項において「負担対象拠出金額」という。）の合計額（以下「負担対象総額」という。）の12分の３に相当する額を負担する。

2　国は、前項に掲げるもののほか、政令で定めるところにより、後期高齢者医療広域連合に対し、後期高齢者医療の財政の安定化を図るため、被保険者に係る全ての医療に関する給付に要する費用の額に対する高額な医療に関する給付の割合等を勘案して、高額な医療に関する給付の発生による後期高齢者医療の財政に与える影響が著しいものとして政令で定めるところにより算定する額以上の高額な医療に関する給付に要する費用の合計額に次に掲げる率の合計を乗じて得た額（第96条第２項において「高額医療費負担対象額」という。）の４分の１に相当する額を負担する。

一　負担対象額の12分の１に相当する額を療養の給付等に要する費用の

額で除して得た率

二 第100条第1項の後期高齢者負担率

3 国は、前2項に定めるもののほか、政令で定めるところにより、年度ごとに、支払基金に対して当該年度の特別負担調整見込額の総額等の3分の2を交付する。ただし、前々年度の特別負担調整見込額の総額等が同年度の特別負担調整額の総額等を超えるときは、当該年度の特別負担調整見込額の総額等からその超える額を控除して得た額の3分の2を交付するものとし、前々年度の特別負担調整見込額の総額等が同年度の特別負担調整額の総額等に満たないときは、当該年度の特別負担調整見込額の総額等にその満たない額を加算して得た額の3分の2を交付するものとする。

（都道府県の負担）

第96条 都道府県は、政令で定めるところにより、後期高齢者医療広域連合に対し、負担対象額の12分の1に相当する額を負担する。

2 都道府県は、前項に掲げるもののほか、政令で定めるところにより、後期高齢者医療広域連合に対し、高額医療費負担対象額の4分の1に相当する額を負担する。

（市町村の一般会計における負担）

第98条 市町村は、政令で定めるところにより、後期高齢者医療広域連合に対し、その一般会計において、負担対象額の12分の1に相当する額を負担する。

（後期高齢者交付金）

第100条 後期高齢者医療広域連合の後期高齢者医療に関する特別会計において負担する費用のうち、負担対象額に1から後期高齢者負担率及び100分の50を控除して得た率を乗じて得た額並びに特定費用の額に1から後期高齢者負担率を控除して得た率を乗じて得た額の合計額（以下この節において「保険納付対象額」という。）に負担対象拠出金額に1から後期高齢者負担率及び100分の50を控除して得た率を乗じて得た額並びに特定流行初期医療確保拠出金の額に1から後期高齢者負担率を控除して得た率を乗じて得た額の合計額を加えて得た額（第121条第1項において「保険納付対象総額」という。）については、政令で定めるところにより、支払基金が後期高齢者医療広域連合に対して交付する後期高齢者交付金をもって充てる。

2 前項の後期高齢者負担率は、第一号に掲げる数に第二号に掲げる率を乗じて得た数を第三号に掲げる数で除して得た率を基礎として、2年ごとに政令で定める。

一 2分の1に、当該年度における療養の給付等に要する費用の額に対する特定費用の額の割合の2分の1に相当する率を加えて得た数二　100分の11.72に、当該年度における全ての後期高齢者医療広域連合に係る被保険者の見込総数を令和４年度における全ての後期高齢者医療広域連合に係る被保険者の総数で除して得た率を乗じて得た率

三　前号に掲げる率に、イに掲げる率にロに掲げる率を乗じて得た率を加えて得た数

イ　令和４年度における保険納付対象額を同年度における療養の給付等に要する費用の額で除して得た率

ロ　当該年度における全ての保険者に係る加入者の見込総数を令和４年度における全ての保険者に係る加入者の総数で除して得た率

3　第１項の後期高齢者交付金は、第118条第１項の規定により支払基金が徴収する後期高齢者支援金をもって充てる。

（後期高齢者支援金等の徴収及び納付義務）

第118条　支払基金は、第139条第１項第二号に掲げる業務に要する費用に充てるため、年度ごとに、保険者（国民健康保険にあっては、都道府県。以下この節において同じ。）から、後期高齢者支援金及び後期高齢者関係事務費拠出金（以下「後期高齢者支援金等」という。）を徴収する。

2　保険者は、後期高齢者支援金等を納付する義務を負う。

3　高齢者の医療の確保に関する法律（抄）　未施行の改正

○**87頁**中第54条は次のように改正されます（令和６年12月２日施行）。

（届出等）

第54条　被保険者は、厚生労働省令で定めるところにより、被保険者の資格の取得及び喪失に関する事項その他必要な事項を後期高齢者医療広域連合に届け出なければならない。

2　被保険者の属する世帯の世帯主は、その世帯に属する被保険者に代わって、当該被保険者に係る前項の規定による届出をすることができる。

3　被保険者が第64条第３項に規定する電子資格確認を受けることができない状況にあるときは、当該被保険者は、厚生労働省令で定めるところにより、後期高齢者医療広域連合に対し、当該状況にある被保険者の資格に係る情報として厚生労働省令で定める事項を記載した書面の交付又は当該事項の電磁的方法（電子情報処理組織を使用する方法その他の情報通信の技術を利用する方法であって厚生労働省令で定めるものをいう。以下この項から第５項までにおいて同じ。）による提供を求めることができる。この場合において、当該後期高齢者医療広域連合は、厚生労働省令で定めるところにより、速やかに、当該書面の交付の求めを行った被保険者に対しては当該書面を交付するものとし、当該電磁的方法による提供の求めを行った被保険者に対しては当該事

項を電磁的方法により提供するものとする。

4　前項の規定により同項の書面の交付を受け、又は電磁的方法により同項の厚生労働省令で定める事項の提供を受けた被保険者は、当該書面又は当該事項を厚生労働省令で定める方法により表示したものを提示することにより、第64条第3項本文（第74条第10項、第75条第7項、第76条第6項及び第82条第6項において準用する場合を含む。）又は第78条第3項（第82条第6項において準用する場合を含む。）の確認を受けることができる。

5　被保険者は、当該被保険者の資格に係る事実の確認のため、厚生労働省令で定めるところにより、後期高齢者医療広域連合に対し、当該事実を記載した書面の交付又は当該書面に記載すべき事項の電磁的方法による提供を求めることができる。この場合において、当該後期高齢者医療広域連合は、厚生労働省令で定めるところにより、当該書面の交付の求めを行った被保険者に対しては当該書面を交付するものとし、当該電磁的方法による提供の求めを行った被保険者に対しては当該書面に記載すべき事項を電磁的方法により提供するものとする。

6　住民基本台帳法（昭和42年法律第81号）第22条から第24条まで、第25条、第30条の46又は第30条の47の規定による届出があったとき（当該届出に係る書面に同法第28条の2の規定による付記がされたときに限る。）は、その届出と同一の事由に基づく第1項の規定による届出があったものとみなす。

7　前各項に規定するもののほか、被保険者に関する届出及び被保険者の資格に関する確認に関して必要な事項は、厚生労働省令で定める。

○**90頁**中第64条第1項ただし書、**94頁**中第74条第1項ただし書、**96頁**中第75条第1項ただし書、**同頁**中第76条第1項ただし書、**98頁**中第77条第1項ただし書及び第2項ただし書並びに**同頁**中第78条第1項ただし書中「被保険者資格証明書の交付」は「第82条第1項又は第2項本文の規定の適用」に改正されます（令和6年12月2日施行）。

○**99頁**中第82条は次のように改正されます（令和6年12月2日施行）。

（特別療養費の支給）

第82条　後期高齢者医療広域連合は、保険料を滞納している被保険者（原子爆弾被爆者に対する援護に関する法律（平成6年法律第117号）による一般疾病医療費の支給その他厚生労働省令で定める医療に関する給付（第四項において「原爆一般疾病医療費の支給等」という。）を受けることができる被保険者を除く。以下この条において「保険料滞納者」という。）が、当該保険料の納期限から厚生労働省令で定める期間が経過するまでの間に、市町村が当該保険料の納付の勧奨及び当該保険料の納付に係る相談の機会の確保その他厚生労働省令で定める保険料の納付に資する取組（次項並びに第92条第１項及び第２項において「保険料納付の勧奨等」という。）を行ってもなお当該保険料を納付しない場合においては、当該保険料の滞納につき災害その他の政令で定める特別の事情があると認められる場合を除き、当該保険料滞納者が保険医療機関等から療養を受けたとき、又は指定訪問看護事業者から指定訪問看護を受けたときは、当該保険料滞納者に対し、その療養又は指定訪問看護に要した費用について、療養の給付又は入院時食事療養費、入院時生活療養費、保険外併用療養費、療養費若しくは訪問看護療養費の支給（次項、第４項及び第５項において「療養の給付等」という。）に代えて、特別療養費を支給する。

2　後期高齢者医療広域連合は、前項に規定する厚生労働省令で定める期間が経過する前においても、市町村が保険料納付の勧奨等を行ってもなお保険料滞納者が当該保険料を納付しない場合においては、当該保険料滞納者が保険医療機関等から療養を受けたとき、又は指定訪問看護事業者から指定訪問看護を受けたときは、当該保険料滞納者に対し、その療養又は指定訪問看護に要した費用について、療養の給付等に代えて、特別療養費を支給することができる。ただし、同項の政令で定める特別の事情があると認められるときは、この限りでない。

3　後期高齢者医療広域連合は、第１項又は前項本文の規定により特別療養費を支給するときは、あらかじめ、厚生労働省令で定めるところにより、保険料滞納者に対し、当該保険料滞納者が保険医療機関等から療養を受けたとき、又は指定訪問看護事業者から指定訪問看護を受けたときは、特別療養費を支給する旨を通知するものとする。

4　後期高齢者医療広域連合は、第１項又は第２項本文の規定の適用を受けている保険料滞納者が滞納している保険料を完納した場合若しくはその者に係る滞納額の著しい減少、災害その他の政令で定める特別の事情があると認められる場合又は当該被保険者が原爆一般疾病医療費の支給等を受けることができる者となった場合において、これらの場合に該当する被保険者が保険医療機関等から療養を受けたとき、又は指定訪問看護事業者から指定訪問看護を受けたときは、当該被保険者に対し、療養の給付等を行う。

5　後期高齢者医療広域連合は、前項の規定により療養の給付等を行うときは、あらかじめ、厚生労働省令で定めるところにより、同項に規定する場合に該当する被保険者に対し、当該被保険者が保険医療機関等から療養を受けたとき、又は指定訪問看護事業者から指定訪問看護を受けたときは、療養の給付等を行う旨を通知するものとする。

6 略

7 第１項又は第２項本文の規定の適用を受けている保険料滞納者がこれらの規定の適用を受けていないとすれば第77条第１項の規定が適用されることとなるときは、後期高齢者医療広域連合は、療養費を支給することができる。

8 第１項又は第２項本文の規定の適用を受けている保険料滞納者が電子資格確認等により被保険者であることの確認を受けないで保険医療機関等について診療又は薬剤の支給を受け、当該確認を受けなかったことが、緊急その他やむを得ない理由によるものと認めるときは、後期高齢者医療広域連合は、療養費を支給するものとする。

9 略

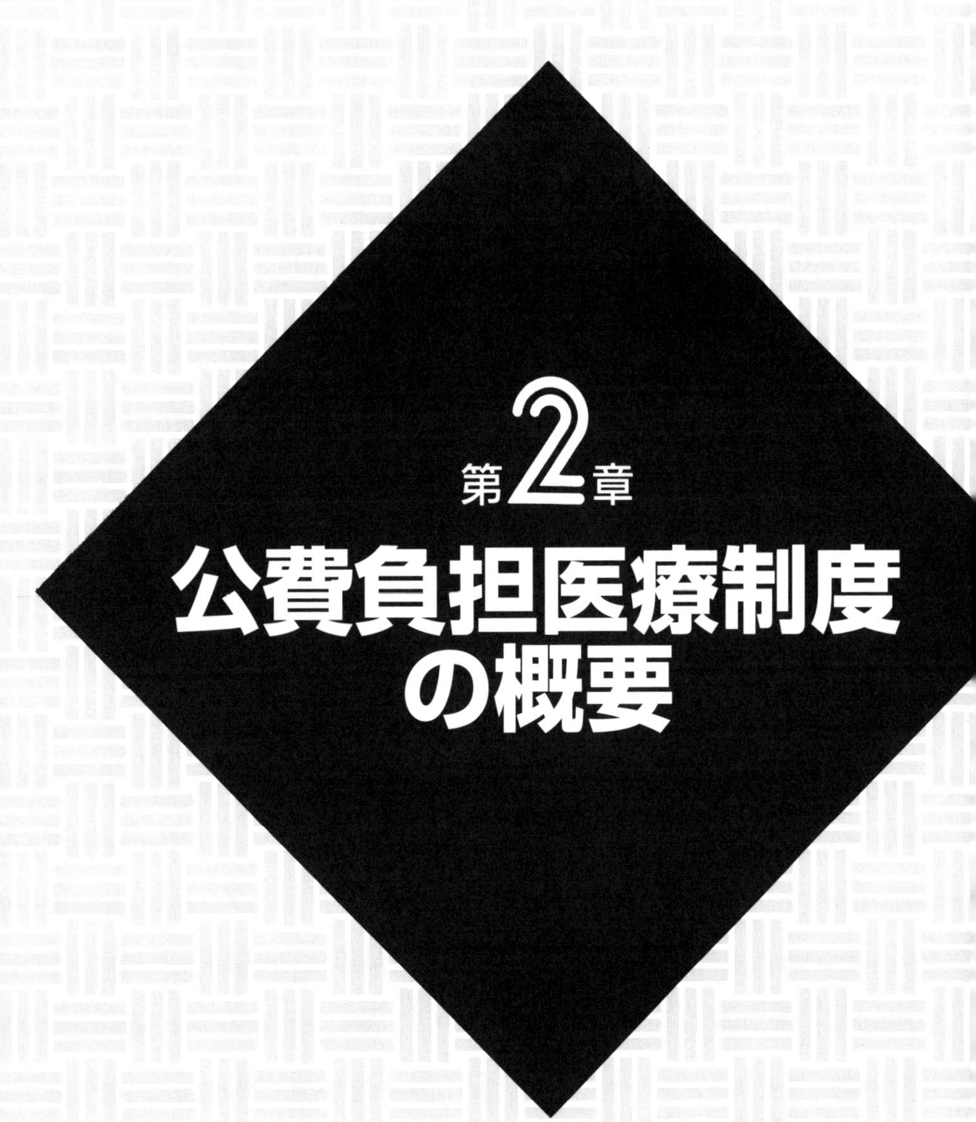

第2章 公費負担医療制度の概要

1 公費負担医療制度

わが国の医療保障制度には、健康保険や国民健康保険等の医療保険制度及び後期高齢者医療制度のほかに、もう一つの柱として公費負担医療制度があります。これは、公衆衛生の向上を図るために特定の病気を対象として医療費の全部または一部を公費で負担する制度と、医療保険・後期高齢者医療の自己負担分または全部を公費で負担することにより、経済的弱者を救済する生活保護を中心とする社会福祉的な制度に大別されます。

現行の公費負担医療制度は、医療保険制度・後期高齢者医療制度を優先適用して、残りの自己負担の全部または一部を公費で負担するのが一般的ですが、戦傷病者特別援護法や原爆被爆者の認定疾病医療等のように全額を公費で負担するものもあります。

ここでは、公費負担の代表的なものとして、生活保護法、感染症法、精神保健福祉法、障害者総合支援法、難病法について解説します。その他の主な公費負担については、114頁～117頁に「公費負担医療制度の概要」として一覧表にまとめましたので、必要のつど該当ページをご覧ください。

なお、公費負担医療制度に係る医療費の請求を行う場合は、「公費負担医療制度の概要」の下欄の法別番号により請求します。

参考

「感染症法」は「感染症の予防及び感染症の患者に対する医療に関する法律」の略称です。平成19年4月から、結核についての規定が感染症法に統合されましたが、公費負担医療の規定は従来の結核予防法とほぼ同様です（結核予防法は廃止）。

「精神保健福祉法」は「精神保健及び精神障害者福祉に関する法律」、「難病法」は「難病の患者に対する医療等に関する法律」の略称です。

1 生活保護法

生活保護は、国が主体となり、生活困窮者を対象として、その困窮度に応じて必要な保護を行い、最低限度の生活を保障し、自立できるようにしています。その一つとして医療扶助が行われています。

この医療扶助は、各種医療保険及び他の公費負担医療の給付が優先し、残りの自己負担分が対象となります。

なお、入院時の食事等の標準負担額は生活保護で負担されます。また、高額療養費については現物給付されることになっていますので、窓口では医療券に記載された額を超える負担は必要ありません。

1）医療扶助の範囲

生活保護法における医療扶助の範囲は、健康保険等の療養の給付の範囲とほとんど同じです。

2）保護の申請と決定

医療扶助を受けようとする患者は、福祉事務所長に保護の申請を行います。福祉事務所は「医療要否意見書」等によって指定医療機関からの意見を求め、かつ申請者の生活状況等を総合的に判断して医療扶助の要否を決定します。

医療扶助が決定されると、福祉事務所は「医療券」を発行します。

3）医療保険等との関係

(1) 国民健康保険法

生活保護を受けると、その日から国民健康保険の被保険者資格を失います。

(2) 社会保険各法

国民健康保険以外の医療保険の給付は、生活保護に優先しますので、医療保険の自己負担分についてのみ、生活保護が適用されます。

(3) 後期高齢者医療

75歳以上の人は、生活保護の適用を受けると、その日から後期高齢者医療の被保険者資格を失います。

65歳以上75歳未満の人については、次のように扱われます。

① 一定の障害の状態にあるとの認定を都道府県の後期高齢者医療広域連合から受け、後期高齢者医療の被保険者となっている人は、生活保護の適用を受けると、その日から後期高齢者医療の被保険者資格を失います。

② 一定の障害の状態にあるとの認定を都道府県の後期高齢者医療広域連合から受けておらず、ⓐ社会保険各法の被保険者・被扶養者である人は、上記(2)と同様の扱いになり、ⓑ国民健康保険の被保険者である人は、上記(1)と同様の扱いになります。

［健康保険（高額療養費対象外）との併用例］

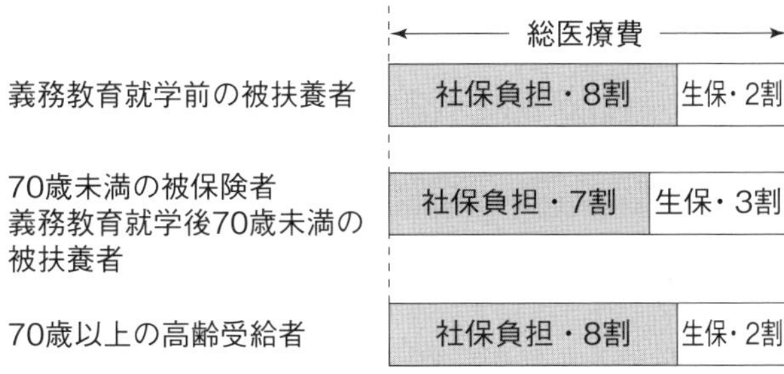

参考

70歳以上の高齢受給者で現役並み所得者が生活保護の適用を受けることはありません。

2 感染症法

感染症法では、一類感染症・二類感染症（結核を含む）・新型インフルエンザ等感染症・新感染症の患者について、公費負担医療を行うことを定めています。

1）入院勧告・入院措置による医療（一類感染症・二類感染症・新型インフルエンザ等感染症　法第37条・第39条）

一類感染症や二類感染症、新型インフルエンザ等感染症にかかっているとして感染症指定医療機関への入院勧告・入院措置を受けた患者（またはその保護者）からの申請に基づき、都道府県が医療費を公費負担します。

公費負担が行われるのは、医療保険・後期高齢者医療による給付の残りの患者負担の部分です。ただし、患者や扶養義務者に一定の費用負担の能力があるときは、その限度で公費負担は行われません。

2）入院勧告・入院措置による医療（新感染症　法第37条）

新感染症の所見があるとして特定感染症指定医療機関等への入院勧告・入院措置を受けた患者（またはその保護者）からの申請に基づき、都道府県が医療費を全額、公費負担します。

ただし、患者や扶養義務者に一定の費用負担の能力があるときは、その限度で公費負担は行われません。

3）一般の結核患者に対する医療（法第37条の２）

都道府県は、結核の適正な医療を普及するため、結核患者が適正医療を受けるために必要な費用を、結核患者または保護者の申請によって、医療費の100分の95を公費で負担します。

ただし、医療保険・後期高齢者医療から医療の給付が受けられる場合は、保険給付が優先し、その限度までは公費負担が行われませんので、実際には100分の95と医療保険の給付割合との差が公費負担となります。したがって、通常患者負担額は患者の年齢にかかわらず100分の５となります。

なお、結核以外の医療を同時に受ける場合は、その医療費は医療保険・後期高齢者医療でのみ給付されますので、通常と同様の自己負担となります。

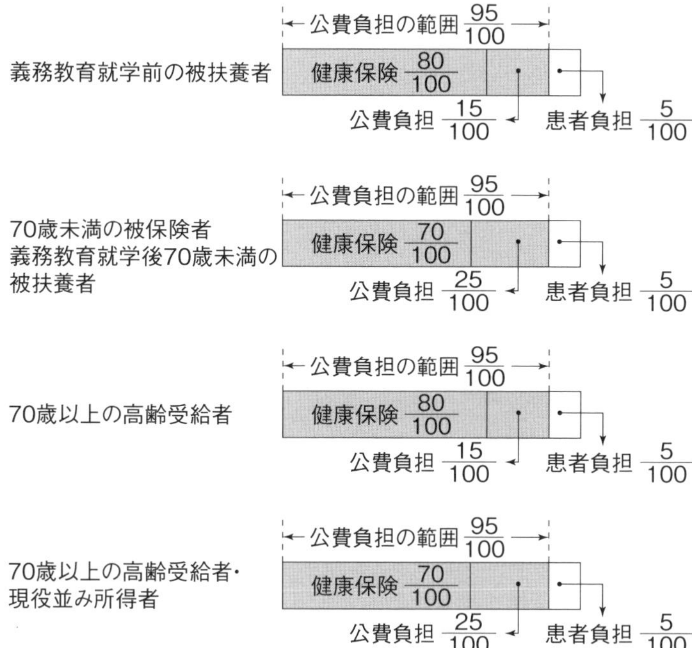

3 精神保健福祉法

精神保健福祉法では、精神科病院または指定病院へ入院の措置をとった精神障害者の医療（精神保健福祉法第29条）について、その費用を都道府県が負担することが定められています。

入院措置とは、医療や保護のために、特に入院治療が必要な精神障害者について、都道府県知事が強制的に入院させることをいい、この入院医療費は、公費で負担されます。ただし、医療保険・後期高齢者医療から医療の給付を受けられる場合は、その限度までは公費負担が行われません。

この場合、患者と扶養義務者の負担能力によっては費用を徴収されることがありますが、徴収される額が医療保険・後期高齢者医療の自己負担額を超えることはありません。

なお、麻薬及び向精神薬取締法による措置入院も同様の扱いです。

4 障害者総合支援法（精神通院医療、更生医療、育成医療）

障害者総合支援法では、障害者の範囲が拡大されていて、難病等患者（治療方法が確立していない疾病、その他の特殊な疾病であって政令の規定による障害の程度が厚生労働大臣が定める程度の者）も障害者として、障害福祉サービス等を利用できるようになっています。ただし、自立支援医療のしくみは、従前と変更ありません。

精神通院医療（精神保健福祉法）、更生医療（身体障害者福祉法）、育成医療（児童福祉法）の対象者は、障害者総合支援法による自立支援医療の給付の対象です。ただし、所得が一定以上の者は対象外となりますが、疾病等により高額治療継続者とされたときは給付の対象となります。

給付水準は、原則として、自己負担が1割となるように公費負担が行われます（医療保険・後期高齢者医療・介護保険の給付が優先します）。ただし、所得水準に応じて負担の上限額（月額）が設定されています。

なお、自立支援医療を担当するのは、所定の手続きを経て都道府県知事から指定を受けた指定自立支援医療機関です。

参考

平成25年4月から、「障害者自立支援法」は「障害者の日常生活及び社会生活を総合的に支援するための法律（障害者総合支援法）」となりました。

［自立支援医療における所得区分と負担限度額］

<table>
<tr><td rowspan="2">所得区分</td><td colspan="3">一定所得以下</td><td colspan="2">中間所得層</td><td>一定所得以上</td></tr>
<tr><td>生活保護世帯</td><td>市町村民税非課税／本人収入：80万円以下</td><td>市町村民税非課税／本人収入：80万円超</td><td>市町村民税（所得割）：3万3千円未満</td><td>市町村民税（所得割）：3万3千円以上23万5千円未満</td><td>市町村民税（所得割）：23万5千円以上</td></tr>
<tr><td rowspan="5">負担限度額</td><td rowspan="5">生活保護
負担0円</td><td rowspan="5">低所得1
負担上限月額
2,500円</td><td rowspan="5">低所得2
負担上限月額
5,000円</td><td colspan="2">負担上限月額：医療保険の自己負担限度額</td><td rowspan="3">公費負担の対象外（医療保険の負担割合・負担限度額）</td></tr>
<tr><td colspan="2">育成医療の経過措置</td></tr>
<tr><td>負担上限月額5,000円※</td><td>負担上限月額10,000円※</td></tr>
<tr><td colspan="3">高額治療継続者（「重度かつ継続」）</td></tr>
<tr><td>中間所得層1
負担上限月額5,000円</td><td>中間所得層2
負担上限月額10,000円</td><td>一定所得以上（重継）
負担上限月額20,000円※</td></tr>
</table>

部分は原則1割負担で月額上限が設定されている部分

※令和9年3月までの経過措置（令和6年3月31日までの経過措置を延長）

5 難病法（平成27年１月施行）

難病の効果的な治療研究、疾患の克服や難病患者の社会参加支援等、共生社会の実現を目指す観点から、国が難病対策に係る基本方針を定め、医療や福祉・雇用等、他の施策との連携を図る取組みが実施されています。

参考

難病とは、発病の原因が明らかではなく、治療方法が確立していない希少（患者数が人口の0.1％以下）な疾病であり、長期の療養を必要とするものと定義されています。

１）対象疾患

難病のうち、指定難病が対象となります。令和６年４月から、既存の指定難病の約半数について診断基準及び重症度分類等のアップデート等が行われた他、新たな対象となる３疾病が追加され、計341疾病が対象となっています。

症状の程度が一定以上の患者が助成対象となりますが、軽症者であっても、高度な医療を継続することが必要な患者は医療費助成の対象となります。

参考

「高額な医療を継続すること」とは、月ごとの医療費総額が33,330円を超える月が年間３回以上ある場合（例えば医療保険の３割負担の場合、医療費の自己負担が１万円以上の月が年間３回以上）のことです。

２）自己負担割合・限度額

世帯の所得等に応じた負担上限月額が設定されています（患者負担割合は２割）。また、入院時食事療養・入院時生活療養の標準負担額は患者負担となります。

■難病法による医療費助成における負担上限月額　（単位：円）

<table>
<tr><th rowspan="3">階層
区分</th><th rowspan="3" colspan="2">階層区分の基準
（（　）内の数字は、夫婦２人世帯の場合における年収の目安）</th><th colspan="3">患者負担上限額（患者負担割合：２割、外来＋入院）</th></tr>
<tr><th rowspan="2">一般</th><th rowspan="2">高額
難病治療
継続者</th><th></th></tr>
<tr><th>人工
呼吸器等
装着者</th></tr>
<tr><td>生活保護</td><td colspan="2">—</td><td>0</td><td>0</td><td>0</td></tr>
<tr><td>低所得Ⅰ</td><td rowspan="2">市町村民税
非課税
（世帯）</td><td>本人年収
～80万円</td><td>2,500</td><td>2,500</td><td rowspan="5">1,000</td></tr>
<tr><td>低所得Ⅱ</td><td>本人年収
80万円超～</td><td>5,000</td><td>5,000</td></tr>
<tr><td>一般所得Ⅰ</td><td colspan="2">市町村民税
課税以上約7.1万円未満
（約160万円～約370万円）</td><td>10,000</td><td>5,000</td></tr>
<tr><td>一般所得Ⅱ</td><td colspan="2">市町村民税
約7.1万円以上約25.1万円未満
（約370万円～約810万円）</td><td>20,000</td><td>10,000</td></tr>
<tr><td>上位所得</td><td colspan="2">市町村民税約25.1万円以上
（約810万円～）</td><td>30,000</td><td>20,000</td></tr>
<tr><td colspan="3">入院時の食費</td><td colspan="3">標準負担額を自己負担</td></tr>
</table>

※高額難病治療継続者（高額かつ長期）：月ごとの医療費総額が５万円を超える月が年間６回以上ある人

■公費負担医療制度の概要（1）

	感染症法		結核の場合	
目的	感染症の予防及び感染症の患者に対する医療に関し必要な措置を定めることにより感染症の発生を予防、公衆衛生の向上及び増進を図る。			
主体	政府、都道府県			
給付内容	入院勧告または入院措置により入院した一類感染症・二類感染症・新型インフルエンザ等感染症・新感染症の患者の医療を行う。		結核医療基準及び結核治療指針による。	
医療保険等との関係	医療保険・後期高齢者医療で給付した残りの自己負担分を公費負担(新感染症については全額公費負担)。		一般患者（適正医療）の場合は、結核医療基準による医療に要した費用について、95%が公費負担の範囲だが、医保・後医給付分は負担されない(公費負担の範囲と医保・後医の給付割合の差が実際の公費負担となる)。 入院勧告・入院措置の場合は、定められた医療の全額が公費負担の範囲となるが、医保・後医給付分は負担されない（公費負担の範囲と医保・後医の給付割合の差が実際の公費負担となる)。	
対象者	一類感染症、二類感染症、新型インフルエンザ等感染症及び新感染症に罹患している患者		通院可能な結核に罹患した一般患者及び入院勧告・入院措置により入院した患者	
指定医療機関	厚生労働大臣または都道府県知事が指定		厚生労働大臣または都道府県知事が指定	
一部負担	患者や扶養義務者に費用負担の能力があるときはその限度で公費負担は行われない。		一般患者の場合は、５％の一部負担。 入院勧告・入院措置の場合、同左。	
医療給付名及び法別番号	一類感染症等 新感染症	28 29	適正医療 入院勧告・入院措置	10 11

◆公費負担医療制度の法別番号

本ページ以降の「公費負担医療制度の概要」一覧表の医療給付名及び法別番号欄に記載されている法別番号は、公費負担医療の適用を受けた患者の医療券等に記載されている公費負担番号欄の最初の２桁の番号です。この番号は公費負担医療制度による医療の種別を公費負担者番号で表すために設定したものです。

■公費負担医療制度の概要（2）

	精神保健福祉法	公害健康被害補償法	難病法	児童福祉法
目的	精神障害者の医療・保護、社会復帰促進等を行い、障害者の福祉の増進及び国民の精神保健の向上を図る。	大気汚染や水質汚濁による被害者に対する損害を填補するための補償等、被害者の迅速かつ公正な保護を図る。	難病対策を充実させ、良質・適切な医療の確保と療養生活の質の維持向上を図る。	18歳未満の児童の福祉を保障する。
主体	政府、都道府県	都道府県、政令市	都道府県	政府、都道府県
給付内容	健康保険と同じ。	被認定患者に対する補償給付（療養の給付および療養費、障害補償費、遺族補償費、遺族補償一時金、児童補償手当、療養手当、葬祭料）を行う。	健康保険と同じ。 支給認定期間は原則１年間。ただし、必要に応じて更新。	【療育の給付】健康保険と同じ。 【小児慢性特定疾病医療支援】健康保険と同じ。支給認定期間は原則1年間。ただし、必要に応じて更新。
医療保険との関係	措置入院（法第29条）の場合は、全額が公費負担の範囲となるが、医保・後医給付分は負担されない（公費負担の範囲と医保・後医の給付割合の差が実際の公費負担となる）。	認定疾患については、全額公費負担となる。	医療保険・後期高齢者医療における患者負担分のうち２割を超えた部分または難病法で定められた月額の負担限度額を超えた部分を公費の対象とする。	医療保険の給付が優先し、その自己負担分が児童福祉法の給付の対象となる。
対象者及び対象疾患	強制的行政措置による入院が必要な患者	第一種地域 呼吸器疾患 （気管支喘息等） 第二種地域 水俣病 イタイイタイ病等 慢性砒素中毒症	指定難病（341疾病）の患者	【療育の給付】結核に罹患している18歳未満の入院児童 【小児慢性特定疾病医療支援】小児慢性特定疾病（856疾病）の患者で18歳未満の児童（引き続き治療が必要と認められる場合は20歳未満）
指定医療機関	指定病院	なし	都道府県知事が指定	厚生労働大臣及び都道府県知事が指定
一部負担	患者と扶養義務者の負担能力によっては、費用徴収が行われることがある。	なし	世帯の所得階層に応じて自己負担あり	所得税額を基準として、その程度によって負担額が定められている。
医療給付名及び法別番号	措置入院　20	公害医療　―	特定医療　54	療育の給付　17 小児慢性特定疾病医療支援　52 児童保護措置　53

（参考）「公害健康被害補償法」は「公害健康被害の補償等に関する法律」の略称です。

（参考）特定疾患治療研究事業は、新たな難病医療費助成制度が始まり、対象疾患の大部分が移行しましたが、スモン等の４つの疾患に罹患している人が対象として残っています（患者負担はなし）。

■公費負担医療制度の概要（3）

	生活保護法	障害者総合支援法	医療観察法
目的	貧困の程度に応じて、生活や医療等最低限度の生活を保障するとともに、その自立を助長する。	障害の有無にかかわらず、人格や個性を尊重し共生する社会の実現へむけて、障害者の日常生活・社会生活の総合的な支援を行う。	心神喪失等の状態で重大犯罪に当たる行為を行った者に対し、専門的な医療や退院後の継続的な医療を確保し、再発の防止・円滑な社会復帰を促進する。
主体	政府、都道府県	市町村	政府
給付内容	健康保険と同じ。	健康保険と同じ。	健康保険と同じ。
医療保険との関係	各種医療保険及び公費負担医療は生活保護法に優先するため（他法優先）、それらの適用分以外の自己負担分に生活保護法が適用される。 ただし、国民健康保険と後期高齢者医療では、生活保護を受給する日から被保険者資格を失うので、すべての医療の給付が生活保護法により行われる。	医療保険・後期高齢者医療の給付が優先し、その自己負担分が障害者総合支援法による自立支援医療の給付の対象となる。	全額公費負担（患者負担なし）。
対象者及び対象疾患	要保護者 （医療扶助）	自立支援医療 18歳以上の身体障害者（更生医療） 原則18歳未満の身体障害児（育成医療） 通院可能な精神障害者（精神通院医療）	医療観察が適当と裁判所が決定した者の精神障害やそれに起因した疾病に罹患した場合の合併症
指定医療機関	厚生労働大臣及び都道府県知事が指定	都道府県知事が指定	厚生労働大臣が指定
一部負担	貧困の程度による。	患者は1割を自己負担（医療保険優先で、医療保険・後期高齢者医療の自己負担割合と本法による1割負担との差額が公費負担分となる）。医療保険・後期高齢者医療の高額療養費制度における自己負担限度額が患者負担の上限。 加えて、低所得者や継続的に相当額の医療費負担が生じる人にはさらに低い上限額を設定。	なし。
医療給付名及び法別番号	医療扶助　12	更生医療　15 育成医療　16 精神通院医療　21	医療の給付　30

（参考）

「医療観察法」は「心神喪失等の状態で重大な他害行為を行った者の医療及び観察等に関する法律」の略称です。

（参考）

医療保険各法の治療用装具の療養費の支給基準にもなっていた補装具の種目、基準額等の規定も根拠法が身体障害者福祉法から障害者自立支援法（現・障害者総合支援法）に変わっています（平成18年10月から）。

■公費負担医療制度の概要（4）

	戦傷病者特別援護法	原爆被爆者援護法	母子保健法
目的	軍人軍属であった者の公務上の傷病に対し、国家補償の精神により医療費等の支給を行う。	被爆者の健康の保持増進を図る。	母性及び乳幼児の健康の保持増進を図り、国民保健の向上に寄与する。
主体	政府	政府	政府、都道府県
給付内容	健康保険とほとんど同様であるが、その他に更生医療給付、補装具支給、国立保養所への収容がある。	健康保険と同じ。	保健指導（妊娠、出産、育児関係）、健康診査（妊婦健康診査、妊婦精密健康診査、産婦健康診査、乳幼児健康診査、乳児精密健康診査、3歳児健康診査、3歳児精密健康診査）、養育医療（未熟児を指定養育医療機関に入院させ、必要な医療給付を行う）等を行う。
医療保険との関係	公務上と認定された傷病は、戦傷病者特別援護法が優先適用されるが、公務外の傷病については、医療保険・後期高齢者医療の給付が行われる。	原爆医療については全額公費負担となるが、一般の疾病においては医療保険・後期高齢者医療が優先適用され、本人または家族の自己負担分について、本法による給付がなされる。	養育医療は医療保険が優先する。
対象者及び対象疾患	戦傷病者手帳を有する軍人軍属及び準軍人、準軍属等であった者	被爆者健康手帳を有する者	未熟児
指定医療機関	厚生労働大臣の指定した病院（更生医療の場合は厚生労働大臣の委託病院）	厚生労働大臣及び都道府県知事が指定	厚生労働大臣または都道府県知事が指定
一部負担	公務上の傷病については全額公費負担（患者負担なし）。それ以外は医療保険のみ適用。	なし	自己負担分については、都道府県または保健所を設置する市町村が負担する。 扶養義務者等の所得税額によっては、後日負担が発生する場合あり。
医療給付名及び法別番号	療養の給付 13 更生医療 14	認定疾病医療 18 一般疾病医療 19	養育医療 23 健康診査 —

参考

「原爆被爆者援護法」は「原子爆弾被爆者に対する援護に関する法律」の略称です。

参考

平成20年4月から、新たな公費負担医療として、肝炎治療特別促進事業が実施されています。B型及びC型肝炎患者のインターフェロン治療と核酸アナログ製剤治療にかかる医療費に対して助成が行われ、患者の所得により定額の窓口負担額の上限（原則1万円、上位所得階層2万円）が設定され、それぞれの金額を超えた分が公費負担となります。

平成26年9月にはインターフェロンフリー治療が医療費助成の対象となりました。

また、平成30年12月から、肝がん・重度肝硬変治療研究促進事業が実施されています。

2 その他の医療保障制度

1 労働者災害補償保険（労災保険）

① 目的

労働者の業務上の災害について、事業主の補償義務を肩代わりして、必要な医療や年金の給付を行い、その生活の安定を図ります。また、通勤災害についても給付を行います。

② 保険者

政府（厚生労働省）

③ 給付内容

療養（補償）給付、休業（補償）給付、障害（補償）給付、遺族（補償）給付等。

④ 医療保険の給付との関係

業務上災害及び通勤災害については労災保険の給付が行われ、医療保険・後期高齢者医療の対象外です。

参考

平成22年1月から、従来の船員保険制度のうち、職務上疾病・年金部門が労災保険に統合されています。なお、下船後の療養補償、休業手当金など労災保険には趣旨の給付がないもの及び同趣旨の給付はあるが水準が上回るものについては、船員保険の独自給付として給付されます。

2 自動車損害賠償保障法（自賠責）

① 目的

自動車の運行によって、人の生命、身体が害された際の損害賠償を保障する制度を確立することにより、被害者を保護し、併せて自動車運送の健全な発達を図ります。

② 主体

政府、都道府県

③ 給付内容

治療費（治療費、入院費、看護費、通院費、診断書料、死体検案書料等）、休業補償費、後遺障害補償費、死亡時の財産的損害補償費、遺族の慰謝料及び葬祭費。

④ 医療保険の給付との関係

被保険者が被害を受けた際には、医療保険・後期高齢者医療で保険給付を受けられますが、その場合、保険者が被保険者の第三者に対する損害賠償請求権を代位取得します。

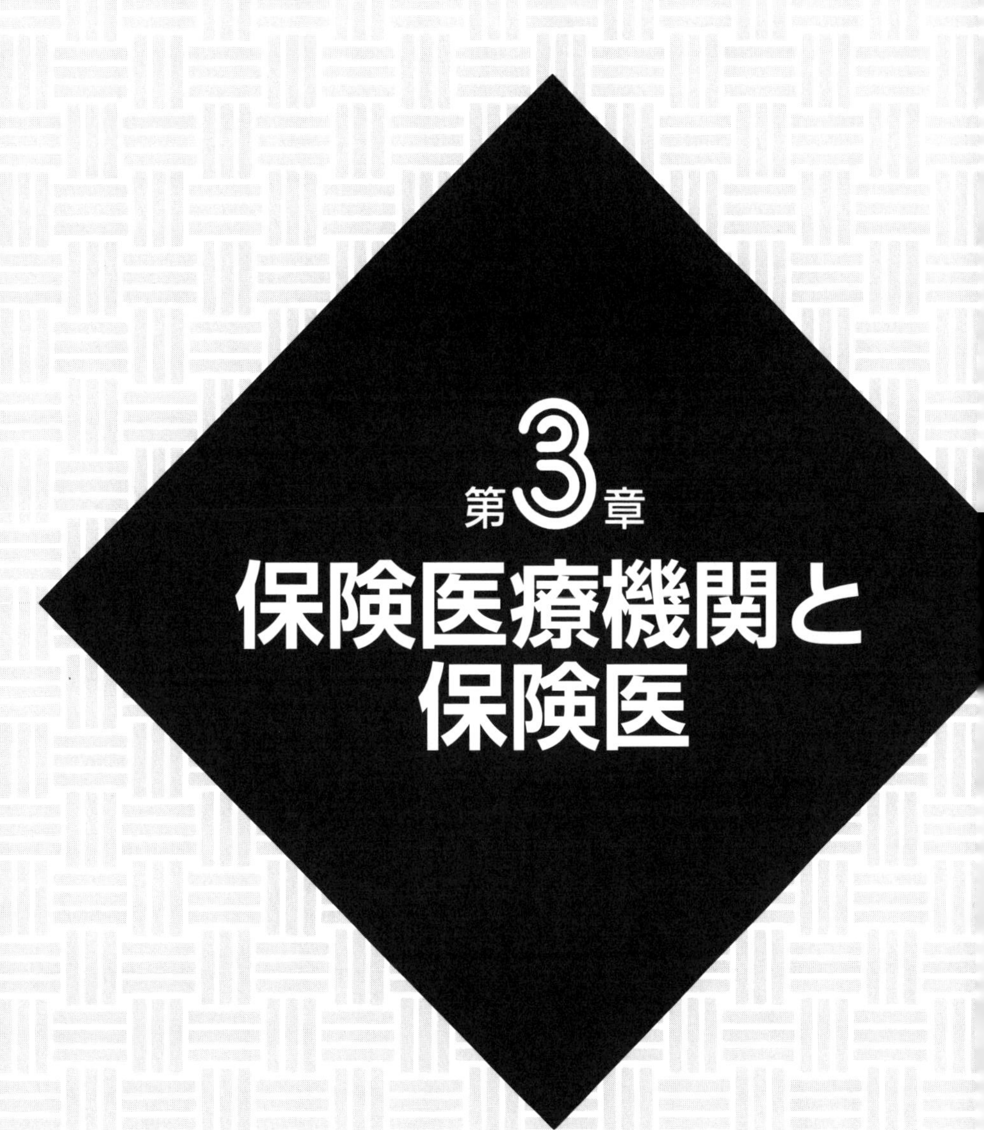

第3章 保険医療機関と保険医

1 保険医療を行う医療機関と医師

1 二重指定制度

保険医療を行うためには、病院・診療所が保険医療を扱う機関として地方厚生（支）局長から指定（契約）を受けなければなりません。また、この機関指定方式に併せて、保険医療の担当者として地方厚生（支）局長が医師個人を登録する登録方式を採用しています。

近代の医療は、医師が個人として当たるというより、医師を中心として看護師、栄養士等が一体となり、これに医療設備を加えて、人と物とが有機的に結びついた一つの組織体としての医療機関が診療に当たっています。この傾向は、特に病院において顕著になっています。

このことと、医療費の請求等の事務的・経済的責任という側面とに着目して「機関指定方式」がとられています。

一方、診療上の主体性、診療の責任という観点から、機関指定方式のみでは不十分ですので、診療に当たる医師を登録するという形式の「個人指定方式」が併用されています。

これがいわゆる二重指定制度といわれるものです。

健康保険で指定された病院・診療所を保険医療機関といい、登録された医師を保険医といいます。

この保険医療機関・保険医は、別に手続きをしなくても、他の医療保険各法の保険診療を行うことができることになっています。

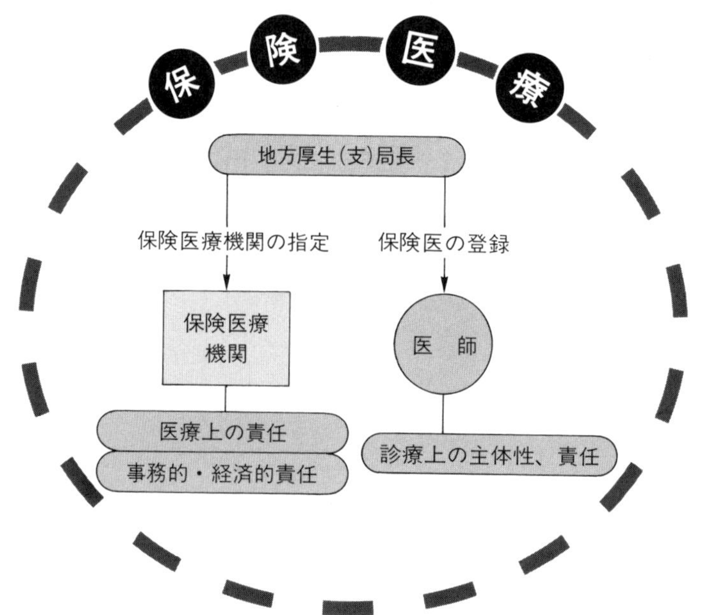

参考

二重指定（登録）の意味をよく理解してください。

保険医療機関の指定及び保険医の登録については、健康保険法では厚生労働大臣の権限として規定されていますが、健康保険法施行令により地方厚生（支）局長に委任されています。

●**保険薬局・保険薬剤師**

薬局・薬剤師が保険医の処方箋によって調剤をしようとするときは、保険医療機関または保険医と同様の手続きを経て、保険薬局・保険薬剤師となっている必要があります。

※後期高齢者医療も保険医療機関で行われます。

※以上の他に、医療保険の各制度では医療の給付について、保険者が特定の医療機関と契約して行う場合や、自ら医療機関を開設して行う場合があります。健康保険組合における事業主医局等がこれにあたります。

※公費負担医療では、病院・診療所等の機関のみを指定しています。

2 特定機能病院

特定機能病院とは、高度の医療を提供するとともに、高度の医療に関する開発・評価及び研修を行う医療機関をいい、病院からの申請に基づき、社会保障審議会の意見を聴いて厚生労働大臣が個別に承認するものです。

大学病院本院及びナショナルセンター（国立がん研究センター、国立循環器病研究センター）等を対象としています。

特定機能病院として承認された医療機関

（令和6年3月1日現在）

都道府県名	病　院　名
北　海　道	北海道大学病院
	札幌医科大学附属病院
	旭川医科大学病院
青　　森	弘前大学医学部附属病院
岩　　手	岩手医科大学附属病院
宮　　城	東北大学病院
秋　　田	秋田大学医学部附属病院
山　　形	山形大学医学部附属病院
福　　島	福島県立医科大学附属病院
茨　　城	筑波大学附属病院
栃　　木	自治医科大学附属病院
	獨協医科大学病院
群　　馬	群馬大学医学部附属病院
埼　　玉	埼玉医科大学病院
	防衛医科大学校病院
千　　葉	千葉大学医学部附属病院
	国立がん研究センター東病院

都道府県名	病　院　名
東　　京	国立がん研究センター中央病院
	順天堂大学医学部附属順天堂医院
	日本医科大学付属病院
	日本大学医学部附属板橋病院
	東邦大学医療センター大森病院
	東京慈恵会医科大学附属病院
	慶應義塾大学病院
	昭和大学病院
	杏林大学医学部付属病院
	帝京大学医学部附属病院
	東京医科歯科大学病院
	東京大学医学部附属病院
	東京医科大学病院
	がん研究会有明病院
	国立国際医療研究センター病院
	聖路加国際病院
神　奈　川	聖マリアンナ医科大学病院
	北里大学病院

都道府県名	病院名
神奈川	東海大学医学部付属病院
	横浜市立大学附属病院
新潟	新潟大学医歯学総合病院
富山	富山大学附属病院
石川	金沢医科大学病院
	金沢大学附属病院
福井	福井大学医学部附属病院
山梨	山梨大学医学部附属病院
長野	信州大学医学部附属病院
岐阜	岐阜大学医学部附属病院
静岡	浜松医科大学医学部附属病院
	静岡県立静岡がんセンター
愛知	愛知医科大学病院
	藤田医科大学病院
	名古屋大学医学部附属病院
	名古屋市立大学病院
	愛知県がんセンター
三重	三重大学医学部附属病院
滋賀	滋賀医科大学医学部附属病院
京都	京都府立医科大学附属病院
	京都大学医学部附属病院
大阪	国立循環器病研究センター
	関西医科大学附属病院
	近畿大学病院
	大阪医科薬科大学病院
	大阪大学医学部附属病院
	大阪公立大学医学部附属病院

都道府県名	病院名
大阪	大阪府立病院機構大阪国際がんセンター
兵庫	兵庫医科大学病院
	神戸大学医学部附属病院
奈良	奈良県立医科大学附属病院
和歌山	和歌山県立医科大学附属病院
鳥取	鳥取大学医学部附属病院
島根	島根大学医学部附属病院
岡山	川崎医科大学附属病院
	岡山大学病院
広島	広島大学病院
山口	山口大学医学部附属病院
徳島	徳島大学病院
香川	香川大学医学部附属病院
愛媛	愛媛大学医学部附属病院
高知	高知大学医学部附属病院
福岡	久留米大学病院
	福岡大学病院
	産業医科大学病院
	九州大学病院
佐賀	佐賀大学医学部附属病院
長崎	長崎大学病院
熊本	熊本大学病院
大分	大分大学医学部附属病院
宮崎	宮崎大学医学部附属病院
鹿児島	鹿児島大学病院
沖縄	琉球大学病院

3 地域医療支援病院

地域医療支援病院とは、かかりつけ医等を支援し、地域に必要な医療を確保するために、地域の医療機関が提供する医療への支援、救急医療の実施、地域の医療従事者の研修を行う医療機関をいい、病院からの申請に基づき、都道府県医療審議会の意見を聴いて都道府県知事が個別に承認するものです。

国、都道府県、市町村、社会医療法人等が開設する病院を対象としています。

4 臨床研究中核病院

臨床研究中核病院とは、日本発の革新的医薬品・医療機器等および医療技術の開発等に必要となる質の高い臨床研究や治験を推進するため、国際水準の臨床研究や医師主導治験の中心的な役割を担う病院をいい、病院からの申請に基づき、社会保障審議会の意見を聴いて厚生労働大臣が個別に承認するものです。

5 DPC 対象病院

急性期の入院患者について、診断群分類（DPC）点数表により診療報酬を算定する病院を DPC 対象病院といいます。

DPC 対象病院となるには、看護体制や診療録管理体制が十分整備されていると認められることなどが必要です。なお、特定機能病院は、DPC 発足当初（平成15年４月）から DPC 対象病院となっています。

DPC 対象病院では、一般病棟に入院する急性期の患者（一部を除く）については、次の合計額で診療報酬を算定します。

① 入院料や投薬・注射、1,000点未満の処置等については、従来の出来高評価ではなく、患者の容態や手術の内容等で決められた１日当りの包括点数を算定します（入院初期は高い点数で、段階的に低くなっていきます）。

② 手術・麻酔、放射線治療、1,000点以上の処置等および食事療養は、従来と同様、出来高で算定します。

DPC は、従来の出来高評価では難しい面があった医療資源の効率的活用を促進するために導入されたしくみで、発足当初は82病院だった対象病院は1,700病院以上に拡大されています。なお、対象病院となるには、準備病院として一定期間、データを提供するなどの必要があります。

なお、DPC 対象病院は、大学病院本院群、DPC 特定病院群、DPC 標準病院群の３群により構成されています。診療報酬改定の際には必要な見直しや所要の設定が行われています。

（令和６年６月１日現在）

医療機関群	評価区分	施設数	基礎係数
大学病院本院群		82	1.1182
DPC 特定病院群		178	1.0718
DPC 標準病院群	データ数90/月未満	103	1.0063
	上記以外の施設	1,423	1.0451
合計		1,786	—

参考

基礎係数は役割や機能に着目して設定されたもので、この数値が高いほど包括点数も高くなるしくみです。

2 保険医療機関の指定と保険医の登録

1 保険医療機関の指定

保険医療機関の指定を受けようとする病院・診療所の開設者は、所在地の地方厚生（支）局長に所定の申請書を提出します。この申請に対して、地方厚生（支）局長は地方社会保険医療協議会にはかり（諮問）その可否を決定することになっています。

このような手続きを経て指定が決定されると、開設者あてに指定通知書が送付され、同時に地方厚生（支）局の掲示場に公示（掲示）されます。指定を受けて、はじめて保険診療を行うことができるものであり、指定申請と同時には保険診療を行うことはできません。

(1) 保険医療機関の記号・番号

指定を受けると、指定記号・番号・コードの通知も受けますが、この記号・コード番号は診療報酬の請求にも使用されます。

(2) 指定の効力

保険医療機関は、指定を受けた日から起算して６年でその効力を失います。

(3) 再指定の手続き

指定を受けてから６年たつと指定の効力を失いますので、再指定の手続きをしなければなりません。ただし、次に掲げる医療機関は、指定の効力を失う前６か月～３か月間に指定更新の意思がない旨の申し出をしない限り、自動的に更新されます。

① 指定を受けた日から更新の申請まで、引き続き開設者のみが診療に従事しているもの

② 複数の勤務医がいても、それらが開設者と同一世帯に属する配偶者、直系血族もしくは兄弟姉妹である場合

なお、開設者が死亡したり、住所地が変更になったり、医療法上の医療機関の地位に変更があった場合は、その旨をすみやかに所在地管轄の地方厚生（支）局長に届け出なければなりません。

参考

申請書は、北海道、宮城県、埼玉県、愛知県、大阪府、広島県、香川県、福岡県に所在する医療機関の場合は、地方厚生（支）局の担当課に提出します。その他の都府県に所在する医療機関の場合は、地方厚生（支）局の分室（都府県事務所）に提出します。以下の届出、申出についても同様です。

参考

平成21年４月１日より、国民年金法等の一部改正に伴い、開設者又は管理者が医療保険または年金の保険料を滞納している医療機関や薬局に対して、厚生労働大臣は指定しないことができることとなっています。

2 保険医の登録

医師、歯科医師が、保険医の登録を受けようとするときは、「保険医・保険薬剤師登録申請書」により地方厚生（支）局長に申請しなければなりません。

登録の申請先は、次のいずれかとなっています。

① 勤務地の地方厚生（支）局長

② 勤務していないときは住所地の地方厚生（支）局長
③ 2か所以上の勤務地のあるときは、主たる勤務地の地方厚生（支）局長

保険診療に当たる医師、歯科医師は、登録された保険医でなければなりませんが、医師、歯科医師が申請をした場合は、原則としてこれが受理され、登録されることになっています。ただし、登録の取消しを受けて5年以内に申請をした場合、その他保険医として著しく不適当と認められる場合には、登録されない場合があります。

＜保険医療機関の指定と保険医の登録＞

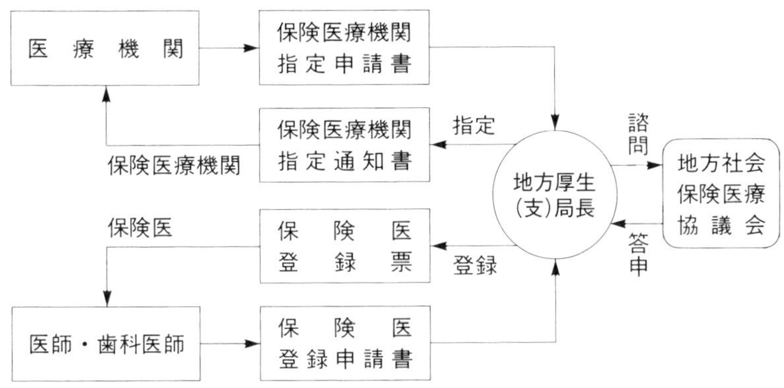

保険薬局、保険薬剤師も、同様にして、指定・登録を受けます。

3 指定・登録の取消し

厚生労働大臣は、次に該当する保険医療機関（保険薬局）について、指定を取り消すことができます。

(1) 療養担当規則に違反したとき
(2) 診療報酬等の請求に不正があったとき
(3) 監査の際の報告命令等への不服従・虚偽報告・出頭拒否等があった場合
(4) 開設者・管理者が健康保険法その他国民の保健医療に関する法律の規定により、罰金の刑に処せられたとき
(5) 開設者・管理者が禁錮以上の刑に処せられたとき

また、厚生労働大臣は、次に該当する保険医（保険薬剤師）について、登録を取り消すことができます。

(1) 療養担当規則に違反したとき
(2) 監査の際の虚偽報告・出頭拒否等があった場合
(3) 健康保険法その他国民の保健医療に関する法律の規定により、罰金の刑に処せられたとき

参考

厚生労働大臣による指定・登録の取消しの権限は、健康保険法施行規則により地方厚生（支）局長に委任されています。

⑷ 禁錮以上の刑に処せられたとき

指定・登録の取消しのほか、行政上の措置として「戒告」や「注意」があります。これらは地方厚生（支）局長が行う監査の結果により決められます。取消し処分については、地方社会保険医療協議会への諮問を経て行われます。なお、行政手続法に基づき、取消し処分予定者には聴聞が行われます。

また、経済上の措置として、不正・不当による診療報酬の支払額を保険者に対して返還させるほか、その額の40%の加算金を保険者に対して支払わせることができます。返還対象となった診療報酬について一部負担金等の過払いが生じている場合は、患者に返還するように指導が行われます。

3 保険診療に係る施設基準等

診療報酬点数表には、診療行為ごとに個別の点数が設定されていますが、その中には、点数表の規定に基づき「厚生労働大臣が定める施設基準等」(以下「施設基準等」という)を満たしていないと、点数の算定ができない項目があります。

この施設基準等については、「基本診療料の施設基準等」と「特掲診療料の施設基準等」の2つに区分して、前者には初・再診料の項目から入院料等の項目に至るまで、後者には医学管理等から病理診断の項目に至るまで、広範囲にわたって設定されています。

施設基準等一覧

〔基本診療料の施設基準等〕 地方厚生(支)局長に届出が必要なもの

情報通信機器を用いた診療に係る基準	看護補助加算
機能強化加算	療養環境加算
外来感染対策向上加算	重症者等療養環境特別加算
連携強化加算	療養病棟療養環境加算1・2
サーベイランス強化加算	療養病棟療養環境改善加算1・2
抗菌薬適正使用体制加算	診療所療養病床療養環境加算
医療DX推進体制整備加算	診療所療養病床療養環境改善加算
看護師等遠隔診療補助加算	無菌治療室管理加算1・2
時間外対応加算1～4	放射線治療病室管理加算(治療用放射性同位元素による場合)
地域包括診療加算	
初診料(歯科)の注1に掲げる基準	放射線治療病室管理加算(密封小線源による場合)
地域歯科診療支援病院歯科初診料	
歯科外来診療医療安全対策加算1・2	緩和ケア診療加算
歯科外来診療感染対策加算1～4	有床診療所緩和ケア診療加算
歯科診療特別対応連携加算	小児緩和ケア診療加算
初診料(歯科)の注16及び再診料(歯科)の注12に掲げる基準	精神科応急入院施設管理加算
	精神病棟入院時医学管理加算
一般病棟入院基本料	精神科地域移行実施加算
療養病棟入院基本料	精神科身体合併症管理加算
結核病棟入院基本料	精神科リエゾンチーム加算
精神病棟入院基本料	依存症入院医療管理加算
特定機能病院入院基本料	摂食障害入院医療管理加算
専門病院入院基本料	リハビリテーション・栄養・口腔連携体制加算
障害者施設等入院基本料	
有床診療所入院基本料	栄養サポートチーム加算
有床診療所入院基本料在宅復帰機能強化加算	医療安全対策加算1・2
	感染対策向上加算1～3
有床診療所療養病床入院基本料	患者サポート体制充実加算
有床診療所療養病床入院基本料在宅復帰機能強化加算	重症患者初期支援充実加算
	報告書管理体制加算
総合入院体制加算1～3	褥瘡ハイリスク患者ケア加算
急性期充実体制加算1・2	ハイリスク妊娠管理加算
救急医療管理加算	ハイリスク分娩管理加算
超急性期脳卒中加算	地域連携分娩管理加算
診療録管理体制加算1～3	精神科救急搬送患者地域連携紹介加算
医師事務作業補助体制加算1・2	精神科救急搬送患者地域連携受入加算
急性期看護補助体制加算	呼吸ケアチーム加算
看護職員夜間配置加算	術後疼痛管理チーム加算
特殊疾患入院施設管理加算	後発医薬品使用体制加算1～3
看護配置加算	バイオ後続品使用体制加算

参考

病院及び診療所が医療提供施設として備えるべき施設基準等については、医療法で規定されています。

これに対して、医療保険で規定する施設基準等は、診療報酬の算定にかかるものです。平成12年の点数表の改定においてこの点を明確にするため、「基本診療料の施設基準等」と「特掲診療料の施設基準等」と名称を変更して規定替えされました。

参考

令和6年6月より、介護職員等の処遇の改善を目的として、以下の加算が設定されています。算定にあたっては施設基準を満たした上で届出が必要です。

①看護職員処遇改善評価料
②(歯科)外来・在宅ベースアップ評価料(Ⅰ)・(Ⅱ)
③入院ベースアップ評価料

病棟薬剤業務実施加算1・2 データ提出加算 入退院支援加算 精神科入退院支援加算 医療的ケア児（者）入院前支援加算 認知症ケア加算 せん妄ハイリスク患者ケア加算 精神疾患診療体制加算 精神科急性期医師配置加算 排尿自立支援加算 地域医療体制確保加算 協力対象施設入所者入院加算 地域歯科診療支援病院入院加算 救命救急入院料1～4 特定集中治療室管理料1～6 ハイケアユニット入院医療管理料1・2 脳卒中ケアユニット入院医療管理料 小児特定集中治療室管理料 新生児特定集中治療室管理料1・2 新生児特定集中治療室重症児対応体制強化管理料 総合周産期特定集中治療室管理料 新生児治療回復室入院医療管理料	一類感染症患者入院医療管理料 特殊疾患入院医療管理料 小児入院医療管理料1～5 地域包括医療病棟入院料 回復期リハビリテーション病棟入院料1～5 回復期リハビリテーション入院医療管理料 地域包括ケア病棟入院料1～4 地域包括ケア入院医療管理料1～4 特殊疾患病棟入院料1・2 緩和ケア病棟入院料1・2 精神科救急急性期医療入院料 精神科急性期治療病棟入院料1・2 精神科救急・合併症入院料 児童・思春期精神科入院医療管理料 精神療養病棟入院料 認知症治療病棟入院料1・2 精神科地域包括ケア病棟入院料 特定一般病棟入院料1・2 地域移行機能強化病棟入院料 特定機能病院リハビリテーション病棟入院料 短期滞在手術等基本料1

〔特掲診療料の施設基準等〕 地方厚生（支）局長に届出が必要なもの

ウイルス疾患指導料 外来栄養食事指導料の注2に規定する基準 外来栄養食事指導料の注3に規定する基準 心臓ペースメーカー指導管理料の注5に規定する遠隔モニタリング加算 喘息治療管理料 糖尿病合併症管理料 がん性疼痛緩和指導管理料 がん性疼痛緩和指導管理料の注2に規定する難治性がん性疼痛緩和指導管理加算 がん患者指導管理料イ～ニ 外来緩和ケア管理料 移植後患者指導管理料（臓器移植後） 移植後患者指導管理料（造血幹細胞移植後） 糖尿病透析予防指導管理料 小児運動器疾患指導管理料 乳腺炎重症化予防ケア・指導料 婦人科特定疾患治療管理料 腎代替療法指導管理料 一般不妊治療管理料 生殖補助医療管理料1・2 二次性骨折予防継続管理料1～3 下肢創傷処置管理料 慢性腎臓病透析予防指導管理料 地域連携小児夜間・休日診療料1・2 地域連携夜間・休日診療料 院内トリアージ実施料 夜間休日救急搬送医学管理料の注3に規定する救急搬送看護体制加算 外来放射線照射診療料 地域包括診療料 小児かかりつけ診療料1・2	外来腫瘍化学療法診療料1～3 連携充実加算 外来腫瘍化学療法診療料の注9に規定するがん薬物療法体制充実加算 外来データ提出加算 ニコチン依存症管理料 療養・就労両立支援指導料の注3に規定する相談支援加算 開放型病院共同指導料 別添1の「第9」の1の(1)に規定する在宅療養支援診療所 別添1の「第9」の1の(2)に規定する在宅療養支援診療所 別添1の「第9」の1の(3)に規定する在宅療養支援診療所 別添1の「第9」の2の(3)に規定する在宅緩和ケア充実診療所・病院加算 別添1の「第9」の2の(4)に規定する在宅療養実績加算1 別添1の「第9」の2の(5)に規定する在宅療養実績加算2 ハイリスク妊産婦共同管理料（Ⅰ） がん治療連携計画策定料 がん治療連携指導料 外来排尿自立指導料 ハイリスク妊産婦連携指導料1・2 肝炎インターフェロン治療計画料 こころの連携指導料（Ⅰ）・（Ⅱ） プログラム医療機器等指導管理料 薬剤管理指導料 地域連携診療計画加算 検査・画像情報提供加算及び電子的診療情報評価料 医療機器安全管理料1・2 医療機器安全管理料（歯科） 精神科退院時共同指導料1・2

歯科治療時医療管理料
小児口腔機能管理料の注３に規定する口腔管理体制強化加算
在宅療養支援歯科診療所１・２
在宅療養支援歯科病院
別添１の「第14の２」の１の(1)に規定する在宅療養支援病院
別添１の「第14の２」の１の(2)に規定する在宅療養支援病院
別添１の「第14の２」の１の(3)に規定する在宅療養支援病院
別添１の「第14の２」の２の(2)に規定する在宅緩和ケア充実診療所・病院加算
別添１の「第14の２」の２の(3)に規定する在宅療養実績加算１
別添１の「第14の２」の２の(4)に規定する在宅療養実績加算２
在宅患者歯科治療時医療管理料
往診料の注９に規定する介護保険施設等連携往診加算
在宅患者訪問診療料（Ⅰ）の注13及び歯科訪問診療料の注20に規定する在宅医療 DX 情報活用加算
在宅時医学総合管理料及び施設入居時等医学総合管理料
在宅データ提出加算
在宅時医学総合管理料の注14（施設入居時等医学総合管理料の注５の規定により準用する場合を含む。）に規定する基準
在宅時医学総合管理料の注15（施設入居時等医学総合管理料の注５の規定により準用する場合を含む。）及び在宅がん医療総合診療料の注９に規定する在宅医療情報連携加算
歯科疾患在宅療養管理料の注７、在宅患者訪問口腔リハビリテーション指導管理料の注８及び小児在宅患者訪問口腔リハビリテーション指導管理料の注８に規定する在宅歯科医療情報連携加算
在宅がん医療総合診療料
救急搬送診療料の注４に規定する重症患者搬送加算
救急患者連携搬送料
在宅患者訪問看護・指導料及び同一建物居住者訪問看護・指導料の注２
在宅患者訪問看護・指導料の注15（同一建物居住者訪問看護・指導料の注６の規定により準用する場合を含む。）に規定する訪問看護・指導体制充実加算
在宅患者訪問看護・指導料の注16（同一建物居住者訪問看護・指導料の注６の規定により準用する場合を含む。）に規定する専門管理加算
在宅患者訪問看護・指導料の注17（同一建物居住者訪問看護・指導料の注６の規定により準用する場合を含む。）及び精神科訪問看護・指導料の注17に規定する訪問看護医療 DX 情報活用加算
在宅患者訪問看護・指導料の注18（同一建物居住者訪問看護・指導料の注６の規定により準用する場合を含む。）に規定する遠隔死亡診断補助加算
在宅療養後方支援病院
在宅患者訪問褥瘡管理指導料
在宅血液透析指導管理料
在宅酸素療法指導管理料の注２に規定する遠隔モニタリング加算
在宅持続陽圧呼吸療法指導管理料の注２に規定する遠隔モニタリング加算
在宅植込型補助人工心臓(非拍動流型)指導管理料
在宅腫瘍治療電場療法指導管理料
在宅経肛門的自己洗腸指導管理料
持続血糖測定器加算（間歇注入シリンジポンプと連動する持続血糖測定器を用いる場合）及び皮下連続式グルコース測定
持続血糖測定器加算（間歇注入シリンジポンプと連動しない持続血糖測定器を用いる場合）
地域医療連携体制加算
歯科訪問診療料の注15に規定する基準
在宅歯科医療推進加算
遺伝学的検査の注１に規定する施設基準
遺伝学的検査の注２に規定する施設基準
染色体検査の注２に規定する基準
骨髄微小残存病変量測定
BRCA1/2遺伝子検査
がんゲノムプロファイリング検査
角膜ジストロフィー遺伝子検査
先天性代謝異常症検査
抗アデノ随伴ウイルス９型（AAV９）抗体
抗 HLA 抗体（スクリーニング検査）及び抗 HLA 抗体（抗体特異性同定検査）
HPV 核酸検出及び HPV 核酸検出（簡易ジェノタイプ判定）
ウイルス・細菌核酸多項目同時検出(SARS-CoV-2核酸検出を含まないもの)
ウイルス・細菌核酸多項目同時検出(髄液)
検体検査管理加算（Ⅰ）～(Ⅳ)
国際標準検査管理加算
遺伝カウンセリング加算
遺伝性腫瘍カウンセリング加算
心臓カテーテル法による諸検査の血管内視鏡検査加算
時間内歩行試験及びシャトルウォーキングテスト
胎児心エコー法
ヘッドアップティルト試験
人工膵臓検査、人工膵臓療法
長期継続頭蓋内脳波検査
長期脳波ビデオ同時記録検査１
中枢神経磁気刺激による誘発筋電図
単線維筋電図

光トポグラフィー
脳磁図（自発活動を測定するもの）
脳磁図（その他のもの）
終夜睡眠ポリグラフィー（安全精度管理下で行うもの）
脳波検査判断料1
遠隔脳波診断
神経学的検査
補聴器適合検査
黄斑局所網膜電図
全視野精密網膜電図
ロービジョン検査判断料
コンタクトレンズ検査料1～3
小児食物アレルギー負荷検査
内服・点滴誘発試験
経頸静脈的肝生検
前立腺針生検法（MRI撮影及び超音波検査融合画像によるもの）
CT透視下気管支鏡検査加算
経気管支凍結生検法
口腔細菌定量検査
有床義歯咀嚼機能検査1のイ
有床義歯咀嚼機能検査1のロ及び咀嚼能力検査
有床義歯咀嚼機能検査2のイ
有床義歯咀嚼機能検査2のロ及び咬合圧検査
精密触覚機能検査
睡眠時歯科筋電図検査
画像診断管理加算1～4
歯科画像診断管理加算1・2
遠隔画像診断
ポジトロン断層撮影（アミロイドPETイメージング剤を用いた場合を除く。）
ポジトロン断層撮影（アミロイドPETイメージング剤を用いた場合に限る。）
ポジトロン断層・コンピューター断層複合撮影（アミロイドPETイメージング剤を用いた場合を除く。）
ポジトロン断層・コンピューター断層複合撮影（アミロイドPETイメージング剤を用いた場合に限る。）
ポジトロン断層・磁気共鳴コンピューター断層複合撮影（アミロイドPETイメージング剤を用いた場合を除く。）
ポジトロン断層・磁気共鳴コンピューター断層複合撮影（アミロイドPETイメージング剤を用いた場合に限る。）
乳房用ポジトロン断層撮影
CT撮影及びMRI撮影
冠動脈CT撮影加算
血流予備量比コンピューター断層撮影
外傷全身CT加算
心臓MRI撮影加算
乳房MRI撮影加算
小児鎮静下MRI撮影加算
頭部MRI撮影加算
全身MRI撮影加算
肝エラストグラフィ加算
抗悪性腫瘍剤処方管理加算
外来後発医薬品使用体制加算
外来化学療法加算1・2
無菌製剤処理料
心大血管疾患リハビリテーション料（Ⅰ）・（Ⅱ）
脳血管疾患等リハビリテーション料（Ⅰ）～（Ⅲ）
運動器リハビリテーション料（Ⅰ）～（Ⅲ）
呼吸器リハビリテーション料（Ⅰ）・（Ⅱ）
リハビリテーションデータ提出加算
摂食機能療法の注3に規定する摂食嚥下機能回復体制加算1～3
難病患者リハビリテーション料
障害児（者）リハビリテーション料
がん患者リハビリテーション料
認知症患者リハビリテーション料
歯科口腔リハビリテーション料2
経頭蓋磁気刺激療法
児童思春期精神科専門管理加算
療養生活継続支援加算
児童思春期支援指導加算
早期診療体制充実加算
通院・在宅精神療法の注12に規定する情報通信機器を用いた通院精神療法の施設基準
救急患者精神科継続支援料
認知療法・認知行動療法1・2
依存症集団療法1～3
精神科作業療法
精神科ショート・ケア「大規模なもの」
精神科ショート・ケア「小規模なもの」
精神科デイ・ケア「大規模なもの」
精神科デイ・ケア「小規模なもの」
精神科ナイト・ケア
精神科デイ・ナイト・ケア
抗精神病特定薬剤治療指導管理料（治療抵抗性統合失調症治療指導管理料に限る。）
重度認知症患者デイ・ケア料
精神科在宅患者支援管理料
医療保護入院等診療料
医科点数表第2章第9部処置の通則の5に掲げる処置の休日加算1
医科点数表第2章第9部処置の通則の5に掲げる処置の時間外加算1
医科点数表第2章第9部処置の通則の5に掲げる処置の深夜加算1
歯科点数表第2章第8部処置の通則第6号に掲げる処置の休日加算1
歯科点数表第2章第8部処置の通則第6号に掲げる処置の時間外加算1
歯科点数表第2章第8部処置の通則第6号に掲げる処置の深夜加算1
医科点数表第2章第10部手術の通則の12に掲げる手術の休日加算1
医科点数表第2章第10部手術の通則の12に掲げる手術の時間外加算1

医科点数表第2章第10部手術の通則の12に掲げる手術の深夜加算1
歯科点数表第2章第9部手術の通則第9号に掲げる手術の休日加算1
歯科点数表第2章第9部手術の通則第9号に掲げる手術の時間外加算1
歯科点数表第2章第9部手術の通則第9号に掲げる手術の深夜加算1
医科点数表第2章第10部手術の通則の16に掲げる手術
医科点数表第2章第10部手術の通則の19に掲げる手術（遺伝性乳癌卵巣癌症候群患者に対する乳房切除術に限る。）
医科点数表第2章第10部手術の通則の19に掲げる手術（遺伝性乳癌卵巣癌症候群患者に対する子宮附属器腫瘍摘出術）

（「処置」「手術」に係る個別項目の施設基準については省略）

麻酔管理料（Ⅰ）・（Ⅱ）
周術期薬剤管理加算
歯科麻酔管理料
放射線治療専任加算
外来放射線治療加算
遠隔放射線治療計画加算
高エネルギー放射線治療
一回線量増加加算
強度変調放射線治療（IMRT）
画像誘導放射線治療（IGRT）
体外照射呼吸性移動対策加算
定位放射線治療
定位放射線治療呼吸性移動対策加算
粒子線治療
粒子線治療適応判定加算
粒子線治療医学管理加算
ホウ素中性子捕捉療法
ホウ素中性子捕捉療法適応判定加算
ホウ素中性子捕捉療法医学管理加算
画像誘導密封小線源治療加算
保険医療機関間の連携による病理診断
保険医療機関間の連携におけるデジタル病理画像による術中迅速病理組織標本作製
保険医療機関間の連携におけるデジタル病理画像による迅速細胞診
デジタル病理画像による病理診断
病理診断管理加算1・2
悪性腫瘍病理組織標本加算
口腔病理診断管理加算1・2
クラウン・ブリッジ維持管理料
歯科矯正診断料
顎口腔機能診断料（顎変形症（顎離断等の手術を必要とするものに限る。）の手術前後における歯科矯正に係るもの）
調剤基本料1・2
調剤基本料3イ～ハ
調剤基本料1（注1のただし書に該当する場合）
地域支援体制加算1～4
連携強化加算
後発医薬品調剤体制加算1～3
無菌製剤処理加算
ポジトロン断層撮影（アミロイドPETイメージング剤を用いた場合を除く。）
ポジトロン断層撮影（アミロイドPETイメージング剤を用いた場合に限る。）
ポジトロン断層・コンピューター断層複合撮影（アミロイドPETイメージング剤を用いた場合を除く。）
ポジトロン断層・コンピューター断層複合撮影（アミロイドPETイメージング剤を用いた場合に限る。）
ポジトロン断層・磁気共鳴コンピューター断層複合撮影（アミロイドPETイメージング剤を用いた場合を除く。）
ポジトロン断層・磁気共鳴コンピューター断層複合撮影（アミロイドPETイメージング剤を用いた場合に限る。）
在宅薬学総合体制加算1・2
医療DX推進体制整備加算
在宅患者調剤加算
特定薬剤管理指導加算2
かかりつけ薬剤師指導料及びかかりつけ薬剤師包括管理料
在宅患者医療用麻薬持続注射療法加算
在宅中心静脈栄養法加算
看護職員処遇改善評価料
外来・在宅ベースアップ評価料（Ⅰ）・（Ⅱ）
歯科外来・在宅ベースアップ評価料（Ⅰ）・（Ⅱ）
入院ベースアップ評価料

1 施設基準等の通則

保険医療機関が施設基準等に適合する場合には、地方厚生（支）局長に届出を行うことになりますが、次の条件を満たしていないときは、その届出は無効となります。

(1) その届出を行う前6か月間に、その届出に係る事項に関し、不正又は不当な届出（法令の規定に基づくものに限る。）を行ったことがないこと。

(2) その届出を行う前6か月間、「療担規則及び薬担規則並びに療担基準に基づき厚生労働大臣が定める掲示事項等」第3に規定する基準に違反したことがなく、かつ現に違反していないこと。

(3) その届出を行う前6か月間に、健康保険法第78条第1項及び高齢者医療確保法第72条第1項の規定に基づく検査等の結果、診療内容又は診療報酬の請求に関し、不正又は不当な行為が認められたことがないこと。

(4) その届出を行う時点で、「厚生労働大臣の定める入院患者数の基準及び医師等の員数の基準並びに入院基本料等の算定方法」に規定する入院患者数の基準に該当する保険医療機関又は医師等の員数の基準に該当する保険医療機関でないこと。

2 施設基準等の届出

施設基準等には数多くの項目があり、そのそれぞれについて満たすべき要件や届出事項・届出様式が通知で細かく定められています。

詳細は「医科点数表の解釈」を参照してください。

参考

施設基準等のなかには、要件は設定されているものの、それを満たしていることについての届出が不要なものもあります。

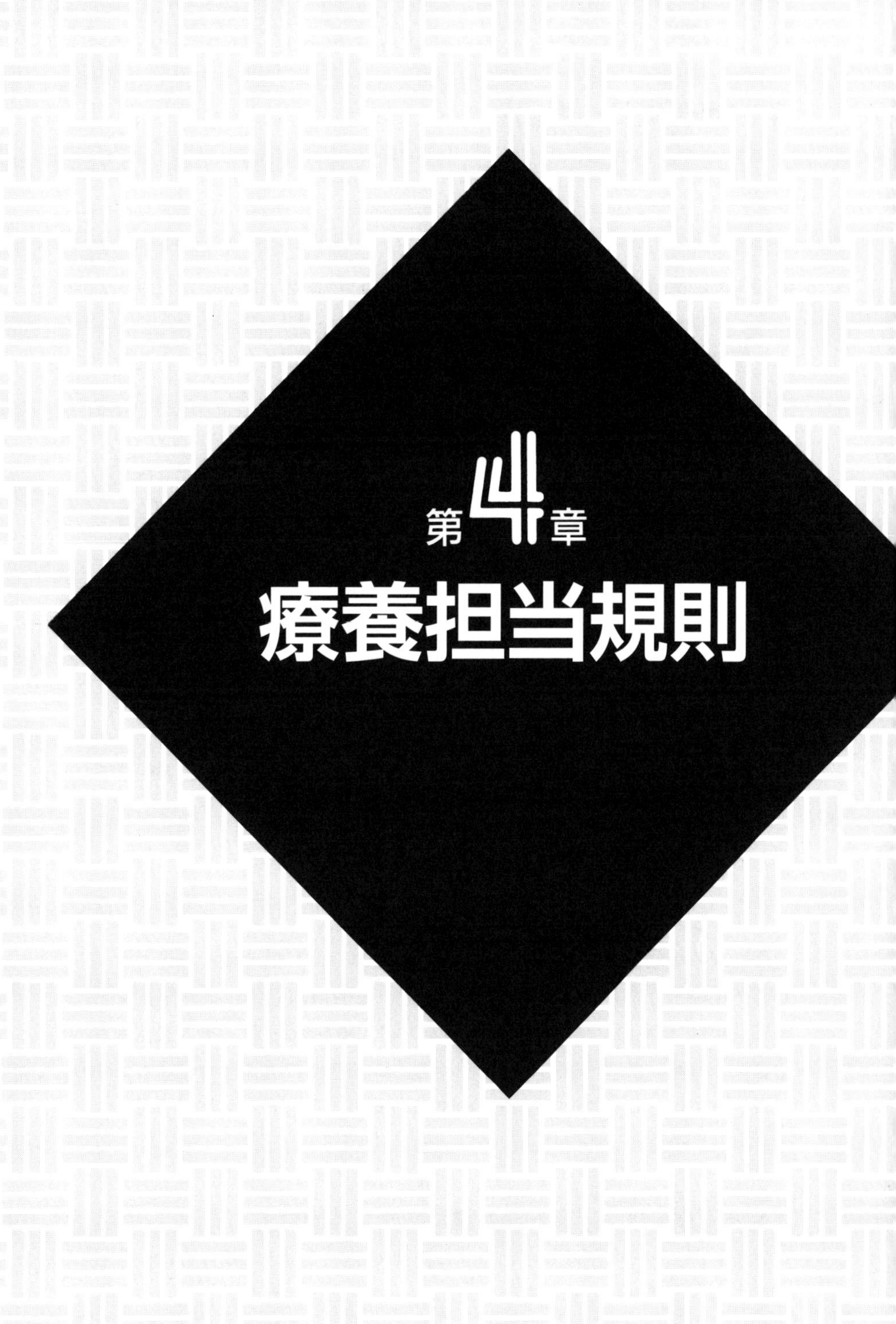

第4章 療養担当規則

1 保険診療の方針と診療録の作成

1 療養担当規則

健康保険では、療養の給付が現物給付出来高払い方式を採用していることから、これを担当する保険医療機関及び保険医は、一定の基準に基づいて保険診療を行うことになっています。この基準を定めたものが、「保険医療機関及び保険医療養担当規則」（厚生労働省令/以下「療養担当規則」という）です。

療養担当規則は、保険医療機関が保険診療を行うにあたっての責務を定めたもの（第１章）と、保険医が診療を行う際の診療方針を定めたもの（第２章）に分かれています。

健康保険以外の医療保険においては、健康保険に準じてそれぞれ医療の給付に関する規定を設けていますが、この療養担当規則と診療報酬点数表は、健康保険法の規定により定められたものそのものを適用しています。

後期高齢者医療においても、同様のものとして「高齢者の医療の確保に関する法律の規定による療養の給付等の取扱い及び担当に関する基準」が定められています。

また、薬剤の支給を担当する保険薬局及び保険薬剤師については、「保険薬局及び保険薬剤師療養担当規則」が定められています。

第４章では、まず保険医に関する規則を学習し、そのあとで保険医療機関に関する事項を条文に沿って解説していくことにします。

2 保険医の診療方針等

前述のとおり、療養担当規則の第２章において、保険医が診療を行う際の診療方針が定められていますが、その内容は第１に診療の一般方針をはじめ、保険医が診療に当たって守るべき一般的事項（第12条～第19条の４）、第２に診療の具体的方針（第20条医科、第21条歯科）、第３に保険診療に伴う事務的事項（第22条～第23条の２）の三つに大別されます。

以下、ここでは、第１及び第２の事項のうち、主として事務従事者として必要なものについて解説します。

１）あん摩・はり・きゅうの施術に対する同意

保険医が、あん摩・はり・きゅうの施術の必要を認めた場合には、療養費の支給（患者がその費用をいったん払って、あとで保険者が払い戻す）が認められています。しかし、これらの施術は、保険医が自己の専門外であるという理由でみだりに施術に同意する、いわゆる無診察同意をしては

参考

平成31年１月から、受領委任方式（患者は一部負担金相当のみを施術所に支払い、施術所が保険給付分を受領する）も

ならないことになっています（療養担当規則第17条）。

すなわち、専門外の傷病については、まず専門医に紹介し、専門医が現在の医療ではその効果が期待できないので、これらの施術を行うことが適当であると判断した場合に、同意を与えることになっています。

2）特殊な療法について

医療保険では、医学界で認められていない特殊な療法を行うことは適切でないという判断と、広く普及していない新療法を保険医療に採り入れることは被保険者に対して不公平になるという判断から、厚生労働大臣が定めるもの以外の療法を禁止しています（療養担当規則第18条）。

「厚生労働大臣の定めるもの」とは、①先進医療ごとに定められた施設基準に適合していることを地方厚生局長若しくは地方厚生支局長に届け出た保険医療機関が行う先進医療、②新薬等の治験など、③患者申出療養です。

3）使用できる医薬品

保険診療に使用できる医薬品は、厚生労働大臣の定めるものに限られています。この医薬品を定めているのが「薬価基準」であり、これに収載されている医薬品のみが使用できます。ただし、この例外として、医薬品医療機器等法に規定する治験の対象薬物、医薬品医療機器等法承認医薬品の保険収載前における一定条件下の投与及び先進医療Ｂ（第３項先進医療）で使用する薬物は、この限りではありません（療養担当規則第19条）。

4）診療の具体的方針

(1) 診察

診察は、患者の職業上及び環境上の特性などを考慮して行うこととされており、診察を行う場合は、緊急やむを得ない場合を除き、患者の服薬状況及び薬剤服用歴を確認しなければならないこととされています。健康診断は療養の給付の対象外で、往診は診療上必要があると認められる場合に行うこととされています。また、各種の検査は、診療上必要があると認められる場合に行うこととされており、研究目的で行うことはできません。ただし、治験に係る検査は例外として認められています（療養担当規則第20条第一号）。

(2) 投薬

投薬は、必要があると認められる場合に行うこととされています。

また、①治療上１剤で足りる場合には１剤を投与し、必要があると認められる場合に２剤以上を投与する、②同一の投薬はみだりに反復せず、症状の経過に応じて投薬の内容を変更するなどの考慮を行う、③後発医薬品（新医薬品等とその有効成分・分量・用法・用量・効能・効果が同一性を有

導入されています。

Q&A

Q　入院中の保険医療機関が、厚生労働大臣が定める施設基準に適合するということで、先進医療による治療をすすめられました。

その場合、保険の取扱いはどのようになるのでしょうか。

A　保険外併用療養費に係る先進医療は、先進医療ごとに厚生労働大臣が定める施設基準に適合するものとして地方厚生局長若しくは地方厚生支局長に届け出た保険医療機関に限り実施できます。

先進医療は、その療養のうち、一般の療養の給付と同様の基礎的な診療部分に限り、保険外併用療養費として保険給付の対象となります。

また、先進医療部分については、その療養に要する費用の範囲内において、全額、患者の自費負担となります。

する医薬品として製造販売の承認がなされたもの）の使用を考慮するとともに、患者に後発医薬品を選択する機会を提供すること等患者が後発医薬品を選択しやすくするための対応に努める、④栄養・安静・運動・職場転換など療養上の注意を行うことで治療の効果をあげることができる場合にはその指導を行い、みだりに投薬してはならないこととされています。

投薬量は、予見することができる必要期間に従ったものでなければならないこととされています。注射薬は、患者に療養上必要な事項について適切な注意及び指導を行い、厚生労働大臣が定めた注射薬に限り投与することができ、その投与量は症状の経過に応じたものでなければならないとされています。なお、厚生労働大臣の定める医薬品については、14日分、30日分または90日分というように投薬期間に上限が設けられています（療養担当規則第20条第二号）。

(3) 処方箋の交付

処方箋の使用期間は、長期旅行等の特殊な事情がある場合を除き、交付の日を含めて４日以内とされています。また、投薬期間等については投薬の例によることになっています（療養担当規則第20条第三号）。

(4) 注射

注射は、①経口投与によって胃腸障害を起こすおそれがあるとき、経口投与をすることができないとき、又は経口投与によっては治療の効果が期待できないとき、②特に迅速な治療の効果を期待する必要があるとき、③その他注射によらなければ治療の効果を期待することが困難であるときに行うこととされています。また、後発医薬品の使用を考慮しなければなりません。

①内服薬との併用は、著しく治療の効果をあげることが明らかな場合又は内服薬の投与だけでは治療の効果を期待することが困難な場合に限って行い、②混合注射は、合理的であると認められる場合に行い、③輸血又は電解質若しくは血液代用剤の補液は、必要があると認められる場合に行うこととされています（療養担当規則第20条第四号）。

(5) 入院

入院診療は療養上必要ある場合にのみ行い、単なる疲労回復や正常分べん又は通院の不便等の理由で行ってはいけないとされています。また、保険医療機関の従業員以外の者による患者負担の看護も禁止されています（療養担当規則第20条第七号）。

3 診療録の記載から適正な請求まで

療養担当規則第２章の最後に、①診療録（カルテ）の記載、②処方箋の交付、③適正な費用の請求の確保が定められています。

診療録については、保険医が診療を行った際にすみやかに必要事項を記

参考

患者が後発医薬品を選択しやすくするための対応としては、例えば、診察時に後発医薬品の使用に関して患者の意向を確認すること、保険薬局において後発医薬品に変更して調剤することや、後発医薬品の使用に関する相談の対応が可能な旨を患者に伝えること等があります。

参考

令和４年４月から、症状が安定している患者について、医師の処方により医師および薬剤師の適切な連携の下、一定期間内に処方箋を反復（３回まで）利用できるリフィル処方箋のしくみが設けられています。

載すること(療養担当規則第22条)、処方箋を交付する場合には、必要事項を記載するとともに、薬剤師からの疑義照会にも適切に対応すること等が義務づけられています（療養担当規則第23条)。

また、保険医は自分の行った診療内容の情報を正確に提供して、保険医療機関が行う診療報酬の請求が適正な内容になるよう義務づけられています（療養担当規則第23条の２)。

診療録の整備保管については保険医療機関の責務として、第１章の第８条、第９条に掲げられていますが、これは保険医療機関に勤務する保険医にも及ぶものです。

保険医が行う診療録の記載に当たって、注意すべき事項は次のとおりです。

① 「傷病名」欄には、原則として、厚生労働大臣が定めた傷病名を用いて、主病、兼症、併発症すべてを記載する。

② 「職務」欄には、船員保険の被保険者又は共済組合の船員組合員について該当するものを○で囲む。

③ 「開始」、「終了」欄には、それぞれの年月日を記入する。

④ 「転帰」欄には、受診者の傷病に関する診療行為の終了原因について該当するものを○で囲む。

⑤ 「既往症・原因・主要症状・経過等」欄には、特に現症に関連があると思われる既往症及び原因について、その時期、経過等必要な事項を記載するとともに、主要症状、経過については、患者の主訴及び自他覚的所見等、診断の根拠及び治療の裏付けとなるべき必要事項（検査の成績、エックス線診断の所見等を含む）を診療のつど記載する。

⑥ 「処方・手術・処置等」欄には、診療のつど処方、手術及び処置の内容、診療上の指導内容等を記載する。

様式第一号（一）の1（第二十二条関係）

診療録

公費負担者番号		保険者番号	
公費負担医療の受給者番号		被保険者証・被保険者手帳 記号・番号	・ （枝番）
		有効期限	令和 年 月 日

受診者				被保険者氏名	
氏名				資格取得	昭和 平成 令和 年 月 日
生年月日	明 大 昭 平 令 年 月 日生		男・女	事業所（船舶所有者） 所在地	電話 局 番
住所	電話 局 番			事業所（船舶所有者） 名称	
職業		被保険者との続柄		保険者 所在地	電話 局 番
				保険者 名称	

傷病名	職務	開始	終了	転帰	期間満了予定日
	上・外	年 月 日	年 月 日	治ゆ・死亡・中止	年 月 日
	上・外	年 月 日	年 月 日	治ゆ・死亡・中止	年 月 日
	上・外	年 月 日	年 月 日	治ゆ・死亡・中止	年 月 日
	上・外	年 月 日	年 月 日	治ゆ・死亡・中止	年 月 日
	上・外	年 月 日	年 月 日	治ゆ・死亡・中止	年 月 日
	上・外	年 月 日	年 月 日	治ゆ・死亡・中止	年 月 日
	上・外	年 月 日	年 月 日	治ゆ・死亡・中止	年 月 日

傷病名	労務不能に関する意見			入院期間	
	意見書に記入した労務不能期間		意見書交付		
	自 月 日 至 月 日	日間	年 月 日	自 月 日 至 月 日	日間
	自 月 日 至 月 日	日間	年 月 日	自 月 日 至 月 日	日間
	自 月 日 至 月 日	日間	年 月 日	自 月 日 至 月 日	日間

業務災害、複数業務要因災害又は通勤災害の疑いがある場合は、その旨	

備考		公費負担者番号	
		公費負担医療の受給者番号	

様式第一号(一)の2(第二十二条関係)

既往症・原因・主要症状・経過等	処 方 ・ 手 術 ・ 処 置 等

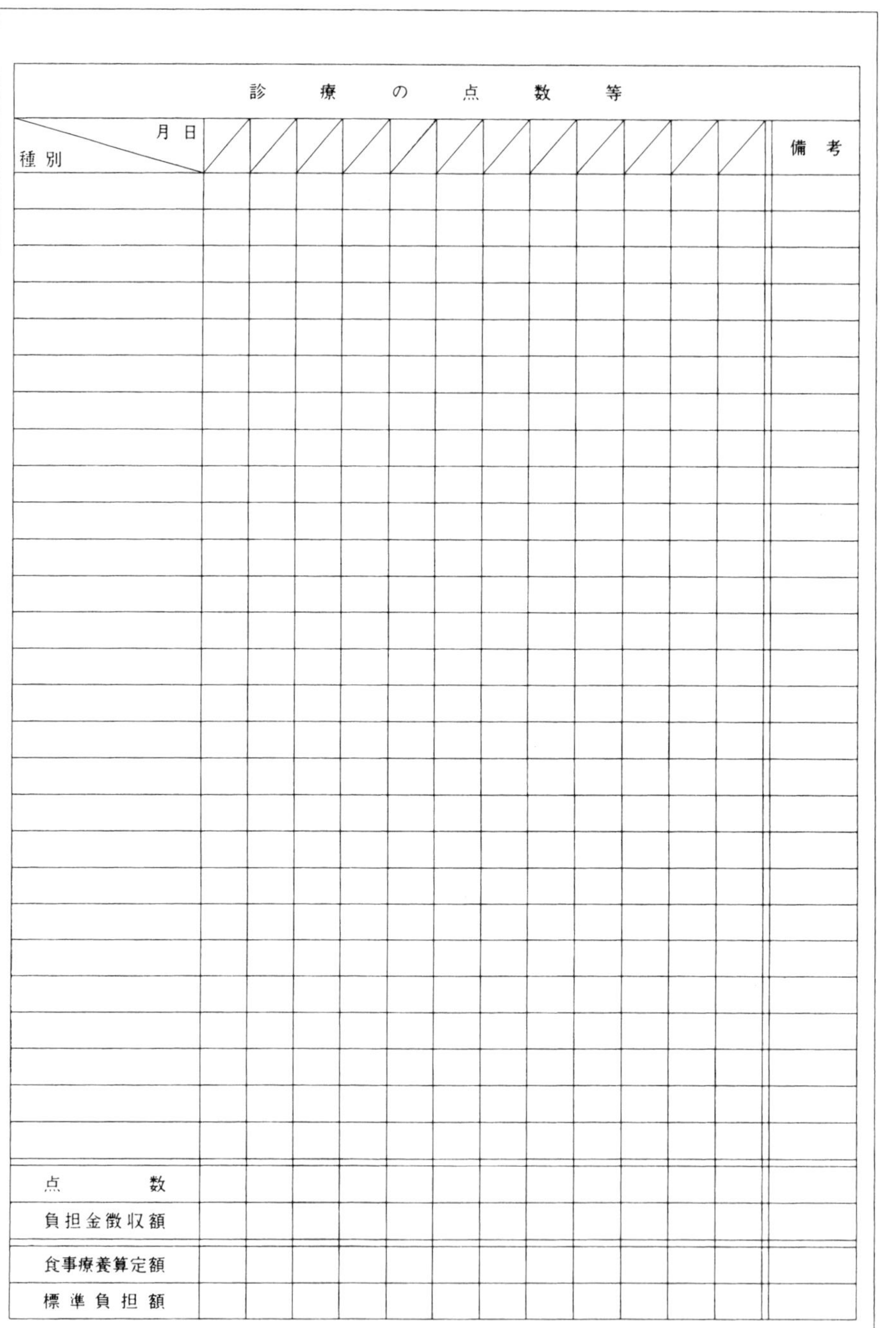

様式第一号(一)の3(第二十二条関係)

診療の点数等

月日 / 種別													備考
点数													
負担金徴収額													
食事療養算定額													
標準負担額													

様式第二号（第二十三条関係）

処　方　箋

（この処方箋は、どの保険薬局でも有効です。）

公費負担者番号		保険者番号	
公費負担医療の受給者番号		被保険者証・被保険者手帳の記号・番号	・　（枝番）

患者	氏名		保険医療機関の所在地及び名称
	生年月日	明大昭平令　年　月　日　男・女	電話番号
			保険医氏名　㊞
	区分	被保険者　被扶養者	都道府県番号　点数表番号　医療機関コード

交付年月日	令和　年　月　日	処方箋の使用期間	令和　年　月　日	特に記載のある場合を除き、交付の日を含めて4日以内に保険薬局に提出すること。

処方	変更不可（医療上必要）	患者希望	個々の処方薬について、医療上の必要性があるため、後発医薬品（ジェネリック医薬品）への変更に差し支えがあると判断した場合には、「変更不可」欄に「レ」又は「×」を記載し、「保険医署名」欄に署名又は記名・押印すること。また、患者の希望を踏まえ、先発医薬品を処方した場合には、「患者希望」欄に「レ」又は「×」を記載すること。 リフィル可　□　（　　回）

備考	保険医署名（「変更不可」欄に「レ」又は「×」を記載した場合は、署名又は記名・押印すること。）
	保険薬局が調剤時に残薬を確認した場合の対応（特に指示がある場合は「レ」又は「×」を記載すること。） □保険医療機関へ疑義照会した上で調剤　□保険医療機関へ情報提供

調剤実施回数（調剤回数に応じて、□に「レ」又は「×」を記載するとともに、調剤日及び次回調剤予定日を記載すること。）
□1回目調剤日（　年　月　日）　□2回目調剤日（　年　月　日）　□3回目調剤日（　年　月　日）
次回調剤予定日（　年　月　日）　次回調剤予定日（　年　月　日）

調剤済年月日	令和　年　月　日	公費負担者番号	
保険薬局の所在地及び名称 保険薬剤師氏名	㊞	公費負担医療の受給者番号	

備考 1．「処方」欄には、薬名、分量、用法及び用量を記載すること。
2．この用紙は、A列5番を標準とすること。
3．療養の給付及び公費負担医療に関する費用の請求に関する命令（昭和51年厚生省令第36号）第1条の公費負担医療については、「保険医療機関」とあるのは「公費負担医療の担当医療機関」と、「保険医氏名」とあるのは「公費負担医療の担当医氏名」と読み替えるものとすること。

様式第二号の二（第二十三条関係）

処 方 箋

（この処方箋は、どの保険薬局でも有効です。）

分割指示に係る処方箋 ＿分割の＿回目

公費負担者番号		保険者番号	
公費負担医療の受給者番号		被保険者証・被保険者手帳の記号・番号	・ （枝番）

患者			
氏名			
生年月日	明大昭平令 年 月 日	男・女	
区分	被保険者	被扶養者	

保険医療機関の所在地及び名称

電話番号

保険医氏名 印

都道府県番号		点数表番号		医療機関コード	

交付年月日	令和 年 月 日	処方箋の使用期間	令和 年 月 日	特に記載のある場合を除き、交付の日を含めて4日以内に保険薬局に提出すること。

処方

変更不可（医療上必要）	患者希望	
		個々の処方薬について、医療上の必要性があるため、後発医薬品（ジェネリック医薬品）への変更に差し支えがあると判断した場合には、「変更不可」欄に「レ」又は「×」を記載し、「保険医署名」欄に署名又は記名・押印すること。また、患者の希望を踏まえ、先発医薬品を処方した場合には、「患者希望」欄に「レ」又は「×」を記載すること。

備考

保険医署名 （「変更不可」欄に「レ」又は「×」を記載した場合は、署名又は記名・押印すること。）

保険薬局が調剤時に残薬を確認した場合の対応(特に指示がある場合は「レ」又は「×」を記載すること。)
□保険医療機関へ疑義照会した上で調剤 □保険医療機関へ情報提供

調剤済年月日	令和 年 月 日	公費負担者番号	
保険薬局の所在地及び名称 保険薬剤師氏名	印	公費負担医療の受給者番号	

備考 1．「処方」欄には、薬名、分量、用法及び用量を記載すること。

2．この用紙は、A列5番を標準とすること。

3．療養の給付及び公費負担医療に関する費用の請求に関する命令（昭和51年厚生省令第36号）第1条の公費負担医療については、「保険医療機関」とあるのは「公費負担医療の担当医療機関」と、「保険医氏名」とあるのは「公費負担医療の担当医氏名」と読み替えるものとすること。

様式第二号の二

分割指示に係る処方箋（別紙）

（発行保険医療機関情報）
処方箋発行医療機関の保険薬局からの連絡先

電話番号＿＿＿＿＿＿＿＿　　ＦＡＸ番号＿＿＿＿＿＿＿＿

その他の連絡先＿＿＿＿＿＿＿＿

（受付保険薬局情報）

１回目を受け付けた保険薬局

名称＿＿＿＿＿＿＿＿

所在地＿＿＿＿＿＿＿＿

保険薬剤師氏名＿＿＿＿＿＿＿＿ 印

調剤年月日＿＿＿＿＿＿＿＿

２回目を受け付けた保険薬局

名称＿＿＿＿＿＿＿＿

所在地＿＿＿＿＿＿＿＿

保険薬剤師氏名＿＿＿＿＿＿＿＿ 印

調剤年月日＿＿＿＿＿＿＿＿

３回目を受け付けた保険薬局

名称＿＿＿＿＿＿＿＿

所在地＿＿＿＿＿＿＿＿

保険薬剤師氏名＿＿＿＿＿＿＿＿ 印

調剤年月日＿＿＿＿＿＿＿＿

2 保険医療機関の責務

療養担当規則の第1章は「保険医療機関の療養担当」となっており、保険医療機関が保険診療を行う際の責務を定めています。第1章は第1条の「療養の給付の担当の範囲」から第11条の3の地方厚生（支）局長への定期的な「報告」までで構成され、その中で保険診療の範囲、受給資格の確認、患者一部負担金の徴収、証明書等の交付等が具体的に規定されています。

1 療養の給付の範囲

「療養の給付の担当の範囲」は、保険医療機関が行う療養の給付の範囲を定めたものです。医療保険における保険診療の範囲については、医療保険各法で規定されていますが、この療養担当規則においては保険医療機関の責務として明確に定めたものです（療養担当規則第1条）。

(1) 診察

からだに異常があれば、いつでも被保険者証等で病院・診療所の保険医の診察が受けられます。診療上必要があれば、往診も検査も受けられます。

参考

令和6年12月2日に従来の被保険者証は廃止され、マイナンバーカードを利用した被保険者証に一本化されることになっています（145頁参照）。

(2) 薬剤、治療材料の支給

治療のために必要な医薬品が支給されます。ただし、厚生労働大臣が定める「薬価基準」に収載されている医薬品に限られます。

医師から院外処方箋を交付されたときは、保険薬局で調剤してもらいます。処方箋の有効期間は特別の場合を除き、交付の日を含め4日以内です。

治療に必要な治療材料は、保険で支給されます。人工腎臓用ダイアライザーやペースメーカー等の特定保険医療材料は、医薬品の場合の薬価基準と同様に、材料価格基準により価格が告示されています。また、関節用装具、コルセットなどの治療用装具は療養費として支給されます。

(3) 処置・手術その他の治療

処置、手術はもちろん、リハビリテーション、精神科専門療法、放射線療法、療養指導なども受けられます。

(4) 居宅における療養上の管理及びその療養に伴う世話その他の看護

訪問診療や訪問看護などの必要な在宅医療が受けられます。

(5) 病院または診療所への入院及びその療養に伴う世話その他の看護

保険医が必要と認めれば、一部負担金を支払うことによって、必要な入院とそれに伴う看護が受けられます。

入院時の食費については、療養の給付の対象ではなく、入院時食事療養費が支給されます（実際は、標準負担額を支払うことによって、現物給付となります）。なお、65歳以上の療養病床への入院患者に関しては、食費と居住費について、入院時生活療養費が支給されます。標準負担額を支払うことによって現物給付となる点は、入院時食事療養費と同様です。

2 特定の保険薬局への誘導の禁止

医薬分業の推進による院外処方・調剤の増加とともに、いわゆる門前薬局や特定の保険薬局と保険医療機関との関係が問題となってきています。

「特定の保険薬局への誘導の禁止」は、このような背景を踏まえ、①患者に処方箋を交付する際、特定の保険薬局で調剤を受けるよう誘導したり、②保険薬局からバックマージン等の利益の提供を受けたりしてはならないということを規定したものです（療養担当規則第2条の5）。

なお、医療の地域連携を推進する観点から一定の要件に該当する場合は、㋐連携薬局の説明、㋑時間外対応薬局のリスト提供、㋒在宅患者訪問薬剤管理指導の届出薬局のリスト提供については、「特定の保険薬局への誘導」に該当しないとされています。

3 オンライン資格確認

令和5年4月より、保険医療機関・薬局にはオンライン資格確認の導入が原則義務付けられており、患者がマイナンバーカードを被保険者証として利用するオンライン資格確認を求めた場合は、オンラインによって受給資格の確認をしなければなりません。

なお、令和6年12月2日に従来の被保険者証は廃止され、マイナンバーカードを利用した被保険者証に一本化されることになっています。

参考
従来の被保険者証は廃止後、猶予期間として最長1年間は使用できる他、マイナンバーカードを持っていない人も保険診療を受けられるように「資格確認書」が無料で発行されます。

オンライン資格確認を導入した保険医療機関等では、マイナンバーカードを被保険者証等として使用して、オンラインで資格情報の取得・確認が可能となっています。これまで限度額適用認定証等は発行された証類を患者が保険医療機関等に提示する必要がありましたが、患者の同意の下、提示しなくてもオンラインで情報を確認することで患者が限度額以上の医療費を窓口で負担する必要がなくなりました。

さらに、オンライン資格確認の際には患者本人の同意の下、保険医療機関等の医師・看護師・薬剤師等は、患者の「特定健診情報等」・「薬剤情報」・「手術情報を含む診療情報」・「処方・調剤情報」を閲覧することができるようになっています。

参考
「処方・調剤情報」は、電子処方箋管理サービスを利用する保険医療機関等のみ閲覧可能です。

また、オンライン資格確認の基盤を活用した電子処方箋管理サービスの運用も始まっており、電子処方箋を導入した保険医療機関等では、処方箋を電子的に発行・受付することができるようになっています。

現在オンライン資格確認の対象となる証類は次のようになっていますが、順次対象範囲は拡大される予定です。

（令和6年3月1日現在）

No.	資格証類	オンライン資格確認（可能：○、不可：×）
1	健康保険被保険者証/共済組合組合員証/私立学校教職員共済加入者証/船員保険被保険者証/共済組合船員組合員証	○
2	国民健康保険被保険者証	○
3	国民健康保険被保険者証兼高齢受給者証/高齢受給者証	○
4	後期高齢者医療被保険者証	○
5	退職被保険者証	○
6	短期被保険者証	○
7	子ども短期被保険者証	○
8	修学中の被保険者の特例による被保険証（マル学保険証）	○
9	住所地特例制度による被保険者証	○
10	被保険者資格証明書	○
11	限度額適用認定証	○
12	限度額適用・標準負担額減額認定証、標準負担額減額認定証	○
13	特定疾病療養受療	○
14	自衛官診療証、自衛官限度額適用認定証、自衛官限度額適用・標準負担額減額認定証、自衛官特定疾病療養受療証	×
15	被保険者受給資格者票	×
16	特別療養費受給票	×
17	船員保険療養補償証明書/船員組合員療養補償証明書	×
18	船員保険継続療養受領証明書/船員組合員継続療養受療証明書	×
19	一部負担金等減免（免除・徴収猶予）証明書	×
20	公費負担・地域単独事業の受給証	×
21	生活保護受給者に交付される医療券等	○

■マイナンバーカードの見本

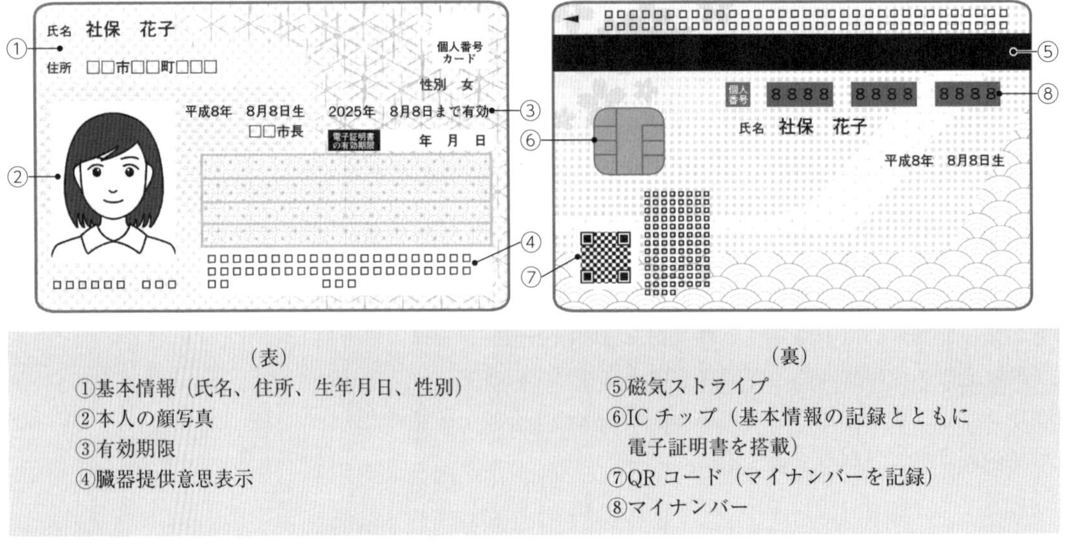

（表）
①基本情報（氏名、住所、生年月日、性別）
②本人の顔写真
③有効期限
④臓器提供意思表示

（裏）
⑤磁気ストライプ
⑥IC チップ（基本情報の記録とともに電子証明書を搭載）
⑦QR コード（マイナンバーを記録）
⑧マイナンバー

※表面は顔写真付きのため対面での身分証明書として、裏面はIC チップを利用したオンラインでの身分証明書として利用できる。保険医療機関等でマイナンバーカードを被保険者証として利用する場合は、マイナンバーではなく、マイナンバーカードのIC チップ内の利用者証明用電子証明書を利用する。

4 受給資格の確認

参考

一部を除いて、各資格証類については、オンライン資格確認が可能となっていますが（146頁参照）、この頁以降では資格確認についての理解をより深めるため、従来の証類を使用した確認方法を掲載しています。

(1) 被保険者証等の確認

保険医療機関は、患者から保険診療を求められた場合は、その人の提示する被保険者証、受給資格者票、組合員証等またはオンライン資格確認によって、保険診療を受ける資格があるかどうかを確かめなければなりません。

ただし、緊急やむを得ない事情で受給資格を確認できないときに、被保険者証等によらなくとも受給資格の確認ができる場合は、保険診療を行うことができます。たとえば、被保険者の勤務先（事業主）に連絡して、資格の確認ができれば、保険医療機関の責任で保険診療を行うことができます。この場合でも、できるだけ早く被保険者証の持参やオンライン資格確認等の方法により、確認を行う必要があります（療養担当規則第３条）。

(2) 被扶養者の確認

被扶養者は、被保険者の３親等以内の親族に限られています。保険者が被扶養者として認定すると、被扶養者用の被保険者証（被扶養者証）が交付されます。被扶養者の確認は、被保険者の場合と同様に行います。

(3) 負担割合の確認（70歳以上）

70歳以上75歳未満の被保険者・被扶養者については、被保険者証とともに高齢受給者証の提示を求め、それにより２割または３割の負担割合を確認します。提示されなかったときは３割負担とします。

75歳以上の人は後期高齢者医療制度の被保険者ですので、個人単位で発行されている被保険者証により、１割（令和４年10月１日より、一定所得以上の人は２割となっています。36頁「２）患者負担」参照）か３割の負担割合を確認します。

(4) 健康保険被保険者受給資格者票

日雇特例被保険者の療養給付期間は１年（結核性疾病については５年）となっており、受給資格者票の１面に「１年」の表示がされています。

(5) 限度額適用（・標準負担額減額）認定証

患者の事前申請が保険者に受理されると、70歳未満の低所得者以外には「限度額適用認定証」が、低所得者（年齢問わず）には「限度額適用・標準負担額減額認定証」が交付されます。この「認定証」を窓口で提示することにより超えた額が高額療養費として現物給付され、患者からの徴収額がかわってきます。このため、患者に交付されている認定証によって負担額・限度額を確認するようにします。

(6) 特定疾病療養受療証

人工腎臓を実施している慢性腎不全患者については、自己負担限度額は１か月10,000円（70歳未満の標報53万円以上の人とその被扶養者は20,000円）となっており、限度額を超える部分は健康保険から高額療養費として現物給付されます。この場合、健康保険特定疾病療養受療証及び被保険者証等を保険医療機関の窓口に提示することになっていますので、それらにより確認します。

また、①血友病（先天性血液凝固因子障害）患者のうち血漿分画製剤を投与している第Ⅷ・Ⅸ因子障害患者、②抗ウイルス剤を投与している後天性免疫不全症候群患者（HIV 感染を含み、血液凝固因子製剤の投与に起因する HIV 感染症に関する医療を受けている患者に限る）についても自己負担限度額は１か月10,000円となっています。この場合、限度額を超える部分は健康保険から高額療養費として、また限度額以下の自己負担分については公費負担医療としてそれぞれ現物給付されますので、事実上患者の窓口負担はなくなります。これらの対象患者は、先天性血液凝固因子障害等医療受給者証と健康保険特定疾病療養受療証及び被保険者証を保険医療機関の窓口に提示することになっていますので、それらにより確認します。

なお、上記①・②以外の血友病患者については、特定疾病療養受療証は交付されませんが、先天性血液凝固因子障害等医療受給者証と被保険者証を窓口に提示することにより、患者の窓口負担はなくなります。

(7)　国民健康保険被保険者資格証明書

国民健康保険では、１年以上保険料（税）を滞納した人には、被保険者証を返還させ被保険者資格証明書を交付していますので、これによって受給資格の確認を行います。後期高齢者医療制度でも同様の取扱いです。

参考

高校生世代以下の患者（18歳到達以後最初の３月31日を迎えるまでの患者）については、滞納があっても有効期限６か月以上の被保険者証が交付されます。

5 被保険者証の取扱い

初診の際、被保険者証により受給資格の確認を行った後、保険医療機関で保管し、診療が終わった時点で患者に返還することになっています（療養担当規則第４条）が、実際には初診日に被保険者証を返還しています。この場合は、受診（再診）のつど被保険者証の提示を求めることが望ましいのですが、少なくとも月を超えて受診する場合は、月の初めの受診日に被保険者証を持参させ資格を確認し、無資格診療を防ぐことが大切です。

参考

オンライン資格確認では、受診（再診）のつど最新の資格情報を確認できるので、保険医療機関等においては資格過誤によるレセプト返戻・未収金の削減が期待できます。

※令和６年12月２日で従来の被保険者証は廃止されますが、廃止後も猶予期間として最長1年間は使用できることになっています。

■健康保険の被保険者証等

●被保険者証（カード様式）

（表　面）

◀
（被保険者）　令和　年　月　日交付
健康保険
被保険者証　記号　番号　（枝番）
氏名
性別
生年月日　年　月　日
資格取得年月日　年　月　日
保険者所在地
保険者番号・名称　印

（裏　面）

住所	
備考	

※　以下の欄に記入することにより、臓器提供に関する意思を表示することができます。記入する場合は、１から３までのいずれかの番号を○で囲んでください。
1. 私は、脳死後及び心臓が停止した死後のいずれでも、移植の為に臓器を提供します。
2. 私は、心臓が停止した死後に限り、移植の為に臓器を提供します。
3. 私は、臓器を提供しません。
《１又は２を選んだ方で、提供したくない臓器があれば、×をつけてください。》
【　心臓・肺・肝臓・腎臓・膵臓・小腸・眼球　】
〔特記欄：　〕
署名年月日：　年　月　日
本人署名（自筆）：　家族署名（自筆）：

※上記は一般の「被保険者」用のもので、このほか「被扶養者」用、特例退職被保険者の「被保険者」用および「被扶養者」用が定められている。被扶養者用では、表面に資格取得年月日がなく被保険者氏名が記載されている（被扶養者としての認定年月日が記載されることもある）。
※紙様式の場合は、１枚の被保険者証に被保険者と被扶養者全員の氏名が記載されている。なお、離れて暮らす被扶養者向けの「遠隔地被保険者証」もある。

●高齢受給者証（カード様式）

◀
健康保険　令和　年　月　日交付
高齢受給者証
記号　番号　（枝番）
氏名　被保険者氏名
生年月日　年　月　日
発効年月日　年　月　日
有効期限　年　月　日
一部負担金の割合
保険者所在地
保険者番号
保険者名称　印

※高齢受給者が被保険者証とともに提示するもので、一部負担金割合を示す。負担割合が被保険者証に記載されている場合には発行されない。

●高齢受給者証（紙様式）

健康保険高齢受給者証
令和　年　月　日交付

記号			番号	（枝番）
被保険者	氏名			
	生年月日	年　月　日		
対象者	氏名			
	生年月日	年　月　日		
	住所			
発効年月日		令和　年　月　日		
有効期限		令和　年　月　日		
一部負担金の割合				
保険者	所在地			
	保険者番号			
	名称及び印			

●受給資格者票

健康保険被保険者
受給資格者票
令和　年　月　日交付

健康保険被保険者手帳の記号及び番号			
本人	氏名		男・女
	生年月日	明大昭平令　年　月　日	
	住所又は居所		
保険者番号及び交付機関名		印	

診療の際は必ず第五面を参照してください。

※日雇特例被保険者（およびその被扶養者＝２面に表示）が提示するもので、保険診療をうける資格を証明しており、保険医療機関はそれを「受給資格確認」面で確認する。

■国民健康保険の被保険者証等

●被保険者証（カード様式）

○○都道府県　　　有効期限　　年　　月　　日
国民健康保険
被保険者証

記　号　　　　　番　号　　　（枝番）
氏　名　　　　　性　別
生年月日　　　　　年　　月　　日
適用開始年月日　　年　　月　　日
交付年月日　　　　年　　月　　日
世帯主氏名
住　所

保険者番号

交付者名　　　　　　　　　　印

※紙様式の場合は、1枚の被保険者証に世帯の被保険者全員の氏名が記載されている。

●資格証明書

○○都道府県国民健康保険
被保険者資格証明書

有効期限　　年　　月　　日まで
交付年月日　年　　月　　日交付

記号		番号	（枝番）
世帯主	住　所		
	氏　名		男・女
被保険者	氏　名		男・女
	生年月日	年　月　日	
交付者	保険者番号並びに交付者の名称及び印		

※保険料の滞納により償還払いの措置をうけている場合に、被保険者証の代わりに交付されるもので、提示をうけた保険医療機関は医療費の全額を徴収し、被保険者は保険給付分を市町村に申請して払い戻しを受ける。

●被保険者証兼高齢受給者証

○○都道府県　　　有効期限　　年　　月　　日
国民健康保険　　　発効期日　　年　　月　　日
被保険者証
兼高齢受給者証

記　号　　　　　番　号　　　（枝番）
氏　名　　　　　性　別
生年月日　　　年　　月　　日　　負担割合　　割
適用開始年月日　年　　月　　日
交付年月日　　　年　　月　　日
世帯主氏名
住　所

保険者番号

交付者名　　　　　　　　　　印

※近年では利便性を考慮して、上記の被保険者証と高齢受給者証が一体となった様式で交付する自治体も増えている。

■共済組合組合員証（例）

●カード様式

本人（組合員）　令和　年　月　日交付
○○共済組合
組 合 員 証
記号　番号　（枝番）
氏名
性別
生 年 月 日　年　月　日
資格取得年月日　年　月　日
発行機関所在地
保 険 者 番 号
名　称　印

●紙様式

○○○共済組合員証			
記号		番号	（枝番）
組合員	氏名		男　女
	生年月日	昭和 平成 令和　年　月　日	
	住所		
	資格取得年月日	年　月　日	
発行機関	所在地		
	組合（保険者）番号名称及び印		
交付年月日		令和　年　月　日	
有効期限		令和　年　月　日	

■後期高齢者医療被保険者証

●カード様式

後期高齢者医療被保険者証　有効期限　年　月　日
被保険者番号
住　所
氏　名　性　別
生　年　月　日　年　月　日
資格取得年月日　年　月　日
発　効　期　日　年　月　日
交 付 年 月 日　年　月　日
一部負担金の割合
保険者番号 □□□□□□□□
保 険 者 名　印

●紙様式

後期高齢者医療被保険者証 有効期限　年　月　日 交付年月日　年　月　日			
被保険者番号			
被保険者	住　所		
	氏　名		男・女
	生年月日	年　月　日	
資格取得年月日		年　月　日	
発 効 期 日		年　月　日	
一部負担金の割合			
保険者番号並びに保険者の名称及び印		□□□□□□□□	

■船員保険被保険者証

◀
（被保険者）
船 員 保 険　令和　年　月　日交付
被保険者証　記号　番号　（枝番）
氏名　性別
生　年　月　日　年　月　日
資格取得年月日　年　月　日
保険者番号
保険者名称
保険者所在地　印

※マイナンバーカードによる被保険者証を利用すれば、オンライン資格確認により、高額療養費制度における限度額を超える支払いが免除となり、認定証の提示は不要となります。

■認定証等（健康保険の例）

●限度額適用認定証

健康保険限度額適用認定証

令和　年　月　日交付

被保険者	記号		番号	（枝番）
	氏名			
	生年月日	昭和・平成・令和　年　月　日		
適用対象者	氏名			
	生年月日	昭和・平成・令和　年　月　日		
	住所			
発効年月日		令和　年　月　日		
有効期限		令和　年　月　日		
適用区分				
保険者	所在地			
	保険者番号名称及び印			

注意事項

1. この証の交付を受けたときには、すぐに住所欄に住所を自署して大切に保持してください。
2. この証によって療養を受ける際に支払う一部負担金の額は、保険医療機関等又は指定訪問看護事業者ごとに1か月につき、別に定められた額を限度とします。
3. 保険医療機関等又は指定訪問看護事業者について療養を受けるときには、その窓口で電子的確認を受けるか、この証を被保険者証に添えて渡してください。
4. 被保険者の資格がなくなったとき、被扶養者でなくなったとき、認定の条件に該当しなくなったとき又は有効期限に達したときは、5日以内にこの証を保険者に返してください。ただし、事業主を経由しても差し支えありません。
5. 不正にこの証を使用した者は、刑法により詐欺罪として懲役の処分を受けます。
6. 表面の記載事項に変更があった場合には、速やかにこの証を保険者に提出して訂正を受けてください。ただし、事業主を経由しても差し支えありません。

※適用区分欄

70歳未満	ア＝標報83万円以上
	イ＝標報53～79万円
	ウ＝標報28～50万円
	エ＝標報26万円以下
70歳以上	現役並みⅠ
	現役並みⅡ

●限度額適用・標準負担額減額認定証

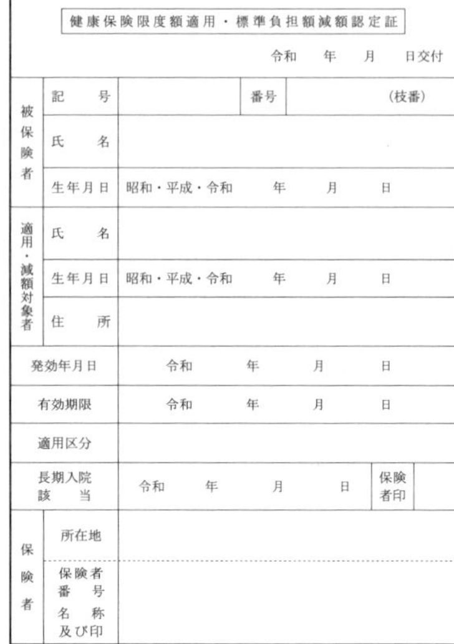

健康保険限度額適用・標準負担額減額認定証

令和　年　月　日交付

被保険者	記号		番号	（枝番）	
	氏名				
	生年月日	昭和・平成・令和　年　月　日			
適用・減額対象者	氏名				
	生年月日	昭和・平成・令和　年　月　日			
	住所				
発効年月日		令和　年　月　日			
有効期限		令和　年　月　日			
適用区分					
長期入院該当		令和　年　月　日		保険者印	
保険者	所在地				
	保険者番号名称及び印				

注意事項

1. この証の交付を受けたときには、すぐに住所欄に住所を自署して大切に保持してください。
2. この証によって療養を受ける場合は、次のとおり一部負担金限度額の適用及び食事療養標準負担額又は生活療養標準負担額の減額が行われます。
   (1) 療養を受ける際に支払う一部負担金の額は、保険医療機関等又は指定訪問看護事業者ごとに1か月につき、別に定められた額を限度とします。
   (2) 入院の際に食事療養を受ける場合に支払う食事療養標準負担額又は生活療養を受ける場合に支払う生活療養標準負担額は、別に厚生労働大臣が定める減額された額とします。
3. 保険医療機関等又は指定訪問看護事業者について療養を受けるときには、その窓口で電子的確認を受けるか、この証を被保険者証に添えて渡してください。
4. 被保険者の資格がなくなったとき、被扶養者でなくなったとき、認定の条件に該当しなくなったとき又は有効期限に達したときは、5日以内にこの証を保険者に返してください。ただし、事業主を経由しても差し支えありません。
5. 不正にこの証を使用した者は、刑法により詐欺罪として懲役の処分を受けます。
6. 表面の記載事項に変更があった場合には、速やかにこの証を保険者に提出して訂正を受けてください。ただし、事業主を経由しても差し支えありません。

※適用区分欄　オ＝70歳未満低所得者
Ⅰ＝70歳以上低所得Ⅰ
Ⅱ＝70歳以上低所得Ⅱ
オ＋（境）
又は
Ⅰ＋（境）
＝境界層該当者

●特定疾病療養受療証

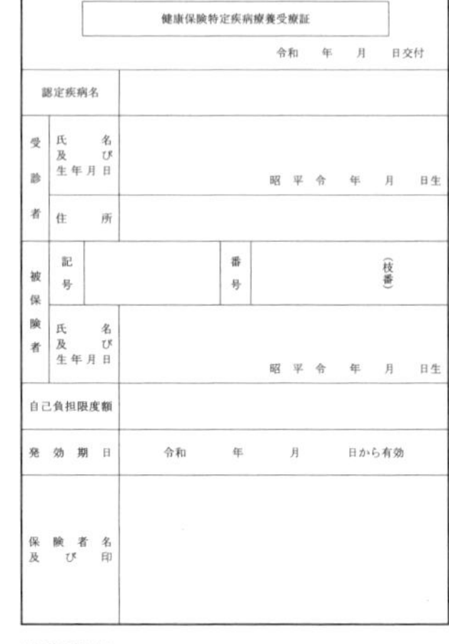

健康保険特定疾病療養受療証

令和　年　月　日交付

認定疾病名				
受診者	氏名及び生年月日	昭 平 令　年　月　日生		
	住所			
被保険者	記号		番号	（枝番）
	氏名及び生年月日	昭 平 令　年　月　日生		
自己負担限度額				
発効期日		令和　年　月　日から有効		
保険者名及び印				

注意事項

1. この証の交付を受けたときには、すぐに住所欄に住所を自署して大切に保持してください。
2. この証によって認定疾病に係る保険診療を受ける場合は、窓口で支払う一部負担金等の額は、保険医療機関等又は保険薬局等ごとに1カ月に表面に記載された自己負担限度額を最高限度とします。
   ただし、入院した場合には、食事療養又は生活療養に要する費用について、別途定額の食事療養標準負担額又は生活療養標準負担額を求めることとなります。
3. 保険医療機関等又は保険薬局等について認定疾病に係る保険診療を受けようとする場合において、被保険者証を提出することにより被保険者又は被扶養者であることの確認を受ける場合には、この証を被保険者証に添えてその窓口で渡してください。
4. 被保険者の資格がなくなったとき又は被扶養者でなくなったときは、5日以内にこの証を保険者に返してください。ただし、事業主を経由しても差し支えありません。
5. 不正にこの証を使用した者は、刑法により詐欺罪として懲役の処分を受けます。
6. 表面の記載事項に変更があった場合には、速やかにこの証を保険者に提出して訂正を受けてください。ただし、事業主を経由しても差し支えありません。

6 患者負担金の徴収

保険医療には一部負担金などの患者負担金が定められており、保険医療機関は必ず徴収しなければならないことになっています。したがって、保険医療機関では、外来の場合は診療のつど、入院の場合は一定の期間または療養の区切りごとに徴収しています（療養担当規則第５条）。

なお、この患者負担金の徴収は、原則として10円未満の端数を四捨五入して10円単位で行うことになっていますが、高額療養費が給付（現物）される場合に限り、１円未満の端数を四捨五入して、１円単位で行うことになっています。

(1) 被保険者の一部負担金・被扶養者の自己負担金

かかった医療費に対して１割～３割の額ですので、該当する額を窓口で患者から徴収します。

義務教育就学前	かかった医療費の２割
義務教育就学後70歳未満	かかった医療費の３割
70歳以上（後期高齢者を除く）	かかった医療費の２割、現役並み所得者とその被扶養者は３割＝患者が提示する高齢受給者証等に記載
後期高齢者（75歳の誕生日以降または65歳以上で認定日以降）	かかった医療費の原則１割（令和４年10月１日より、一定所得以上の人は２割。36頁「２）患者負担」参照）、現役並み所得者とその被扶養者は３割＝患者が提示する被保険者証等に記載

(2) 高額療養費が現物給付されるなど、患者負担に限度額がある場合

① 70歳以上の患者

② 「限度額適用認定証」または「限度額適用・標準負担額減額認定証」の提示があった患者

③ 特定疾病療養受療証の提示があった患者（高額長期疾病患者）

④ 公費負担医療の適用があり、受給者証等の提示があった患者

これらの患者の場合は、窓口負担額自体が限度額まで（１か月当たり）という取扱いになりますので、月途中で限度額を超えてからは、その月内は患者から負担金を徴収しないことになります。ただし、①②のうち、限度額が定額ではなく、１％加算が設定されている患者については、その１％分の負担を窓口で徴収します。

Q&A

Q 高額療養費の現物給付がない場合には、一部負担金の徴収は10円単位になるのですか。

A そのとおりです。即ち、一部負担金が限度額以下の場合は、高額療養費が給付されませんので、保険医療機関での徴収は10円単位となります。

参考

①の70歳以上の患者のうち、現役並み所得者のⅡ・Ⅰの限度額により現物給付を受ける場合は、「健康保険限度額適用認定証」を保険医療機関に提示しなければなりません。提示がない場合はⅢの限度額が適用されます。（Ⅲ及び一般は不要。所得区分の詳細は次頁参照）。

70歳未満の患者が認定証を提示しないときは、限度額の適用はなく、定率負担となります。

③、④については、制度の対象となる傷病についての医療費のみが現物給付の取扱いとなり、それ以外の傷病の医療費は通常どおりの定率負担となります。

①70歳以上の所得区分と自己負担限度額（１か月当たり）

所得区分※	自己負担限度額（高額療養費算定基準額）	
	個人単位（外来）	世帯単位
現役並み所得者Ⅲ	—	252,600円＋（医療費－842,000円）×１％ ＜多数該当：140,100円＞
現役並み所得者Ⅱ	—	167,400円＋（医療費－558,000円）×１％ ＜多数該当：93,000円＞
現役並み所得者Ⅰ	—	80,100円＋（医療費－267,000円）×１％ ＜多数該当：44,400円＞
一般	18,000円 （８月～翌７月の年間上限144,000円）	57,600円 ＜多数該当：44,400円＞
低所得者Ⅱ	8,000円	24,600円
低所得者Ⅰ	8,000円	15,000円

※「現役並み所得者」について、平成30年８月からは、「個人単位（外来）」の限度額は撤廃され、「世帯単位」の限度額は所得区分により、Ⅲ～Ⅰの３段階に細分化されています（〈70歳未満の人の高額療養費〉の区分ア～区分ウ（23頁参照）と同様）。

参考

「多数該当」とは、診療月以前12か月に高額療養費の支給月数が３月以上である場合をいい、自己負担限度額が軽減されます（「70歳以上・外来のみ」による支給は月数に算入しません）。

②70歳未満の所得区分と自己負担限度額（１か月当たり）「認定証」の提示が要件

所得区分		自己負担限度額（高額療養費算定基準額）	多数該当
ア	標報83万円以上	252,600円＋（医療費－842,000円）×0.01	140,100円
イ	標報53～79万円	167,400円＋（医療費－558,000円）×0.01	93,000円
ウ	標報28～50万円	80,100円＋（医療費－267,000円）×0.01	44,400円
エ	標報26万円以下	57,600円	44,400円
オ	低所得者	35,400円	24,600円

③高額長期疾病患者の自己負担限度額（１か月当たり）「受療証」の提示が要件

<table>
<tr><td rowspan="2">人工腎臓を実施している慢性腎不全</td><td>70歳未満の標報53万円以上の人とその被扶養者</td><td>20,000円</td></tr>
<tr><td>上記以外の患者</td><td rowspan="3">10,000円</td></tr>
<tr><td colspan="2">血漿分画製剤を投与している先天性血液凝固第Ⅷ因子障害・第Ⅸ因子障害</td></tr>
<tr><td colspan="2">抗ウイルス製剤を投与している後天性免疫不全症候群（一定の患者）</td></tr>
</table>

参考

④の公費負担医療については、さまざまな制度がありますので、受給者証等により要件や限度額等を確認するようにします（→第２章）。

<高額療養費の現物給付化の具体例・外来の場合>

高額療養費の現物給付化は、従来は入院と一部の在宅医療に限られていましたが、高額な薬剤を使用するなどの外来患者に配慮し、平成24年４月からは外来においても、窓口段階で患者負担を限度額までにとどめるしくみとなっています。

以下に具体例を挙げながら、医療機関の窓口での取扱いについて説明します。

○月途中に患者が限度額適用認定証又は限度額適用・標準負担額減額認定証の交付を受け、医療機関に提示した場合

(1)　認定証の提示の前に、その月の窓口負担の合計額が自己負担限度額を超えていない場合は、提示した以降に受診した窓口負担を含めて、その月のその医療機関での窓口負担の全ての合計額と自己負担限度額との差額が現物給付化の対象となります。**【ケース１】**

(2)　認定証の提示の前に、その月の窓口負担の合計額が自己負担限度額を超えている場合は、その月の窓口負担は現物給付化の対象とはせず、翌月以降、現物給付化が適用されます。このため、その月の高額療養費は、後日、保険者に申請するよう、患者に案内します。**【ケース2-1】**

(3)　ただし、(2)の場合に、認定証の提示の前の窓口負担と自己負担限度額との差額を、患者からの相談に応じて、医療機関が払い戻しする取扱いも可能です。この場合は、自己負担限度額に達する前に認定証を提示したものとみなして、(1)と同様の取扱いとします。**【ケース2-2】**

なお、月途中に限度額適用認定証又は限度額適用・標準負担額減額認定証が交付されても、医療機関等への提示が翌月となった場合は現物給付化を行わずに、保険者に後日、高額療養費の申請を行うことにより当月分の高額療養費の支給を受ける形となります。

【ケース１】（限度額適用認定証提示前に自己負担限度額に達していない場合）

（70歳未満・標報28～50万円）

４月１日：Ａ医療機関で外来診療

<総医療費100,000円、自己負担額30,000円>

４月15日：限度額適用認定証が交付

４月16日：Ａ医療機関で外来診療

<総医療費300,000円>

この場合、月の初めにさかのぼって適用されることになるため、自己負担限度額に達し、自己負担限度額が80,100円＋(100,000円＋300,000円－267,000円)×0.01＝81,430円となります。したがって、４月16日の窓口での徴収額は、81,430円－30,000円（４月１日支払い分）＝51,430円となります（３割負担の９万円ではありません）。

【ケース2-1】（限度額適用認定証提示前に自己負担限度額に達した場合）

（70歳未満・標報28～50万円）

4月1日：A医療機関で外来診療

<総医療費300,000円、自己負担額90,000円>

4月15日：限度額適用認定証が交付

この場合、既にA医療機関で支払った額と自己負担限度額の差額（90,000円－80,430円＝9,570円）については、後日、被保険者（患者）が保険者に申請することにより、保険者から高額療養費として払い戻しされます。

また、このケースで、4月16日以降、A医療機関で外来診療を受けた場合は、ケース2-2のように医療機関が払い戻しをする場合を除き、医療機関の窓口では、定率の自己負担額を徴収することになります。1日と16日以降にA医療機関が徴収した額の合計額と自己負担限度額の差額については、後日、被保険者（患者）が保険者に申請することにより、保険者から高額療養費として払い戻しされます。

【ケース2-2】（限度額適用認定証提示前に自己負担限度額に達したが、医療機関が払い戻しを行う場合）

（70歳未満・標報28～50万円）

4月1日：A医療機関で外来診療

<総医療費300,000円、自己負担額90,000円>

4月15日：限度額適用認定証が交付

4月16日：A医療機関で外来診療

<総医療費100,000円、自己負担額0円、払い戻し8,570円>

医療機関が窓口で払い戻しをする場合、4月16日の外来診療では患者からは負担金を徴収せず、既に徴収した分と自己負担限度額との差額、90,000円－81,430円＝8,570円を払い戻しすることになります。

⑶　入院時食事療養の標準負担額

入院時食事療養を行った場合は、1食につき次の食事療養標準負担額を徴収します。なお、1日の食事療養標準負担額は、3食に相当する額が限度になります。

	患者の区分		標準負担額
A	B、C、Dのいずれにも該当しない者		1食490円（460円[※1]）
B	C、Dのいずれにも該当しない指定難病患者・小児慢性特定疾病児童等		1食280円（260円[※1]）
	平成28年4月1日の時点で1年を超えて精神病床に入院している患者[※2]		
C	低所得者（70歳未満）、低所得Ⅱ（70歳以上）	過去1年間の入院期間が90日以内	1食230円（210円[※1]）
		過去1年間の入院期間が90日超	1食180円（160円[※1]）
D	低所得Ⅰ（70歳以上）		1食110円（100円[※1]）

※1　令和6年5月までの食事療養標準負担額
※2　当該者が平成28年4月1日以後、合併症等により同日内に他の病床に移動、又は他の保険医療機関に再入院する場合（その後再び同日内に他の病床に移動、又は他の保険医療機関に再入院する場合を含む）も該当
＊　低所得者、低所得Ⅰ及びⅡの定義等については、23頁、26頁を参照ください。

参考

左表のC・Dに該当する場合には、「健康保険限度額適用・標準負担額減額認定証」を保険医療機関に提示しなければなりません。

⑷ 入院時生活療養の標準負担額

療養病床に入院する65歳以上の患者に対しては、⑶の入院時食事療養に代えて、入院時生活療養が行われます。この場合、患者から生活療養標準負担額を徴収します。

生活療養標準負担額は、1日につき、1食当たり食費（食材料費＋調理コスト）相当と居住費（光熱水費相当。1日当たり370円。ただし、低所得者の一部と重篤患者等は0円）の合計額で、食費については1日に3食を限度とします。なお、令和6年6月に負担額が引き上げられます。

		右記以外の患者		厚生労働大臣が定める患者（医療の必要性の高い者）		指定難病患者	
		食費（1食当たり）	居住費（1日当たり）	食費（1食当たり）	居住費（1日当たり）	食費（1食当たり）	居住費（1日当たり）
低所得以外		生活療養（Ⅰ）[※1] 490円（460円[※2]） 生活療養（Ⅱ）[※1] 450円（420円[※2]）	370円	生活療養（Ⅰ）[※1] 490円（460円[※2]） 生活療養（Ⅱ）[※1] 450円（420円[※2]）	370円	280円（260円[※2]）	0円
70歳未満	70歳以上						
低所得	低所得Ⅱ	230円（210円[※2]）	370円	入院90日以内 230円（210円[※2]） 入院90日超 180円（160円[※2]）	370円	入院90日以内 230円（210円[※2]） 入院90日超 180円（160円[※2]）	0円
	低所得Ⅰ	140円（130円[※2]）	370円	110円（100円[※2]）	370円	110円（100円[※2]）	0円
老齢福祉年金受給者（後期高齢者医療制度[※3]のみ）		110円（100円[※2]）	0円	110円（100円[※2]）	0円	110円（100円[※2]）	0円
境界層該当者[※4]							

※１　生活療養(Ⅰ)は管理栄養士または栄養士等による適切な栄養量および適時・適温の食事の提供が行われている等の基準を満たす旨を地方厚生局に届け出た保険医療機関が該当し、生活療養(Ⅱ)はそれ以外の保険医療機関が該当。
※２　令和６年５月までの食費の負担額
※３　後期高齢者医療制度については、35頁以降を参照。
※４　境界層該当者とは、食費・居住費（光熱水費）の負担が、１食110円＋０円に減額されれば、生活保護を必要としない状態となる者をいう。
＊　低所得Ⅰ及びⅡの定義等については、26頁を参照ください。

⑸　特別料金・自己負担金

保険外併用療養費に係る療養を提供した場合は、特別サービス部分の特別料金（全額自費）と、一般の療養に共通する定率の自己負担金を徴収します（「**７　保険外併用療養費に係る療養の基準等**」参照）。

７　保険外併用療養費に係る療養の基準等

特別料金を徴収する保険外併用療養費に係る療養は、①評価療養と②選定療養、③患者申出療養に大別されます（一覧は22頁参照）。

①評価療養とは、厚生労働大臣が定める高度の医療技術を用いた療養など、将来的に保険給付の対象として認めるかどうかについて、評価を行うことが必要な療養として、厚生労働大臣が定めるものをいいます。

②選定療養とは、患者の希望にもとづく特別な病室の提供など、厚生労働大臣が定める療養で、保険導入を前提としないものです。

③患者申出療養とは、患者の申出に基づいて、先進的な医療を身近な医療機関等で迅速に受けられるようにするものです。患者申出療養独自の部分は、医療機関が定めた特別料金を患者が全額、自己負担します。

保険外併用療養費に係る療養を実施する際は、その内容と費用を院内の見やすい場所に掲示するとともに、原則としてウェブサイトに掲載し、事前に患者に対して説明し同意を得ることが義務づけられています（療養担当規則第５条の４）。

⑴　評価療養

<厚生労働大臣が定める先進医療（先進医療ごとに別に厚生労働大臣が定める施設基準に適合する保険医療機関において行われるものに限る。）に関する事項>

①　保険外併用療養費の支給対象となる先進医療は、先進医療ごとに別に厚生労働大臣が定める施設基準の設定を求める旨の厚生労働大臣への届出に基づき、施設基準が設定されたものになります。

②　保険外併用療養費の支給対象となる先進医療の実施に当たっては、先進医療ごとに、保険医療機関が別に厚生労働大臣が定める施設基準に適合していることを地方厚生（支）局長に届け出なければなりませ

ん。

③　保険外併用療養費の支給額には、診療報酬上評価されていない手術及び処置等並びに薬価基準に収載されていない医薬品、保険適用されていない医療機器・再生医療等製品の費用は含まれません。

④　保険医療機関は、保険外併用療養費の支給対象となる先進医療を行うに当たり、あらかじめ患者に対し、その内容及び費用に関して説明を行い、患者の自由な選択に基づき、文書によりその同意を得なければなりません。したがって、先進医療の内容を患者等に説明することが医療上好ましくないと認められる等の場合にあっては、保険外併用療養費の支給対象とはなりません。

⑤　患者から先進医療に係る費用を特別の料金として徴収する場合、その特別の料金の徴収を行った保険医療機関は、患者に対し、保険外併用療養費の一部負担に係る徴収額と特別の料金に相当する自費負担に係る徴収額を明確に区分したその特別の料金の徴収に係る領収書を交付しなければなりません。

⑥　特別の料金については、その徴収の対象となる療養に要するものとして社会的にみて妥当適切な範囲の額でなくてはなりません。

⑦　保険外併用療養費の支給対象となる先進医療を実施する保険医療機関は、特別の料金等の内容を定め又は変更しようとする場合の報告及び定期的な報告を地方厚生（支）局長に行わなければなりません。

<医薬品の治験に係る診療に関する事項>

①　保険外併用療養費の支給対象となる治験は、医薬品医療機器等法の規定による人体に直接使用される薬物に係るものに限られます。

②　保険外併用療養費の支給対象となる診療の取扱いは次のとおりとなります。

ア　治験依頼者の依頼による治療においては、治験に係る診療のうち検査及び画像診断の費用については、保険外併用療養費の支給対象となりません。また、投薬及び注射に係る費用については、その治験の被験薬の予定される効能・効果と同様の効能・効果を有する医薬品（同種同効薬）並びに被験薬及び対照薬に係る診療は保険外併用療養費の支給対象となりません。

イ　自ら治験を実施する者による治験においては、治験に係る診療のうち、その治験の被験薬及び対照薬（同種同効薬を除く）に係る投薬及び注射に係る費用は保険外併用療養費の支給対象となりません。

ウ　いずれの場合でも、これらの項目が包括化された点数を算定している保険医療機関で治験が行われた場合には、その包括点数から、その治験診療で実施した保険外併用療養費の支給対象にならない項目のうち、その包括点数に包括されている項目の所定点数の合計を差し引いたものが、保険外併用療養費の支給対象となります。

③　保険外併用療養費の支給対象となる治験は、患者に対する情報提供を前提として、患者の自由な選択と同意がなされたものに限られます。したがって、治験の内容を患者等に説明することが医療上好ましくないなどの場合は、保険外併用療養費の支給対象となりません。

④　保険外併用療養費の支給対象となる治験において、患者からその治験の被験薬の薬剤料等を特別の料金として徴収する場合、その特別の料金の徴収を行った保険医療機関は、患者に対し、保険外併用療養費の一部負担に係る徴収額と特別の料金に相当する自費負担に係る徴収額を明確に区分したその特別の料金の徴収に係る領収書を交付しなければなりません。

⑤　特別の料金については、その徴収の対象となる療養に要するものとして社会的にみて妥当適切な範囲の額でなければなりません。

<医療機器の治験に係る診療に関する事項>

<再生医療等製品の治験に係る診療に関する事項>

①　保険外併用療養費の支給対象となる治験は、医薬品医療機器等法の規定による機械器具等、加工細胞等に係るものに限られます。

②　保険外併用療養費の支給対象となる診療の取扱いは次のとおりです。

ア　治験依頼者の依頼による治験においては、治験に係る診療のうち、手術又は処置等の前後1週間（2以上の手術又は処置等が行われた場合は、最初の手術又は処置等が行われた日から起算して8日目に当たる日から、最後の手術又は処置等が行われた日から起算して8日を経過する日までの間）に行われた検査及び画像診断、その治験の治験機器（治験製品）並びに診療報酬上評価されていない手術、処置等に係る費用は、保険外併用療養費の支給対象となりません。

イ　自ら治験を実施する者による治験については、治験に係る診療のうち、その治験機器（治験製品）並びに診療報酬上評価されていない手術、処置等に係る費用は、保険外併用療養費の支給対象になりません。

ウ　いずれの場合でも、保険外併用療養費の支給対象とされない検査等が包括化された点数を算定している保険医療機関で治験が行われた場合の包括点数の取扱いは、その包括点数から、次の点数を差し引いたものが、保険外併用療養費の支給対象となります。

（ア）その診療において実施した検査等の所定点数

（イ）その治験機器（治験製品）を使用するために通常要する費用に基づき算定した点数

③ 保険外併用療養費の支給対象となる治験は、患者に対する情報提供を前提として、患者の自由な選択と同意がなされたものに限られます。したがって、治験の内容を患者等に説明することが医療上好ましくないなどの場合は、保険外併用療養費の支給対象となりません。

④ 保険外併用療養費の支給対象となる治験において、患者からその治験の被験機器（被験製品）の費用等を特別の料金として徴収する場合、その特別の料金の徴収を行った保険医療機関は、患者に対し、保険外併用療養費の一部負担に係る徴収額と特別の料金に相当する自費負担に係る徴収額を明確に区分したその特別の料金の徴収に係る領収書を交付しなければなりません。

⑤ 特別の料金については、その徴収の対象となる療養に要するものとして社会的にみて妥当適切な範囲の額でなければなりません。

<医薬品医療機器等法に基づく承認を受けた医薬品の投与に関する事項>

① 医薬品医療機器等法上の承認を受けた者が製造販売したその承認に係る医薬品のうち、薬価基準に収載されていないものに対する患者のニーズに対応する観点から、一定の要件を満たす医療機関・薬局における医薬品医療機器等法上の承認を受けた医薬品の投与について、その投与に係る薬剤料に相当する療養部分の費用を患者から徴収することが認められます。

② 保険外併用療養費の支給額には、薬剤料そのものの費用は含まれません。

③ 医薬品医療機器等法上の承認を受けた日から起算して90日以内に行われた投薬について特別の料金を徴収することが認められます。なお、投薬時点が90日以内であれば、服用時点が91日目以後になる場合でも特別の料金を徴収することが認められます。

④ 特別の料金の徴収は、患者への十分な情報提供が前提となり、患者に対しその医薬品の名称、用法、用量、効能、効果、副作用及び相互作用に関する主な情報を文書により提供しなければなりません。したがって、患者の自由な選択と同意がなされたものと認められない場合は、特別の料金の徴収は認められません。

⑤ 処方箋を交付する場合でも、④の情報の提供は医療機関で行います。また、処方箋を交付する場合は、患者の希望する薬局でその医薬品の交付が可能であるかを事前に確認します。この場合、処方箋を交付するときも特別の料金を徴収することは認められますが、薬局においても特別の料金を徴収されることがある旨の説明を行わなければなりません。

⑥ 特別の料金については、その徴収の対象となる療養に要するものと

して社会的にみて妥当適切な範囲の額でなければなりません。

<薬価基準に収載されている医薬品の医薬品医療機器等法に基づく承認に係る用法、用量、効能又は効果と異なる用法、用量、効能又は効果に係る投与に関する事項>

① 薬価基準に収載されている医薬品の医薬品医療機器等法の規定による承認に係る用法、用量、効能又は効果と異なる用法、用量、効能又は効果に係る投与に対する患者のニーズに対応する観点から、その投与に係る薬剤料に相当する療養部分の費用を患者から徴収することができます。

② 保険外併用療養費の支給額には、薬剤料そのものの費用は含まれません。

③ 医薬品医療機器等法の規定による承認事項の一部変更の承認の申請を行うことが適当と認められるものとして薬事審議会が事前の評価を開始した医薬品の投与にあっては、評価が開始された日から6月、一部変更承認の申請が受理された医薬品の投与にあっては、申請が受理された日から2年（その期間内に申請に対する処分があったとき又は申請の取下げがあったときは、処分又は取下げがあった日までの期間）の範囲内で行われたものについて特別の料金を徴収することができます。なお、投薬時点が上記期間内であれば、服用時点が上記期間を超える場合であっても特別の料金を徴収することができます。

④ 特別の料金の徴収は、患者への十分な情報提供が前提となり、患者に対しその医薬品の名称、医薬品医療機器等法に基づく承認に係る用法、用量、効能又は効果と異なる用法、用量、効能又は効果、副作用及び相互作用に関する主な情報を文書により提供しなければなりません。したがって、患者の自由な選択と同意がなされたものと認められない場合は、特別の料金の徴収は認められません。

⑤ 処方箋を交付する場合であっても、④の情報の提供は医療機関において行わなくてはなりません。

⑥ 特別の料金については、その医薬品について薬価基準の別表に定める価格が標準となります。

<医薬品医療機器等法に基づく承認等を受けた医療機器又は体外診断用医薬品の使用等に関する事項>

<医薬品医療機器等法に基づく承認を受けた再生医療等製品の使用又は支給に関する事項>

① 医薬品医療機器等法上の承認又は認証を受けた者が製造販売したその承認又は認証に係る医療機器又は体外診断用医薬品、再生医療等製

品のうち、保険適用されていないものに対する患者のニーズに対応する観点から、医薬品医療機器等法上の承認又は認証を受けた医療機器又は体外診断用医薬品、再生医療等製品の使用又は支給について、その医療機器又は体外診断用医薬品、再生医療等製品に係る費用等に相当する療養部分について、その費用を患者から徴収することができます。

② 保険外併用療養費の支給額には、その医療機器又は体外診断用医薬品、再生医療等製品に係る診療のうち診療報酬上評価されていないもの並びにその医療機器又は体外診断用医薬品、再生医療等製品の費用は含まれません。

③ 「医療機器の保険適用等に関する取扱いについて」又は「体外診断用医薬品の保険適用に関する取扱いについて」に規定されている保険適用希望書が受理された日からその保険適用希望に係る保険適用上の取扱いが決定されるまでの期間（240日を上限）の範囲内で行われた医療機器又は体外診断用医薬品、再生医療等製品の使用又は支給については、特別の料金を徴収することができます。

なお、支給時点が240日以内であれば、使用時点がそれ以後になる場合であっても特別の料金を徴収することができます。

④ 医療技術評価分科会で審議を行う医療機器及び再生医療等製品は、③に規定する保険適用希望書が受理された日からその保険適用希望に係る保険適用上の取扱いが決定されるまでの期間の上限は、２年となります。この場合、支給時点が２年以内であれば、使用時点がそれ以後になる場合でも特別の料金を徴収することができます。

⑤ 特別の料金の徴収は、患者への十分な情報提供が前提となり、患者に対してその医療機器又は体外診断用医薬品、再生医療等製品の名称、使用目的、用法、用量、使用方法、効能、効果、性能、不具合等に関する主な情報を文書により提供しなければなりません。したがって、患者の自由な選択と同意がなされたものと認められない場合は、特別の料金の徴収は認められません。

⑥ 処方箋を交付する場合でも、⑤の情報提供は医療機関で行うこととし、患者の希望する薬局でその医療機器又は体外診断用医薬品、再生医療等製品の支給が可能であるか事前に確認しなければなりません。

この場合、処方箋を交付する場合も特別の料金を徴収することは認められますが、薬局においても特別の料金を徴収されることがある旨の説明をしなければなりません。

⑦ 特別の料金については、その徴収の対象となる療養に要するものとして社会的にみて妥当適切な範囲の額でなくてはなりません。

<保険適用されている医療機器の医薬品医療機器等法に基づく承認に係る使用目的若しくは効果又は操作方法若しくは使用方法と異なる使用目的若しくは効果又は操作方法若しくは使用方法に係る使用に関する事項>

<保険適用されている再生医療等製品の医薬品医療機器等法に基づく承認に係る用法、用量、使用方法、効能，効果又は性能と異なる用法、用量、使用方法、効能、効果又は性能に係る使用又は支給に関する事項>

① 保険適用されている医療機器の医薬品医療機器等法の規定による承認又は認証に係る使用目的、用法等と異なる使用目的、用法等に係る使用（支給を含む）に対する患者のニーズに対応する観点から、その医療機器、再生医療等製品に係る費用等に相当する療養部分についてその費用を患者から徴収することができます。

② 保険外併用療養費の支給額には、その医療機器及び再生医療等製品に係る診療のうち診療報酬上評価されていないもの及び処置等並びにその医療機器、再生医療等製品の費用については含まれません。

③ 医薬品医療機器等法の規定による承認事項（使用目的、用法等に限る）の一部変更の承認の申請を行うことが適当と認められるものとして薬事審議会が事前の評価を開始した医療機器、再生医療等製品の使用又は支給にあっては、評価が開始された日から6月（期間内に医療機器、再生医療等製品一部変更承認の申請が受理されたときは、申請が受理された日までの期間）、医療機器、再生医療等製品一部変更承認の申請が受理された医療機器、再生医療等製品の使用又は支給にあっては、申請が受理された日から2年（期間内に申請に対する処分があったときや申請の取下げがあったときは、処分・取下げがあった日までの期間）の範囲内で行われたものについて、特別の料金を徴収することができます。なお、支給時点が上記期間内であれば、患者による使用時点が上記期間を超える場合であっても特別の料金を徴収することができます。

④ 特別の料金の徴収は、患者への十分な情報提供が前提となり、患者に対し医療機器、再生医療等製品の名称、医薬品医療機器等法に基づく承認に係る使用目的、用法等、不具合等に関する主な情報を文書により提供しなければなりません。したがって、患者の自由な選択と同意がなされたものと認められない場合は、特別の料金の徴収は認められません。

⑤ 処方箋を交付する場合でも、⑥の情報の提供は医療機関において行います。また、処方箋を交付する場合は、患者の希望する薬局において医療機器、再生医療等製品の支給又は投与が可能であるか事前に確認します。処方箋を交付する場合も特別の料金の徴収は認められますが、薬局においても特別の料金を徴収されることがある旨の説明を行

います。

⑥ 特別の料金については、その徴収の対象となる療養に要するものとして社会的にみて妥当適切な範囲の額とします。

(2) 厚生労働大臣が定める患者申出療養（その療養を適切に実施できるものとして厚生労働大臣に個別に認められた病院又は診療所において行われるものに限る。）に関する事項

① 保険外併用療養費の支給対象となる患者申出療養は、厚生労働大臣に個別に認められたものになります。

② 保険外併用療養費の支給額には、診療報酬上評価されていない手術及び処置等並びに薬価基準に収載されていない医薬品、保険適用されていない医療機器及び保険適用されていない再生医療等製品の費用については含まれません。

③ 保険医療機関は、保険外併用療養費の支給対象となる患者申出療養を行うに当たり、あらかじめ患者に対し、その内容及び費用に関して説明を行い、患者の自由な選択に基づき、文書によりその同意を得なければなりません。

④ 患者から患者申出療養に係る費用を特別の料金として徴収する場合、その特別の料金の徴収を行った保険医療機関は、患者に対し、保険外併用療養費の一部負担に係る徴収額と特別の料金に相当する自費負担に係る徴収額を明確に区分したその特別の料金の徴収に係る領収書を交付しなければなりません。

⑤ 特別の料金については、その徴収の対象となる療養に要するものとして社会的にみて妥当適切な範囲の額でなくてはなりません。

⑥ 患者申出療養について、患者の希望に基づき、保険医療機関において申出に係る相談を実施した場合及び臨床研究中核病院において健康保険法又は高齢者の医療の確保に関する法律に規定する意見書その他必要な書類を作成した場合には、その相談及び書類作成に係る費用について、患者から徴収しても差し支えありません。ただし、この場合、「療養の給付と直接関係のないサービス等の取扱いについて」に定める費用徴収する場合の手続に従わなければなりません。

(3) 選定療養

<特別の療養環境の提供に係る基準に関する事項>

① 対象となる病床は、その病室の病床数が４床以下であること、病室の面積が１人当たり6.4平方メートル以上であること、病床ごとのプライバシーの確保を図るための設備を備えていること、特別の療養環境として適切な設備を有すること、の要件を満たす病床であって、その

保険医療機関の病床数の5割（厚生労働大臣がア～エなどの要件を満たすものとして承認した保険医療機関では、承認された病床割合）までのものです。

ア　その保険医療機関の属する地域の病床の整備状況からみて、特別の療養環境に係る病床数の、その保険医療機関の病床数に対する割合を増加しても、患者が療養の給付を受けることに支障を来すおそれがないこと。

イ　経験を有する常勤の相談員により、特別の療養環境の提供に係る病室への入退室及び特別の料金等に関する相談体制が常時とられていること。

ウ　必要に応じ、患者を適切かつ迅速に他の保険医療機関に紹介することができる等の、他の保険医療機関との連携体制が整えられていること。

エ　その保険医療機関における特別の療養環境の提供に係る病室のすべてについて、一の病室の病床数が2床以下であること、病室の面積が1人当たり6.4平方メートル以上であること、病床ごとのプライバシーの確保を図るための設備を備えていることなどの要件を充足すること。

② 特別の療養環境の提供は、患者への十分な情報提供を行い、患者の自由な選択と同意に基づいて行われる必要があります。患者の意に反して特別療養環境室に入院させられることのないようにしなければなりません。

③ 患者に特別の料金を求めてはならない場合とは、具体的には以下の例が挙げられます。

ア　同意書による同意の確認を行っていない場合

イ　患者本人の「治療上の必要」により特別療養環境室へ入院させる場合

ウ　病棟管理の必要性等から特別療養環境室に入院させた場合で、実質的に患者の選択によらない場合

<200床以上の病院の初診に関する事項>

① 病院と診療所の機能分担の推進を図る観点から、他の保険医療機関等からの紹介なしに一般病床数200床以上の病院を受診した患者については、自己の選択に係るものとして、初診料を算定する初診に相当する療養部分についてその費用を患者から徴収することが認められています。

② 初診に係る特別の料金を徴収しようとする場合は、患者への十分な情報提供を前提として、患者の自由な選択と同意があった場合に限ら

れます。また、その情報提供として、「他の保険医療機関等からの紹介によらず、直接来院した患者については初診に係る費用として○○○○円を徴収する。ただし、緊急その他やむを得ない事情により、他の保険医療機関からの紹介によらず来院した場合にあっては、この限りでない。」旨を病院の見やすい場所に明示することになっています。

③ 国の公費負担医療制度の受給対象者については、「やむを得ない事情がある場合」に該当するものとして、初診に係る特別の料金を徴収することは認められません。

④ 都道府県・市町村等の地方自治体が単独で行う公費負担医療いわゆる「地方単独事業」の受給対象者については、その地方単独事業の趣旨が、特定の障害、特定の疾病等に着目しているものである場合には、③と同様の取扱いとなります。

⑤ 無料低額診療事業の実施医療機関及びエイズ拠点病院での対象者の初診については、「緊急やむを得ない場合」に該当するものとして、特別の料金の徴収を行うことは認められません。

<特定機能病院、一般病床数200床以上の地域医療支援病院及び紹介受診重点医療機関のうち一般病床数200床以上の病院の初診に関する事項>

① 特定機能病院、一般病床数200床以上の地域医療支援病院及び紹介受診重点医療機関のうち一般病床数200床以上の病院は、健康保険法に規定する保険医療機関相互間の機能の分担及び業務の連携のための措置として、患者の病状その他の患者の事情に応じた適切な他の保険医療機関を当該患者に紹介することと併せて、他の保険医療機関等からの紹介なしに受診した患者については、選定療養として、初診時に7,000円以上で病院が定めた額の支払を受けることになります。その取扱いについては、②から⑤までに定めるとおりです。

② ①の措置は、厚生労働大臣の定める評価療養、患者申出療養及び選定療養に掲げる初診として行われるものであり、①の金額の支払を受ける場合には、その徴収の対象となる療養に要するものとして社会的にみて妥当適切な範囲の額でなければなりません。

③ 救急の患者その他、国の公費負担医療制度の受給対象者、地方単独事業の受給対象者、無料低額診療事業の実施医療機関およびエイズ拠点病院での対象者の初診については、「緊急やむを得ない場合」に該当するものとして、特別の料金の徴収を行うことは認められません。

④ ③に定める場合のほか、正当な理由がある場合は、他の保険医療機関等からの紹介なしに受診した患者について、①の金額の支払を求めないことができます。なお、正当な理由がある場合とは、次に掲げる患者に初診を行う場合です。

参考

紹介状なしで初診を受けた場合に一定額を徴収する義務がある医療機関の対象範囲の変遷

（平成28年4月～）
特定機能病院と許可病床数500床以上の地域医療支援病院が対象となる。
一定額は初診5,000円以上、歯科の初診3,000円以上で病院が定めた額。

（平成30年4月～）
許可病床数400床以上の地域医療支援病院にも対象を拡大。

（令和2年4月～）
一般病床数200床以上の地域医療支援病院にも対象を拡大。

（令和4年10月～）
紹介受診重点医療機関のうち一般病床数200床以上の病院にも対象を拡大（地方自治体による条例の制定等を要す

ア 自施設の他の診療科から院内紹介されて受診する患者
イ 医科と歯科との間で院内紹介された患者
ウ 特定健康診査、がん検診等の結果により精密検査受診の指示を受けた患者
エ 救急医療事業、周産期事業等における休日夜間受診患者
オ 外来受診から継続して入院した患者
カ 地域に他にその診療科を標榜する保険医療機関がなく、その保険医療機関が外来診療を実質的に担っているような診療科を受診する患者
キ 治験協力者である患者
ク 災害により被害を受けた患者
ケ 労働災害、公務災害、交通事故、自費診療の患者
コ その他、保険医療機関がその保険医療機関を直接受診する必要性を特に認めた患者（急を要しない時間外の受診及び単なる予約受診等、患者の都合により受診する場合を除きます。）

⑤ その他、「**<200床以上の病院の初診に関する事項>**」の②と同様の取扱いですが、特別の料金等の内容を定め又は変更しようとする場合は、地方厚生（支）局長にその都度報告しなければなりません。

<予約に基づく診察に関する事項>

① 予約診察による特別の料金の徴収については、その予約診察が保険医療機関において対面で行われるものでなければ認められません。

② 予約診察による特別の料金の徴収に当たっては、それぞれの患者が予約した時刻に診療を適切に受けられるような体制が確保されていることが必要であり、予約時間から一定時間（30分程度）以上患者を待たせた場合は、予約料の徴収は認められません。

③ 予約患者については、予約診察として特別の料金を徴収するのにふさわしい診療時間（10分程度以上）の確保に努め、医師１人につき１日に診察する予約患者の数は概ね40人を限度とすることになっています。

④ 予約料の徴収は、患者の自主的な選択に基づく予約診察についてのみ認められるものであり、病院側の一方的な都合による徴収は認められません。

<保険医療機関が表示する診療時間以外の時間における診察（時間外診察）に関する事項>

① この制度は、国民の生活時間帯の多様化や時間外診察に係るニーズの動向を踏まえて創設されたものです。したがって、この制度の対象となるのは、緊急の受診の必要性がなく、患者が自己の都合により時

る公的医療機関等については令和５年４月１日から義務化）。

また、対象医療機関が徴収する一定額は初診7,000円以上、歯科の初診5,000円以上で病院が定めた額に改正。

参考

紹介受診重点医療機関とは、医療資源を重点的に活用する外来を地域で基幹的に担う医療機関であり、令和３年改正後の医療法（昭和23年法律第205号）に基づき、紹介患者への外来を基本とする医療機関として新たに明確化されるものです。

間外診察を希望した場合に限られ、緊急やむを得ない事情による時間外の受診については診療報酬点数表上の時間外加算の対象となり、患者からの費用徴収は認められません。

② 社会通念上時間外とされない時間帯(例えば平日の午後４時)であっても、その保険医療機関の標榜診療時間帯以外であれば、診療報酬上の時間外加算とは異なり、この制度に基づく時間外診察に係る費用徴収は認められます。

③ 患者からの徴収額については、診療報酬点数表の時間外加算の所定点数相当額が標準となります。

<200床以上の病院の再診に関する事項>

① 病院と診療所の機能分担の推進を図る観点から、他の病院又は診療所に対し文書による紹介を行う旨の申出を行ったにもかかわらず、患者がその一般病床数200床以上の病院を受診した場合には、自己の選択に係るものとして、外来診療料又は再診料に相当する療養部分についてその費用を患者から徴収することが認められています。また、同時に２以上の傷病についてそれぞれ別の診療科で再診を行った患者であっても、ある傷病に係る診療科において、他の病院又は診療所に対し文書による紹介を行う旨の申出が行われたにもかかわらず、その診療科を受診した場合には、別の傷病に係る診療科において文書による紹介を行う旨の申出が行われていない場合であっても、特別の料金を徴収することが認められています。

② 再診に係る特別の料金を徴収しようとする場合は、患者への十分な情報提供が前提となり、その情報提供に資する観点から、必要な情報を病院の見やすい場所に明示することになっています。

③ 他の病院又は診療所に対する文書による紹介を行う旨の申出については、その医療機関と事前に調整した上で行うものとし、次の事項を記載した文書を交付することにより行います。また、文書による申し出を行った日については、特別の料金の徴収は認められません。

ア 他の病院又は診療所に対し文書により紹介を行う用意があること。

イ 紹介先の医療機関名

ウ 次回以降特別の料金として○○円を徴収することとなること。

④ 国の公費負担医療制度の受給対象者、地方単独事業の受給対象者、無料低額診療事業の実施医療機関及びエイズ拠点病院での対象者の取扱いについては「**<200床以上の病院の初診に関する事項>**」と同様です。

<特定機能病院、一般病床数200床以上の地域医療支援病院及び紹介受診重点医療機関のうち一般病床数200床以上の病院の再診に関する事項>

① 特定機能病院、一般病床数200床以上の地域医療支援病院及び紹介受診重点医療機関のうち一般病床数200床以上の病院は、健康保険法に規定する保険医療機関相互間の機能の分担及び業務の連携のための措置として、患者の病状その他の患者の事情に応じた適切な他の保険医療機関を当該患者に紹介することと併せて、他の病院又は診療所に対し文書による紹介を行う旨の申出を行ったにもかかわらず、その病院を受診した患者については、選定療養として、再診時に3,000円以上で病院が定めた額の支払を受けることになります。

② 特定機能病院、一般病床の数が200床以上の地域医療支援病院及び紹介受診重点医療機関のうち一般病床200床以上の病院は、患者の病状が安定している場合その他その保険医療機関以外の病院又は診療所に紹介することが適当と認めたときは、他の病院又は診療所に対し文書による紹介を行う旨の申出を行うものとし、その申出を行ったにもかかわらず患者が受診した場合には、①の金額の支払を受けることになります。

③ ①の措置は、「厚生労働大臣の定める評価療養、患者申出療養及び選定療養」に掲げる再診として行われるものであり、①の金額の支払を受ける場合には、その徴収の対象となる療養に要するものとして社会的にみて妥当適切な範囲の額でなくてはなりません。

④ その他の取扱いについては、「**<200床以上の病院の再診に関する事項>**」と同様です。

<入院期間が180日を超える入院に関する事項>

① 入院医療の必要性が低いが患者側の事情により長期にわたり入院している者への対応を図る観点から、通算対象入院料（一般病棟入院基本料（特別入院基本料、月平均夜勤時間超過減算及び夜勤時間特別入院基本料を含む。)、特定機能病院入院基本料(一般病棟の場合に限る。)及び専門病院入院基本料をいう。以下同じ。)を算定する保険医療機関に患者が180日を超えて入院した場合には、患者の自己の選択に係るものとして、その費用を患者から徴収することが認められています。

② 入院期間は、次の方法により計算されるものであり、医科点数表の例により計算されるものではありません。

ア　保険医療機関を退院した後、同一の疾病又は負傷により、その保険医療機関又は他の保険医療機関に入院した場合（その疾病又は負傷がいったん治ゆし、又は治ゆに近い状態(寛解状態を含む。)になった後に入院した場合を除く。）にあっては、これらの保険医療機関に

参考

紹介状なしで再診を受けた場合に一定額を徴収する義務がある医療機関の対象範囲の変遷

（平成28年４月～）

特定機能病院と許可病床数500床以上の地域医療支援病院が対象となる。

一定額は再診2,500円以上、歯科の再診1,500円以上で病院が定めた額。

（平成30年４月～）

許可病床数400床以上の地域医療支援病院にも対象を拡大。

（令和２年４月～）

一般病床数200床以上の地域医療支援病院にも対象を拡大。

（令和４年10月～）

紹介受診重点医療機関のうち一般病床数200床以上の病院にも対象を拡大（地方自治体による条例の制定等を要する公的医療機関等については令和５年４月１日から義務化）。

また、対象医療機関が徴収する一定額は再診3,000円以上、歯科の再診1,900円以上で病院が定めた額に改正。

おいて通算対象入院料を算定していた期間を通算します。

イ　アの場合以外の場合にあっては、現に入院している保険医療機関において通算対象入院料を算定していた期間を通算します。

③　退院日から起算して3か月以上（悪性腫瘍の患者、指定難病患者等については1月以上。③のなかで以下同じ。）の期間、同一傷病について、いずれの保険医療機関に入院することなく経過した後に、その保険医療機関又は他の保険医療機関に入院した場合は、②のイに該当するものであり、入院期間の計算方法は、現に入院している保険医療機関において通算対象入院料を算定していた期間を通算します。

④　保険外併用療養費の支給額は、所定点数から通算対象入院料の基本点数の100分の15に相当する点数を控除した点数をもとに計算されますが、通算対象入院料の基本点数とは、それぞれの区分の注1（特別入院基本料、月平均夜勤時間超過減算及び夜勤時間特別入院基本料の場合は注2）に掲げられている点数です。

⑤　急性増悪のため、通算対象入院料を算定する病棟から、一般病棟に転棟させた場合（一般病棟に入院中の患者が急性増悪した場合を含む。）は、その転棟の日（一般病棟に入院中の患者については急性増悪の日）から30日間は、特別の料金を徴収することは認められません。

⑥　特別の料金を徴収しようとする場合は、患者への十分な情報提供が前提となり、特別の料金の額等に関する情報を文書により提供しなければなりません。

⑦　この制度は、入院医療の必要性が低いが患者側の事情により入院しているものへの対応を図るためのものであることから、別に定められている状態等の患者（難病患者等入院診療加算を算定する患者等）の入院については、選定療養には該当せず、特別の料金を徴収することは認められません。

<医科点数表等に規定する回数を超えて受けた診療であって別に厚生労働大臣が定めるものに関する事項>

①　本制度は、患者の要望に従い、患者の自己の選択に係るものとして、医科点数表等に規定する回数を超えて行う診療であって、厚生労働大臣が定めるものについては、その費用を患者から徴収することができることとしたものです。

②　本制度に基づき医科点数表等に規定する回数を超えて行う診療を実施する場合において、施設基準が定められている場合には、これに適合する旨を地方厚生（支）局長に届け出ていることが必要です。

③　医科点数表等に規定する回数を超えて行う診療に係る特別の料金の徴収を行う保険医療機関は、その事項について院内の見やすい場所に

Q&A

Q　医科点数表等で規定する回数を超えて行う診療とはどのような診療ですか。

A

（ア）検査・腫瘍マーカーのうち、α-フェトプロテイン（AFP）、癌胎児性抗原（CEA）、前立腺特異抗原（PSA）、CA19-9

（イ）リハビリテーションのうち心大血管疾患リハビリテーション料、脳血管疾患等リハビリテーション料（歯科を含む）、廃用症候群リハビリテーション料（歯科を含む）、運動器リハビリテーション料、呼吸器リハビリテーション料

分かりやすく掲示しておく他、原則としてウェブサイトに掲載しなければなりません。

④ 保険医療機関は、医科点数表等に規定する回数を超えて行う診療を実施するに当たり、あらかじめ患者に対して、その内容及び費用に関して明確かつ懇切に説明を行い、患者の自由な選択に基づき、文書によりその同意を得るものとし、この同意の確認は、特別の料金等を明示した文書に患者側の署名を受けることにより行います。

⑤ 患者から、医科点数表等に規定する回数を超えて行う診療に係る費用を特別の料金として徴収する場合、その特別の料金の徴収を行った保険医療機関は、患者に対し、保険外併用療養費の一部負担金に係る徴収額と特別の料金に相当する自費負担に係る徴収額を明確に区分したその特別の料金の徴収に係る領収書を交付しなければなりません。

⑥ 特別の料金については、その徴収の対象となる療養に要するものとして社会的にみて妥当適切な範囲の額とし、医科点数表等に規定する基本点数をもとに計算される額が標準となります。

(ウ) 精神科専門療法のうち精神科ショート・ケア、精神科デイ・ケア、精神科ナイト・ケア、精神科デイ・ナイト・ケア

ただし、(ア) については、患者の不安を軽減する必要がある場合、(イ) については、患者の治療に対する意欲を高める必要がある場合、(ウ)については、患者家族の負担を軽減する必要がある場合に限り実施するものに限られます。

8 証明書等の交付

(1) 無料交付と有料交付

保険医療機関は、保険給付を受けるために必要な保険医療機関・保険医の証明書、意見書等の交付を患者から求められたときは、無料で交付しなければなりません。

たとえば、健康保険の埋葬料(費)、家族埋葬料についての死亡事実の証明書等がこれに当たります。ただし、出産育児一時金・家族出産育児一時金あるいは出産手当金請求のための証明書・意見書については、患者負担となっています。なお、傷病手当金意見書及びあん摩・マッサージ、はり、きゅうの施術にかかる同意書・診断書については診療報酬で請求します(療養担当規則第6条)。

(2) 領収証の無料交付

保険医療機関(保険薬局)は、患者から一部負担金等の費用の支払を受けるときは、正当な理由がない限り、個別の費用ごとに区分して記載した領収証を無料で交付しなければなりません(療養担当規則第5条の2)。

(3) 明細書の原則無料交付

診療報酬の電子請求が義務付けられている保険医療機関では、領収証を交付するのにあわせて、正当な理由がない限り、例外なくその費用の計算の基礎となった診療報酬の算定項目を記載した明細書を無料で交付しなければなりません。ただし、明細書を常に交付することが困難であるという正当な理由がある診療所は、患者から求められたときに交付することで足りるものとされています(有料でも可)(療養担当規則第5条の2)。

また、公費負担医療により自己負担がない患者（全額公費は除く）から求めがあった場合も、明細書を無料で交付しなければなりません。ただし、診療所については当面の間、正当な理由がある場合は、求められたときに交付することで足りるものとされています（有料でも可）（療養担当規則第５条の２の２）。

明細書発行の際、費用徴収を行う場合でも、実質的に明細書の入手の妨げとなるような高額の料金を設定することはできません。

なお、すべての保険医療機関は、明細書の発行に関する状況を院内に掲示します。

9 診療録の記載・整備と帳簿の保存

(1) 保険医療機関が行う診療録の記載

保険医療機関は、診療録に次の事項を記載しなければなりません。いずれも診療報酬の請求に必要なものです。診療録は保険請求分と自費分等とを区別して保管します（療養担当規則第８条）。

- 「公費負担者番号」欄
- 「公費負担医療の受給者番号」欄
- 「保険者番号」欄
- 「受診者」欄
- 「被保険者証、被保険者手帳」欄
- 「被保険者氏名」欄
- 「資格取得」欄
- 「事業所」欄
- 「保険者」欄
- 「診療の点数等」欄

(2) 帳簿等の保存

日計表、薬剤・治療材料等の購入伝票、検査等の外注伝票、業務記録簿、診療情報提供料・薬剤情報提供料に関する文書、保険外併用療養費に関する報告書等は、その完結の日から３年間保存しなければなりません。

また、診療録は、その完結の日から５年間保存しなければなりません（療養担当規則第９条）。

10 地方厚生局長等への通知・報告

患者が家庭の事情等で退院できない場合や、患者が不正な行為によって保険診療を受けようとした場合などでは、すみやかに意見をつけて、その旨を全国健康保険協会または健康保険組合に通知しなければなりません（療養担当規則第10条）。

また、保険医療機関は厚生労働大臣が定める療養の給付の担当に関する事項について、地方厚生局長又は地方厚生支局長に定期的に報告しなければなりません。なお、その報告は管轄の地方厚生局又は地方厚生支局の分室がある場合は、分室を経由して行うこととされています（療養担当規則第11条の３）。

（別紙様式１）　　　　　　　　　　　　　　　　　　　　　　（医科診療報酬の例）

領　　収　　証

患者番号	氏　　名
	様

請 求 期 間　（入院の場合）
年　月　日～　　年　月　日

受診科	入・外	領収書Ｎｏ．	発　行　日	費　用　区　分	負担割合	本・家	区　分
			年　月　日				

保　険	初・再診料	入院料等	医学管理等	在宅医療	検　査	画像診断	投　薬
	点	点	点	点	点	点	点
	注　射	リハビリテーション	精神科専門療法	処　置	手　術	麻　酔	放射線治療
	点	点	点	点	点	点	点
	病理診断	その他	診断群分類（ＤＰＣ）	食事療養	生活療養		
	点	点	点	円	円		

保険外負担	評価療養・選定療養	その他
	（内訳）	（内訳）

	保　険	保　険（食事・生活）	保険外負担
合　計	円	円	円
負担額	円	円	円
領収額合計			円

※厚生労働省が定める診療報酬や薬価等には、医療機関等が仕入れ時に負担する消費税が反映されています。

東京都○○区○○　○－○－○
○○○病院　　○ ○　○ ○

領収印

（別紙様式２）　　　　　　　　　　　　　　　　　　　　　　（歯科診療報酬の例）

領　　収　　証

患者番号	氏　　名
	様

請 求 期 間　（入院の場合）
年　月　日～　　年　月　日

受診科	入・外	領収書Ｎｏ．	発　行　日	費　用　区　分	負担割合	本・家	区　分
			年　月　日				

保　険	初・再診料	入院料等	医学管理等	在宅医療	検　査	画像診断	投　薬
	点	点	点	点	点	点	点
	注　射	リハビリテーション	処　置	手　術	麻　酔	放射線治療	歯冠修復及び欠損補綴
	点	点	点	点	点	点	点
	歯科矯正	病理診断	その他	食事療養	生活療養		
	点	点	点	円	円		

保険外負担	評価療養・選定療養	その他
	（内訳）	（内訳）

	保　険	保　険（食事・生活）	保険外負担
合　計	円	円	円
負担額	円	円	円
領収額合計			円

※厚生労働省が定める診療報酬や薬価等には、医療機関等が仕入れ時に負担する消費税が反映されています。

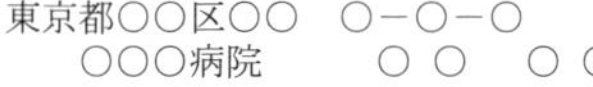

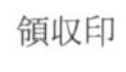

診療明細書（記載例）

	入院	保険			
患者番号		氏名	○○ ○○ 様	受診日	YYYY/MM/DD～ YYYY/MM/DD
受診科					

部	項　目　名	点　数	回　数
医学管理	＊薬剤管理指導料2（1の患者以外の患者）	○○○	○
注射	＊点滴注射	○○○	○
	A注0．1%　0．1%100mL1瓶		
	生理食塩液500mL　1瓶		
	＊点滴注射料	○○	○
	＊無菌製剤処理料2	○○	○
処置	＊救命のための気管内挿管	○○○	○
	＊カウンターショック（その他）	○○○○	○
	＊人工呼吸（5時間超）　360分	○○○	○
	＊非開胸的心マッサージ　60分	○○○	○
検査	＊微生物学的検査判断料	○○○	○
	＊検体検査管理加算（2）	○○○	○
	＊HCV核酸定量	○○○	○
リハビリ	＊心大血管疾患リハビリテーション料（1）	○○○	○○
	早期リハビリテーション加算		
	初期加算		
入院料	＊急性期一般入院料7	○○○○	○
	＊医師事務作業補助体制加算1（50対1）	○○○	○
	＊救命救急入院料1（3日以内）	○○○○	○
	＊救命救急入院料1（4日以上7日以内）	○○○○	○
その他	＊入院ベースアップ評価料	○○○	○

※厚生労働省が定める診療報酬や薬価等には、医療機関等が仕入れ時に負担する消費税が反映されています。

東京都○○区○○　○－○－○
○○○病院　○○　○○

診療明細書（記載例）

入院外　　　　保険

患者番号		氏名	〇〇 〇〇　　様	受診日	YYYY/MM/DD～ YYYY/MM/DD
受診科					

部	項　目　名	点 数	回 数
基本料	＊外来診療料	〇〇	〇
在宅	＊在宅自己注射指導管理料（月28回以上）	〇〇〇	〇
	＊血糖自己測定器加算（月120回以上）（1型糖尿病の患者に限る）	〇〇〇〇	〇
処方	＊処方箋料（その他）	〇〇	〇
検査	＊生化学的検査（1）判断料	〇〇〇	〇
	＊血液学的検査判断料	〇〇〇	〇
	＊B－V	〇〇	〇
	＊検体検査管理加算（1）	〇〇	〇
	＊血中微生物	〇〇	〇
	＊生化学的検査（1）（10項目以上） ALP LAP γ－GTP CK ChE Amy TP Alb BIL／総 BIL／直	〇〇〇	〇
画像診断	＊胸部 単純撮影（デジタル撮影） 画像記録用フィルム（半切） 1枚	〇〇〇	〇
その他	＊外来・在宅ベースアップ評価料（Ⅰ）	〇〇	〇

※厚生労働省が定める診療報酬や薬価等には、医療機関等が仕入れ時に負担する消費税が反映されています。

東京都〇〇区〇〇　〇－〇－〇
〇〇〇病院　　〇〇　〇〇

（参考）保険医療機関及び保険医療養担当規則

（昭32.4.30　厚生省令第15号）
（最終改正：令６.３.５　厚生労働省令第35号）

第１章　保険医療機関の療養担当

（療養の給付の担当の範囲）

第１条　保険医療機関が担当する療養の給付並びに被保険者及び被保険者であった者並びにこれらの者の被扶養者の療養（以下単に「療養の給付」という。）の範囲は、次のとおりとする。

一　診察

二　薬剤又は治療材料の支給

三　処置、手術その他の治療

四　居宅における療養上の管理及びその療養に伴う世話その他の看護

五　病院又は診療所への入院及びその療養に伴う世話その他の看護

（療養の給付の担当方針）

第２条　保険医療機関は、懇切丁寧に療養の給付を担当しなければならない。

２　保険医療機関が担当する療養の給付は、被保険者及び被保険者であった者並びにこれらの者の被扶養者である患者（以下単に「患者」という。）の療養上妥当適切なものでなければならない。

（診療に関する照会）

第２条の２　保険医療機関は、その担当した療養の給付に係る患者の疾病又は負傷に関し、他の保険医療機関から照会があった場合には、これに適切に対応しなければならない。

（適正な手続の確保）

第２条の３　保険医療機関は、その担当する療養の給付に関し、厚生労働大臣又は地方厚生局長若しくは地方厚生支局長に対する申請、届出等に係る手続及び療養の給付に関する費用の請求に係る手続を適正に行わなければならない。

（健康保険事業の健全な運営の確保）

第２条の４　保険医療機関は、その担当する療養の給付に関し、健康保険事業の健全な運営を損なうことのないよう努めなければならない。

（経済上の利益の提供による誘引の禁止）

第２条の４の２　保険医療機関は、患者に対して、第５条の規定により受領する費用の額に応じて当該保険医療機関が行う収益業務に係る物品の対価の額の値引きをすることその他の健康保険事業の健全な運営を損なうおそれのある経済上の利益の提供により、当該患者が自己の保険医療機関において診療を受けるように誘引してはならない。

２　保険医療機関は、事業者又はその従業員に対して、患者を紹介する対価として金品を提供することその他の健康保険事業の健全な運営を損なうおそれのある経済上の利益を提供することにより、患者が自己の保険医療機関において診療を受けるように誘引してはならない。

（特定の保険薬局への誘導の禁止）

第２条の５ 保険医療機関は、当該保険医療機関において健康保険の診療に従事している保険医（以下「保険医」という。）の行う処方箋の交付に関し、患者に対して特定の保険薬局において調剤を受けるべき旨の指示等を行ってはならない。

２ 保険医療機関は、保険医の行う処方箋の交付に関し、患者に対して特定の保険薬局において調剤を受けるべき旨の指示等を行うことの対償として、保険薬局から金品その他の財産上の利益を収受してはならない。

（掲示）

第２条の６ 保険医療機関は、その病院又は診療所内の見やすい場所に、第５条の３第４項、第５条の３の２第４項及び第５条の４第２項に規定する事項のほか、別に厚生労働大臣が定める事項を掲示しなければならない。

２ 保険医療機関は、原則として、前項の厚生労働大臣が定める事項をウェブサイトに掲載しなければならない。

（受給資格の確認等）

第３条 保険医療機関は、患者から療養の給付を受けることを求められた場合には、次に掲げるいずれかの方法によって療養の給付を受ける資格があることを確認しなければならない。ただし、緊急やむを得ない事由によって当該確認を行うことができない患者であって、療養の給付を受ける資格が明らかなものについては、この限りでない。

一 健康保険法（大正11年法律第70号。以下「法」という。）第３条第13項に規定する電子資格確認（以下「電子資格確認」という。）

二 患者の提出する被保険者証

三 当該保険医療機関が、過去に取得した当該患者の被保険者又は被扶養者の資格に係る情報（保険給付に係る費用の請求に必要な情報を含む。）を用いて、保険者に対し、電子情報処理組織を使用する方法その他の情報通信の技術を利用する方法により、あらかじめ照会を行い、保険者から回答を受けて取得した直近の当該情報を確認する方法（当該患者が当該保険医療機関から療養の給付（居宅における療養上の管理及びその療養に伴う世話その他の看護に限る。）を受けようとする場合であって、当該保険医療機関から電子資格確認による確認を受けてから継続的な療養の給付を受けている場合に限る。）

２ 患者が電子資格確認により療養の給付を受ける資格があることの確認を受けることを求めた場合における前項の規定の適用については、同項中「次に掲げるいずれかの」とあるのは「第一号又は第三号に掲げる」

と、「事由によって」とあるのは「事由によって第一号又は第三号に掲げる方法により」とする。

3　療養の給付及び公費負担医療に関する費用の請求に関する命令（昭和51年厚生省令第36号）附則第３条の４第１項の規定により同項に規定する書面による請求を行っている保険医療機関及び同令附則第３条の５第１項の規定により届出を行った保険医療機関については、前項の規定は、適用しない。

4　保険医療機関（前項の規定の適用を受けるものを除く。）は、第２項に規定する場合において、患者が電子資格確認によって療養の給付を受ける資格があることの確認を受けることができるよう、あらかじめ必要な体制を整備しなければならない。

（要介護被保険者等の確認）

第３条の２　保険医療機関等は、患者に対し、訪問看護、訪問リハビリテーションその他の介護保険法（平成９年法律第123号）第８条第１項に規定する居宅サービス又は同法第８条の２第１項に規定する介護予防サービスに相当する療養の給付を行うに当たっては、同法第12条第３項に規定する被保険者証の提示を求めるなどにより、当該患者が同法第62条に規定する要介護被保険者等であるか否かの確認を行うものとする。

（被保険者証の返還）

第４条　保険医療機関は、患者の提出する被保険者証により、療養の給付を受ける資格があることを確認した患者に対する療養の給付を担当しなくなったとき、その他正当な理由により当該患者から被保険者証の返還を求められたときは、これを遅滞なく当該患者に返還しなければならない。ただし、当該患者が死亡した場合は、法第100条、第105条又は第113条の規定により埋葬料、埋葬費又は家族埋葬料を受けるべき者に返還しなければならない。

（一部負担金等の受領）

第５条　保険医療機関は、被保険者又は被保険者であった者については法第74条の規定による一部負担金、法第85条に規定する食事療養標準負担額（同条第２項の規定により算定した費用の額が標準負担額に満たないときは、当該費用の額とする。以下単に「食事療養標準負担額」という。）、法第85条の２に規定する生活療養標準負担額（同条第２項の規定により算定した費用の額が生活療養標準負担額に満たないときは、当該費用の額とする。以下単に「生活療養標準負担額」という。）又は法第86条の規定による療養（法第63条第２項第一号に規定する食事療養（以下「食事療養」という。）及び同項第二号に規定する生活療養（以下「生活療養」という。）を除く。）についての費用の額に法第74条第１項各号に掲げる場合の区分に応じ、同項各号に定める割合を乗じて得た額（食事

参考

令和５年４月より、「療養の給付及び公費負担医療に関する費用の請求に関する省令」（請求省令）は、「療養の給付及び公費負担医療に関する費用の請求に関する命令」（請求命令）に題名が改正されています。

療養を行った場合においては食事療養標準負担額を加えた額とし、生活療養を行った場合においては生活療養標準負担額を加えた額とする。）の支払を、被扶養者については法第76条第２項、第85条第２項、第85条の２第２項又は第86条第２項第一号の費用の額の算定の例により算定された費用の額から法第110条の規定による家族療養費として支給される額に相当する額を控除した額の支払を受けるものとする。

2　保険医療機関は、食事療養に関し、当該療養に要する費用の範囲内において法第85条第２項又は第110条第３項の規定により算定した費用の額を超える金額の支払を、生活療養に関し、当該療養に要する費用の範囲内において法第85条の２第２項又は第110条第３項の規定により算定した費用の額を超える金額の支払を、法第63条第２項第三号に規定する評価療養（以下「評価療養」という。）、同項第四号に規定する患者申出療養（以下「患者申出療養」という。）又は同項第五号に規定する選定療養（以下「選定療養」という。）に関し、当該療養に要する費用の範囲内において法第86条第２項又は第110条第３項の規定により算定した費用の額を超える金額の支払を受けることができる。ただし、厚生労働大臣が定める療養に関しては、厚生労働大臣が定める額の支払を受けるものとする。※網掛けの箇所は令和６年10月より追加。

3　保険医療機関のうち、医療法（昭和23年法律第205号）第７条第２項第五号に規定する一般病床（以下「一般病床」という。）を有する同法第４条第１項に規定する地域医療支援病院（一般病床の数が200未満であるものを除く。）、同法第４条の２第１項に規定する特定機能病院及び同法第30条の18の２第１項に規定する外来機能報告対象病院等（同法第30条の18の４第１項第二号の規定に基づき、同法第30条の18の２第１項第一号の厚生労働省令で定める外来医療を提供する基幹的な病院として都道府県が公表したものに限り、一般病床の数が200未満であるものを除く。）であるものは、法第70条第３項に規定する保険医療機関相互間の機能の分担及び業務の連携のための措置として、次に掲げる措置を講ずるものとする。

一　患者の病状その他の患者の事情に応じた適切な他の保険医療機関を当該患者に紹介すること。

二　選定療養（厚生労働大臣の定めるものに限る。）に関し、当該療養に要する費用の範囲内において厚生労働大臣の定める金額以上の金額の支払を求めること（厚生労働大臣の定める場合を除く。）。

（領収証等の交付）

第５条の２　保険医療機関は、前条の規定により患者から費用の支払を受けるときは、正当な理由がない限り、個別の費用ごとに区分して記載した領収証を無償で交付しなければならない。

2　厚生労働大臣の定める保険医療機関は、前項に規定する領収証を交付するときは、正当な理由がない限り、当該費用の計算の基礎となった項目ごとに記載した明細書を交付しなければならない。(※1)

3　前項に規定する明細書の交付は、無償で行わなければならない。(※1)

第5条の2の2　前条第2項の厚生労働大臣の定める保険医療機関は、公費負担医療（厚生労働大臣の定めるものに限る。）を担当した場合（第5条第1項の規定により患者から費用の支払を受ける場合を除く。）において、正当な理由がない限り、当該公費負担医療に関する費用の請求に係る計算の基礎となった項目ごとに記載した明細書を交付しなければならない。(※2)

2　前項に規定する明細書の交付は、無償で行わなければならない。(※2)

（食事療養）

第5条の3　保険医療機関は、その入院患者に対して食事療養を行うに当たっては、病状に応じて適切に行うとともに、その提供する食事の内容の向上に努めなければならない。

2　保険医療機関は、食事療養を行う場合には、次項に規定する場合を除き、食事療養標準負担額の支払を受けることにより食事を提供するものとする。

3　保険医療機関は、第5条第2項の規定による支払を受けて食事療養を行う場合には、当該療養にふさわしい内容のものとするほか、当該療養を行うに当たり、あらかじめ、患者に対しその内容及び費用に関して説明を行い、その同意を得なければならない。

4　保険医療機関は、その病院又は診療所の病棟等の見やすい場所に、前項の療養の内容及び費用に関する事項を掲示しなければならない。

5　保険医療機関は、原則として、前項の療養の内容及び費用に関する事項をウェブサイトに掲載しなければならない。

（生活療養）

第5条の3の2　保険医療機関は、その入院患者に対して生活療養を行うに当たっては、病状に応じて適切に行うとともに、その提供する食事の内容の向上並びに温度、照明及び給水に関する適切な療養環境の形成に努めなければならない。

2　保険医療機関は、生活療養を行う場合には、次項に規定する場合を除き、生活療養標準負担額の支払を受けることにより食事を提供し、温度、照明及び給水に関する適切な療養環境を形成するものとする。

3　保険医療機関は、第5条第2項の規定による支払を受けて生活療養を行う場合には、当該療養にふさわしい内容のものとするほか、当該療養を行うに当たり、あらかじめ、患者に対しその内容及び費用に関して説明を行い、その同意を得なければならない。

※1　平成28年4月1日以降は診療所に限り、以下の経過措置が定められています。①明細書を常に交付することが困難であることについて正当な理由がある場合には、当分の間、患者から求められたときに明細書を交付することで足りる。②正当な理由がある場合には、当分の間、有償で発行することができる。

※2　自己負担のない患者に対応した明細書発行機能がないレセプトコンピューターを使用しているか、自動入金機の改修が必要な診療所に対しては、当面の間、以下の猶予措置が設けられています。①患者から求められたときに明細書を交付することで足りる。②正当な理由がある場合には、当分の間、有償で発行することができる。

参考

診療所における明細書無料発行の免除規定については、令和10年以降に標準型レセプトコンピューターの提供が実施される時期を目途に廃止される予定です。

4 保険医療機関は、その病院又は診療所の病棟等の見やすい場所に、前項の療養の内容及び費用に関する事項を掲示しなければならない。

5 保険医療機関は、原則として、前項の療養の内容及び費用に関する事項をウェブサイトに掲載しなければならない。

(保険外併用療養費に係る療養の基準等)

第5条の4 保険医療機関は、評価療養、患者申出療養又は選定療養に関して第5条第2項又は第3項第二号の規定による支払を受けようとする場合において、当該療養を行うに当たり、その種類及び内容に応じて厚生労働大臣の定める基準に従わなければならないほか、あらかじめ、患者に対しその内容及び費用に関して説明を行い、その同意を得なければならない。

2 保険医療機関は、その病院又は診療所の見やすい場所に、前項の療養の内容及び費用に関する事項を掲示しなければならない。

3 保険医療機関は、原則として、前項の療養の内容及び費用に関する事項をウェブサイトに掲載しなければならない。

(証明書等の交付)

第6条 保険医療機関は、患者から保険給付を受けるために必要な保険医療機関又は保険医の証明書、意見書等の交付を求められたときは、無償で交付しなければならない。ただし、法第87条第1項の規定による療養費(柔道整復を除く施術に係るものに限る。)、法第99条第1項の規定による傷病手当金、法第101条の規定による出産育児一時金、法第102条第1項の規定による出産手当金又は法第114条の規定による家族出産育児一時金に係る証明書又は意見書については、この限りでない。

(指定訪問看護の事業の説明)

第7条 保険医療機関は、患者が指定訪問看護事業者(法第88条第1項に規定する指定訪問看護事業者並びに介護保険法第41条第1項本文に規定する指定居宅サービス事業者(訪問看護事業を行う者に限る。)及び同法第53条第1項に規定する指定介護予防サービス事業者(介護予防訪問看護事業を行う者に限る。)をいう。以下同じ。)から指定訪問看護(法第88条第1項に規定する指定訪問看護並びに介護保険法第41条第1項本文に規定する指定居宅サービス(同法第8条第4項に規定する訪問看護の場合に限る。)及び同法第53条第1項に規定する指定介護予防サービス(同法第8条の2第3項に規定する介護予防訪問看護の場合に限る。)をいう。以下同じ。)を受ける必要があると認めた場合には、当該患者に対しその利用手続、提供方法及び内容等につき十分説明を行うよう努めなければならない。

(診療録の記載及び整備)

第8条 保険医療機関は、第22条の規定による診療録に療養の給付の担当に関し必要な事項を記載し、これを他の診療録と区別して整備しなければならない。

（帳簿等の保存）

第９条　保険医療機関は、療養の給付の担当に関する帳簿及び書類その他の記録をその完結の日から３年間保存しなければならない。ただし、患者の診療録にあっては、その完結の日から５年間とする。

（通知）

第10条　保険医療機関は、患者が次の各号の一に該当する場合には、遅滞なく、意見を付して、その旨を全国健康保険協会又は当該健康保険組合に通知しなければならない。

一　家庭事情等のため退院が困難であると認められたとき。

二　闘争、泥酔又は著しい不行跡によって事故を起したと認められたとき。

三　正当な理由がなくて、療養に関する指揮に従わないとき。

四　詐欺その他不正な行為により、療養の給付を受け、又は受けようとしたとき。

（入院）

第11条　保険医療機関は、患者の入院に関しては、療養上必要な寝具類を具備し、その使用に供するとともに、その病状に応じて適切に行い、療養上必要な事項について適切な注意及び指導を行わなければならない。

２　保険医療機関は、病院にあっては、医療法の規定に基づき許可を受け、若しくは届出をし、又は承認を受けた病床の数の範囲内で、診療所にあっては、同法の規定に基づき許可を受け、若しくは届出をし、又は通知をした病床数の範囲内で、それぞれ患者を入院させなければならない。ただし、災害その他のやむを得ない事情がある場合は、この限りでない。

（看護）

第11条の２　保険医療機関は、その入院患者に対して、患者の負担により、当該保険医療機関の従業者以外の者による看護を受けさせてはならない。

２　保険医療機関は、当該保険医療機関の従業者による看護を行うため、従業者の確保等必要な体制の整備に努めなければならない。

（報告）

第11条の３　保険医療機関は、厚生労働大臣が定める療養の給付の担当に関する事項について、地方厚生局長又は地方厚生支局長に定期的に報告を行わなければならない。

２　前項の規定による報告は、当該保険医療機関の所在地を管轄する地方厚生局又は地方厚生支局の分室がある場合においては、当該分室を経由して行うものとする。

第２章　保険医の診療方針等

（診療の一般的方針）

第12条　保険医の診療は、一般に医師又は歯科医師として診療の必要があると認められる疾病又は負傷に対して、適確な診断をもととし、患者の健康の保持増進上妥当適切に行われなければならない。

（療養及び指導の基本準則）

第13条　保険医は、診療に当っては、懇切丁寧を旨とし、療養上必要な事項は理解し易いように指導しなければならない。

（指導）

第14条　保険医は、診療にあたっては常に医学の立場を堅持して、患者の心身の状態を観察し、心理的な効果をも挙げることができるよう適切な指導をしなければならない。

第15条　保険医は、患者に対し予防衛生及び環境衛生の思想のかん養に努め、適切な指導をしなければならない。

（転医及び対診）

第16条　保険医は、患者の疾病又は負傷が自己の専門外にわたるものであるとき、又はその診療について疑義があるときは、他の保険医療機関へ転医させ、又は他の保険医の対診を求める等診療について適切な措置を講じなければならない。

（診療に関する照会）

第16条の２　保険医は、その診療した患者の疾病又は負傷に関し、他の保険医療機関又は保険医から照会があった場合には、これに適切に対応しなければならない。

（施術の同意）

第17条　保険医は、患者の疾病又は負傷が自己の専門外にわたるものであるという理由によって、みだりに、施術業者の施術を受けさせることに同意を与えてはならない。

（特殊療法等の禁止）

第18条　保険医は、特殊な療法又は新しい療法等については、厚生労働大臣の定めるもののほか行ってはならない。

（使用医薬品及び歯科材料）

第19条　保険医は、厚生労働大臣の定める医薬品以外の薬物を患者に施用し、又は処方してはならない。ただし、医薬品、医療機器等の品質、有効性及び安全性の確保等に関する法律（昭和35年法律第145号）第２条第17項に規定する治験（以下「治験」という。）に係る診療において、当該治験の対象とされる薬物を使用する場合その他厚生労働大臣が定める場合においては、この限りでない。

２　歯科医師である保険医は、厚生労働大臣の定める歯科材料以外の歯科材料を歯冠修復及び欠損補綴(てつ)において使用してはならない。ただし、治験に係る診療において、当該治験の対象とされる機械器具等を使用する場合その他厚生労働大臣が定める場合においては、この限りでない。

（健康保険事業の健全な運営の確保）

第19条の2　保険医は、診療に当たっては、健康保険事業の健全な運営を損なう行為を行うことのないよう努めなければならない。

（特定の保険薬局への誘導の禁止）

第19条の3　保険医は、処方箋の交付に関し、患者に対して特定の保険薬局において調剤を受けるべき旨の指示等を行ってはならない。

2　保険医は、処方箋の交付に関し、患者に対して特定の保険薬局において調剤を受けるべき旨の指示等を行うことの対償として、保険薬局から金品その他の財産上の利益を収受してはならない。

（指定訪問看護事業との関係）

第19条の4　医師である保険医は、患者から訪問看護指示書の交付を求められ、その必要があると認めた場合には、速やかに、当該患者の選定する訪問看護ステーション（指定訪問看護事業者が当該指定に係る訪問看護事業を行う事業所をいう。以下同じ。）に交付しなければならない。

2　医師である保険医は、訪問看護指示書に基づき、適切な訪問看護が提供されるよう、訪問看護ステーション及びその従業者からの相談に際しては、当該指定訪問看護を受ける者の療養上必要な事項について適切な注意及び指導を行わなければならない。

（診療の具体的方針）

第20条　医師である保険医の診療の具体的方針は、前12条の規定によるほか、次に掲げるところによるものとする。

一　診察

イ　診察は、特に患者の職業上及び環境上の特性等を顧慮して行う。

ロ　診察を行う場合は、患者の服薬状況及び薬剤服用歴を確認しなければならない。ただし、緊急やむを得ない場合については、この限りではない。

ハ　健康診断は、療養の給付の対象として行ってはならない。

ニ　往診は、診療上必要があると認められる場合に行う。

ホ　各種の検査は、診療上必要があると認められる場合に行う。

ヘ　ホによるほか、各種の検査は、研究の目的をもって行ってはならない。ただし、治験に係る検査については、この限りでない。

二　投薬

イ　投薬は、必要があると認められる場合に行う。

ロ　治療上1剤で足りる場合には1剤を投与し、必要があると認められる場合に2剤以上を投与する。

ハ　同一の投薬は、みだりに反覆せず、症状の経過に応じて投薬の内容を変更する等の考慮をしなければならない。

ニ　投薬を行うに当たっては、医薬品、医療機器等の品質、有効性及び安全性の確保等に関する法律第14条の４第１項各号に掲げる医薬品（以下「新医薬品等」という。）とその有効成分、分量、用法、用量、効能及び効果が同一性を有する医薬品として、同法第14条又は第19条の２の規定による製造販売の承認（以下「承認」という。）がなされたもの（ただし、同法第14条の４第１項第二号に掲げる医薬品並びに新医薬品等に係る承認を受けている者が、当該承認に係る医薬品と有効成分、分量、用法、用量、効能及び効果が同一であってその形状、有効成分の含量又は有効成分以外の成分若しくはその含量が異なる医薬品に係る承認を受けている場合における当該医薬品を除く。）（以下「後発医薬品」という。）の使用を考慮するとともに、患者に後発医薬品を選択する機会を提供すること等患者が後発医薬品を選択しやすくするための対応に努めなければならない。

ホ　栄養、安静、運動、職場転換その他療養上の注意を行うことにより、治療の効果を挙げることができると認められる場合は、これらに関し指導を行い、みだりに投薬をしてはならない。

ヘ　投薬量は、予見することができる必要期間に従ったものでなければならない。この場合において、厚生労働大臣が定める内服薬及び外用薬については当該厚生労働大臣が定める内服薬及び外用薬ごとに１回14日分、30日分又は90日分を限度とする。

ト　注射薬は、患者に療養上必要な事項について適切な注意及び指導を行い、厚生労働大臣の定める注射薬に限り投与することができることとし、その投与量は、症状の経過に応じたものでなければならず、厚生労働大臣が定めるものについては当該厚生労働大臣が定めるものごとに１回14日分、30日分又は90日分を限度とする。

三　処方箋の交付

イ　処方箋の使用期間は、交付の日を含めて４日以内とする。ただし、長期の旅行等特殊の事情があると認められる場合は、この限りでない。

ロ　イの規定にかかわらず、リフィル処方箋（保険医が診療に基づき、別に厚生労働大臣が定める医薬品以外の医薬品を処方する場合に限り、複数回（３回までに限る。）の使用を認めた処方箋をいう。以下同じ。）の２回目以降の使用期間は、直近の当該リフィル処方箋の使用による前号への必要期間が終了する日の前後７日以内とする。

ハ　イ及びロによるほか、処方箋の交付に関しては、前号に定める投薬の例による。ただし、当該処方箋がリフィル処方箋である場合における同号の規定の適用については、同号ヘ中「投薬量」とあるのは、「リフィル処方箋の1回の使用による投薬量及び当該リフィル処方箋の複数回の使用による合計の投薬量」とし、同号ヘ後段の規定は、適用しない。

四　注射

イ　注射は、次に掲げる場合に行う。

(1)　経口投与によって胃腸障害を起すおそれがあるとき、経口投与をすることができないとき、又は経口投与によっては治療の効果を期待することができないとき。

(2)　特に迅速な治療の効果を期待する必要があるとき。

(3)　その他注射によらなければ治療の効果を期待することが困難であるとき。

ロ　注射を行うに当たっては、後発医薬品の使用を考慮するよう努めなければならない。

ハ　内服薬との併用は、これによって著しく治療の効果を挙げることが明らかな場合又は内服薬の投与だけでは治療の効果を期待することが困難である場合に限って行う。

ニ　混合注射は、合理的であると認められる場合に行う。

ホ　輸血又は電解質若しくは血液代用剤の補液は、必要があると認められる場合に行う。

五　手術及び処置

イ　手術は、必要があると認められる場合に行う。

ロ　処置は、必要の程度において行う。

六　リハビリテーション

リハビリテーションは、必要があると認められる場合に行う。

六の二　居宅における療養上の管理等

居宅における療養上の管理及び看護は、療養上適切であると認められる場合に行う。

七　入院

イ　入院の指示は、療養上必要があると認められる場合に行う。

ロ　単なる疲労回復、正常分べん又は通院の不便等のための入院の指示は行わない。

ハ　保険医は、患者の負担により、患者に保険医療機関の従業者以外の者による看護を受けさせてはならない。

（歯科診療の具体的方針）

第21条　歯科医師である保険医の診療の具体的方針は、第12条から第19条の3までの規定によるほか、次に掲げるところによるものとする。

一　診察

イ　診察は、特に患者の職業上及び環境上の特性等を顧慮して行う。

ロ　診察を行う場合は、患者の服薬状況及び薬剤服用歴を確認しなければならない。ただし、緊急やむを得ない場合については、この限りではない。

ハ　健康診断は、療養の給付の対象として行ってはならない。

ニ　往診は、診療上必要があると認められる場合に行う。

ホ　各種の検査は、診療上必要があると認められる場合に行う。

ヘ　ホによるほか、各種の検査は、研究の目的をもって行ってはならない。ただし、治験に係る検査については、この限りでない。

二　投薬

イ　投薬は、必要があると認められる場合に行う。

ロ　治療上1剤で足りる場合には1剤を投与し、必要があると認められる場合に2剤以上を投与する。

ハ　同一の投薬は、みだりに反覆せず、症状の経過に応じて投薬の内容を変更する等の考慮をしなければならない。

ニ　投薬を行うに当たっては、後発医薬品の使用を考慮するとともに、患者に後発医薬品を選択する機会を提供すること等患者が後発医薬品を選択しやすくするための対応に努めなければならない。

ホ　栄養、安静、運動、職場転換その他療養上の注意を行うことにより、治療の効果を挙げることができると認められる場合は、これらに関し指導を行い、みだりに投薬をしてはならない。

ヘ　投薬量は、予見することができる必要期間に従ったものでなければならない。この場合において、厚生労働大臣が定める内服薬及び外用薬については当該厚生労働大臣が定める内服薬及び外用薬ごとに1回14日分、30日分又は90日分を限度とする。

三　処方箋の交付

イ　処方箋の使用期間は、交付の日を含めて4日以内とする。ただし、長期の旅行等特殊の事情があると認められる場合は、この限りでない。

ロ　イの規定にかかわらず、リフィル処方箋の2回目以降の使用期間は、直近の当該リフィル処方箋の使用による前号への必要期間が終了する日の前後7日以内とする。

ハ　イ及びロによるほか、処方箋の交付に関しては、前号に定める投薬の例による。ただし、当該処方箋がリフィル処方箋である場合における同号の規定の適用については、同号へ中「投薬量」とあるのは、「リフィル処方箋の1回の使用による投薬量及び当該リフィル処方箋の複数回の使用による合計の投薬量」とし、同号へ後段の規定は、適用しない。

四　注射

イ　注射は、次に掲げる場合に行う。

(1)　経口投与によって胃腸障害を起すおそれがあるとき、経口投与をすることができないとき、又は経口投与によっては治療の効果を期待することができないとき。

(2)　特に迅速な治療の効果を期待する必要があるとき。

(3)　その他注射によらなければ治療の効果を期待することが困難であるとき。

ロ　注射を行うに当たっては、後発医薬品の使用を考慮するよう努めなければならない。

ハ　内服薬との併用は、これによって著しく治療の効果を挙げることが明らかな場合又は内服薬の投与だけでは治療の効果を期待することが困難である場合に限って行う。

ニ　混合注射は、合理的であると認められる場合に行う。

ホ　輸血又は電解質若しくは血液代用剤の補液は、必要があると認められる場合に行う。

五～九　略

(診療録の記載)

第22条　保険医は、患者の診療を行った場合には、遅滞なく、様式第一号又はこれに準ずる様式の診療録に、当該診療に関し必要な事項を記載しなければならない。

(処方箋の交付)

第23条　保険医は、処方箋を交付する場合には、様式第二号若しくは第二号の二又はこれらに準ずる様式の処方箋に必要な事項を記載しなければならない。

2　保険医は、リフィル処方箋を交付する場合には、様式第二号又はこれに準ずる様式の処方箋にその旨及び当該リフィル処方箋の使用回数の上限を記載しなければならない。

3　保険医は、その交付した処方箋に関し、保険薬剤師から疑義の照会があった場合には、これに適切に対応しなければならない。

(適正な費用の請求の確保)

第23条の2　保険医は、その行った診療に関する情報の提供等について、保険医療機関が行う療養の給付に関する費用の請求が適正なものとなるよう努めなければならない。

第3章　雑則　略

附　則　略

（参考）保険薬局及び保険薬剤師療養担当規則

（昭32.4.30 厚生省令第16号）
（最終改正；令6.3.5 厚生労働省令第35号）

（療養の給付の担当の範囲）

第１条 保険薬局が担当する療養の給付及び被扶養者の療養（以下単に「療養の給付」という。）は、薬剤又は治療材料の支給並びに居宅における薬学的管理及び指導とする。

（療養の給付の担当方針）

第２条 保険薬局は、懇切丁寧に療養の給付を担当しなければならない。

（適正な手続の確保）

第２条の２ 保険薬局は、その担当する療養の給付に関し、厚生労働大臣又は地方厚生局長若しくは地方厚生支局長に対する申請、届出等に係る手続及び療養の給付に関する費用の請求に係る手続を適正に行わなければならない。

（健康保険事業の健全な運営の確保）

第２条の３ 保険薬局は、その担当する療養の給付に関し、次の各号に掲げる行為を行ってはならない。

一 保険医療機関と一体的な構造とし、又は保険医療機関と一体的な経営を行うこと。

二 保険医療機関又は保険医に対し、患者に対して特定の保険薬局において調剤を受けるべき旨の指示等を行うことの対償として、金品その他の財産上の利益を供与すること。

２ 前項に規定するほか、保険薬局は、その担当する療養の給付に関し、健康保険事業の健全な運営を損なうことのないよう努めなければならない。

（経済上の利益の提供による誘引の禁止）

第２条の３の２ 保険薬局は、患者に対して、第４条の規定により受領する費用の額に応じて当該保険薬局における商品の購入に係る対価の額の値引きをすることその他の健康保険事業の健全な運営を損なうおそれのある経済上の利益を提供することにより、当該患者が自己の保険薬局において調剤を受けるように誘引してはならない。

２ 保険薬局は、事業者又はその従業員に対して、患者を紹介する対価として金品を提供することその他の健康保険事業の健全な運営を損なうおそれのある経済上の利益を提供することにより、患者が自己の保険薬局において調剤を受けるように誘引してはならない。

（掲示）

第２条の４ 保険薬局は、その薬局内の見やすい場所に、第４条の３第２項に規定する事項のほか、別に厚生労働大臣が定める事項を掲示しなければならない。

2　保険薬局は、原則として、前項の厚生労働大臣が定める事項をウェブサイトに掲載しなければならない。

（処方箋の確認等）

第３条　保険薬局は、被保険者及び被保険者であった者並びにこれらの者の被扶養者である患者（以下単に「患者」という。）から療養の給付を受けることを求められた場合には、その者の提出する処方箋が健康保険法（大正11年法律第70号。以下「法」という。）第63条第３項各号に掲げる病院又は診療所において健康保険の診療に従事している医師又は歯科医師（以下「保険医等」という。）が交付した処方箋であること及び次に掲げるいずれかの方法によって療養の給付を受ける資格があることを確認しなければならない。ただし、緊急やむを得ない事由によって療養の給付を受ける資格があることの確認を行うことができない患者であって、療養の給付を受ける資格が明らかなものについては、この限りでない。

一　保険医等が交付した処方箋

二　法第３条第13項に規定する電子資格確認（以下「電子資格確認」という。）

三　患者の提出する被保険者証

四　当該保険薬局が、過去に取得した当該患者の被保険者又は被扶養者の資格に係る情報（保険給付に係る費用の請求に必要な情報を含む。）を用いて、保険者に対し、電子情報処理組織を使用する方法その他の情報通信の技術を利用する方法により、あらかじめ照会を行い、保険者から回答を受けて取得した直近の当該情報を確認する方法（当該患者が当該保険薬局から療養の給付（居宅における薬学的管理及び指導に限る。）を受けようとする場合であって、当該保険薬局から電子資格確認による確認を受けてから継続的な療養の給付を受けている場合に限る。）

2　患者が電子資格確認により療養の給付を受ける資格があることの確認を受けることを求めた場合における前項の規定の適用については、同項中「次に掲げるいずれかの」とあるのは「第二号又は第四号に掲げる」と、「事由によって」とあるのは「事由によって第二号又は第四号に掲げる方法により」とする。

3　療養の給付及び公費負担医療に関する費用の請求に関する命令（昭和51年厚生省令第36号）附則第３条の４第１項の規定により同項に規定する書面による請求を行っている保険薬局及び同令附則第３条の５第１項の規定により届出を行った保険薬局については、前項の規定は、適用しない。

4　保険薬局（前項の規定の適用を受けるものを除く。）は、第２項に規定する場合において、患者が電子資格確認によって療養の給付を受ける資格があることの確認を受けることができるよう、あらかじめ必要な体制を整備しなければならない。

(要介護被保険者等の確認)

第3条の2 保険医療機関等は、患者に対し、居宅療養管理指導その他の介護保険法（平成9年法律第123号）第8条第1項に規定する居宅サービス又は同法第8条の2第1項に規定する介護予防サービスに相当する療養の給付を行うに当たっては、同法第12条第3項に規定する被保険者証の提示を求めるなどにより、当該患者が同法第62条に規定する要介護被保険者等であるか否かの確認を行うものとする。

(患者負担金の受領)

第4条 保険薬局は、被保険者又は被保険者であった者については法第74条の規定による一部負担金並びに法第86条の規定による療養についての費用の額に法第74条第1項各号に掲げる場合の区分に応じ、同項各号に定める割合を乗じて得た額の支払を、被扶養者については法第76条第2項又は第86条第2項第一号の費用の額の算定の例により算定された費用の額から法第110条の規定による家族療養費として支給される額(同条第2項第一号に規定する額に限る。)に相当する額を控除した額の支払を受けるものとする。

2 保険薬局は、法第63条第2項第三号に規定する評価療養（以下「評価療養」という。)、同項第四号に規定する患者申出療養（以下「患者申出療養」という。）又は同項第五号に規定する選定療養（以下「選定療養」という。）に関し、当該療養に要する費用の範囲内において、法第86条第2項又は第110条第3項の規定により算定した費用の額を超える金額の支払を受けることができる。ただし、厚生労働大臣が定める療養に関しては、厚生労働大臣が定める額の支払を受けるものとする。※網掛けの箇所は令和6年10月より追加。

(領収証等の交付)

第4条の2 保険薬局は、前条の規定により患者から費用の支払を受けるときは、正当な理由がない限り、個別の費用ごとに区分して記載した領収証を無償で交付しなければならない。

2 厚生労働大臣の定める保険薬局は、前項に規定する領収証を交付するときは、正当な理由がない限り、当該費用の計算の基礎となった項目ごとに記載した明細書を交付しなければならない。

3 前項に規定する明細書の交付は、無償で行わなければならない。

第4条の2の2 前条第2項の厚生労働大臣の定める保険薬局は、公費負担医療（厚生労働大臣の定めるものに限る。）を担当した場合（第4条第1項の規定により患者から費用の支払を受ける場合を除く。）において、正当な理由がない限り、当該公費負担医療に関する費用の請求に係る計算の基礎となった項目ごとに記載した明細書を交付しなければならない。
2　前項に規定する明細書の交付は、無償で行わなければならない。

(保険外併用療養費に係る療養の基準等)

第4条の3　保険薬局は、評価療養、患者申出療養又は選定療養に関して第4条第2項の規定による支払を受けようとする場合において、当該療養を行うに当たり、その種類及び内容に応じて厚生労働大臣の定める基準に従わなければならないほか、あらかじめ、患者に対しその内容及び費用に関して説明を行い、その同意を得なければならない。
2　保険薬局は、その薬局内の見やすい場所に、前項の療養の内容及び費用に関する事項を掲示しなければならない。
3　保険薬局は、原則として、前項の療養の内容及び費用に関する事項をウェブサイトに掲載しなければならない。

(調剤録の記載及び整備)

第5条　保険薬局は、第10条の規定による調剤録に、療養の給付の担当に関し必要な事項を記載し、これを他の調剤録と区別して整備しなければならない。

(処方箋等の保存)

第6条　保険薬局は、患者に対する療養の給付に関する処方箋及び調剤録をその完結の日から3年間保存しなければならない。

(通知)

第7条　保険薬局は、患者が次の各号の一に該当する場合には、遅滞なく、意見を付して、その旨を全国健康保険協会又は当該健康保険組合に通知しなければならない。

一　正当な理由がなくて、療養に関する指揮に従わないとき。
二　詐欺その他不正な行為により、療養の給付を受け、又は受けようとしたとき。

(後発医薬品の調剤)

第7条の2　保険薬局は、医薬品、医療機器等の品質、有効性及び安全性の確保等に関する法律第14条の4第1項各号に掲げる医薬品（以下「新医薬品等」という。）とその有効成分、分量、用法、用量、効能及び効果が同一性を有する医薬品として、同法第14条又は第19条の2の規定による製造販売の承認（以下「承認」という。）がなされたもの（ただし、同法第14条の4第1項第二号に掲げる医薬品並びに新医薬品等に係る承認を受けている者が、当該承認に係る医薬品と有効成分、分量、用法、用量、効能及び効果が同一であってその形状、有効成分の含量又は有効成分以外の成分若しくはその含量が異なる医薬品に係る承認を受けている場合における当該医薬品を除く。）（以下「後発医薬品」という。）の備蓄に関する体制その他の後発医薬品の調剤に必要な体制の確保に努めなければならない。

（調剤の一般的方針）

第８条　保険薬局において健康保険の調剤に従事する保険薬剤師（以下「保険薬剤師」という。）は、保険医等の交付した処方箋に基いて、患者の療養上妥当適切に調剤並びに薬学的管理及び指導を行わなければならない。

２　保険薬剤師は、調剤を行う場合は、患者の服薬状況及び薬剤服用歴を確認しなければならない。

３　保険薬剤師は、処方箋に記載された医薬品に係る後発医薬品が次条に規定する厚生労働大臣の定める医薬品である場合であって、当該処方箋を発行した保険医等が後発医薬品への変更を認めているときは、患者に対して、後発医薬品に関する説明を適切に行わなければならない。この場合において、保険薬剤師は、後発医薬品を調剤するよう努めなければならない。

（使用医薬品）

第９条　保険薬剤師は、厚生労働大臣の定める医薬品以外の医薬品を使用して調剤してはならない。ただし、厚生労働大臣が定める場合においては、この限りでない。

（健康保険事業の健全な運営の確保）

第９条の２　保険薬剤師は、調剤に当たっては、健康保険事業の健全な運営を損なう行為を行うことのないよう努めなければならない。

（調剤録の記載）

第10条　保険薬剤師は、患者の調剤を行った場合には、遅滞なく、調剤録に当該調剤に関する必要な事項を記載しなければならない。

（適正な費用の請求の確保）

第10条の２　保険薬剤師は、その行った調剤に関する情報の提供等について、保険薬局が行う療養の給付に関する費用の請求が適正なものとなるよう努めなければならない。

第11条　略

附　則　略

（参考）高齢者の医療の確保に関する法律の規定による療養の給付等の取扱い及び担当に関する基準

（昭58.1.20　厚生省告示第14号）
（最終改正：令6.3.5　厚生労働省告示第55号）

第１章　保険医療機関による療養の給付等の取扱い

（療養の給付及び保険外併用療養費に係る療養の取扱いの範囲）

第１条　健康保険法（大正11年法律第70号）第63条第３項第一号に規定する保険医療機関（以下「保険医療機関」という。）が取り扱う高齢者の医療の確保に関する法律（昭和57年法律第80号。以下「法」という。）による療養の給付及び保険外併用療養費に係る療養（以下「療養の給付及び保険外併用療養費に係る療養」という。）の範囲は、次のとおりとする。

一 診察

二 薬剤又は治療材料の支給

三 処置、手術その他の治療

四 居宅における療養上の管理及びその療養に伴う世話その他の看護

五 病院又は診療所への入院及びその療養に伴う世話その他の看護

（療養の給付及び保険外併用療養費に係る療養の取扱方針）

第２条 保険医療機関は、懇切丁寧に療養の給付及び保険外併用療養費に係る療養を取り扱わなければならない。

2 保険医療機関が取り扱う療養の給付及び保険外併用療養費に係る療養は、後期高齢者医療の被保険者（以下「後期高齢者」という。）の心身の特性を踏まえて、後期高齢者である患者（以下「患者」という。）の療養上妥当適切に行われなければならない。この場合において、特に次に掲げる事項に配意しなければならない。

一 保険医療機関が取り扱う長期入院患者に対する療養の給付及び保険外併用療養費に係る療養は、漫然かつ画一的なものとならないこと。

二 保険医療機関は、後期高齢者の生活の質の確保に資する見地から、患者の居宅における療養生活を支援し、必要な療養の給付及び保険外併用療養費に係る療養を妥当適切に提供するよう努めること。

（診療に関する照会）

第２条の２ 保険医療機関は、その取り扱った療養の給付及び保険外併用療養費に係る療養に係る患者の疾病又は負傷に関し、他の保険医療機関から照会があった場合には、これに適切に対応しなければならない。

（適正な手続の確保）

第２条の３ 保険医療機関は、その取り扱う療養の給付及び保険外併用療養費に係る療養に関し、厚生労働大臣に対する必要な申請、届出その他の手続並びに療養の給付及び保険外併用療養費に係る療養に要する費用の請求に係る手続を適正に行わなければならない。

（後期高齢者医療制度の健全な運営の確保）

第２条の４ 保険医療機関は、その取り扱う療養の給付及び保険外併用療養費に係る療養に関し、後期高齢者医療制度の健全な運営を損なうことのないよう努めなければならない。

（経済上の利益の提供による誘引の禁止）

第２条の４の２ 保険医療機関は、患者に対して、第５条の規定により受領する費用の額に応じて当該保険医療機関が行う収益業務に係る物品の対価の額の値引きをすることその他の後期高齢者医療制度の健全な運営を損なうおそれのある経済上の利益の提供により、当該患者が自己の保険医療機関において診療を受けるように誘引してはならない。

2　保険医療機関は、事業者又はその従業員に対して、患者を紹介する対価として金品を提供することその他の後期高齢者医療制度の健全な運営を損なうおそれのある経済上の利益を提供することにより、患者が自己の保険医療機関において診療を受けるように誘引してはならない。

（特定の保険薬局への誘導の禁止）

第2条の5　保険医療機関は、当該保険医療機関において療養の給付及び保険外併用療養費に係る療養を担当する医師又は歯科医師（以下「保険医」という。）の行う処方箋の交付に関し、患者に対して特定の保険薬局において調剤を受けるべき旨の指示等を行ってはならない。

2　保険医療機関は、保険医の行う処方箋の交付に関し、患者に対して特定の保険薬局において調剤を受けるべき旨の指示等を行うことの対償として、保険薬局から金品その他の財産上の利益を収受してはならない。

（掲示）

第2条の6　保険医療機関は、その病院又は診療所の見やすい場所に、第5条の3第4項、第5条の3の2第4項及び第5条の4第2項に規定する事項のほか、別に厚生労働大臣が定める事項を掲示しなければならない。

2　保険医療機関は、原則として、前項の厚生労働大臣が定める事項をウェブサイトに掲載しなければならない。

（受給資格の確認等）

第3条　保険医療機関は、患者から療養の給付又は保険外併用療養費に係る療養を受けることを求められた場合には、次に掲げるいずれかの方法によって療養の給付を受ける資格があることを確認しなければならない。ただし、緊急やむを得ない事由によって当該確認を行うことができない患者であって療養の給付を受ける資格があることが明らかであるものについては、この限りでない。

一　健康保険法第3条第13項に規定する電子資格確認（以下「電子資格確認」という。）

二　患者の提出する被保険者証

三　当該保険医療機関が、過去に取得した当該患者の被保険者の資格に係る情報（保険給付に係る費用の請求に必要な情報を含む。）を用いて、保険者に対し、電子情報処理組織を使用する方法その他の情報通信の技術を利用する方法により、あらかじめ照会を行い、保険者からの回答を受けて取得した直近の当該情報を確認する方法（当該患者が当該保険医療機関から療養の給付又は保険外併用療養費に係る療養（居宅における療養上の管理及びその療養に伴う世話その他の看護に限る。）

を受けようとする場合であって、当該保険医療機関から電子資格確認による確認を受けてから継続的な療養の給付又は保険外併用療養費に係る療養を受けている場合に限る。)

2　患者が電子資格確認により療養の給付を受ける資格があることの確認を受けることを求めた場合における前項の規定の適用については、同項中「次に掲げるいずれかの」とあるのは「第一号又は第三号に掲げる」と、「事由によって」とあるのは「事由によって第一号又は第三号に掲げる方法により」とする。

3　療養の給付及び公費負担医療に関する費用の請求に関する命令(昭和51年厚生省令第36号)附則第3条の4第1項の規定により同項に規定する書面による請求を行っている保険医療機関及び同令附則第3条の5第1項の規定により届出を行った保険医療機関については、前項の規定は、適用しない。

4　保険医療機関(前項の規定の適用を受けるものを除く。)は、第2項に規定する場合において、患者が電子資格確認によって療養の給付を受ける資格があることの確認を受けることができるよう、あらかじめ必要な体制を整備しなければならない。

5　保険医療機関は、介護保険法(平成9年法律第123号)第8条第28項に規定する介護老人保健施設(以下「介護老人保健施設」という。)の入所者である患者(以下「施設入所者」という。)から療養の給付又は保険外併用療養費に係る療養(医科に係るものに限る。)を受けることを求められた場合には、その者の提示する被保険者証等によって施設入所者であることを確かめなければならない。

(要介護被保険者等の確認)

第3条の2　保険医療機関は、患者に対し、訪問看護、訪問リハビリテーションその他の介護保険法第8条第1項に規定する居宅サービスに相当する医療を行うに当たっては、同法第12条第3項に規定する被保険者証の提示を求めるなどにより、当該患者が同法第62条に規定する要介護被保険者等であるか否かの確認を行うものとする。

(被保険者証の返還)

第4条　保険医療機関は、患者の提出する被保険者証により、療養の給付を受ける資格があることを確認した患者に対して行った療養の給付及び保険外併用療養費に係る療養を取り扱わなくなったとき、その他正当な理由により当該患者から被保険者証の返還を求められたときは、これを遅滞なく当該患者に返還しなければならない。

(一部負担金の受領等)

第5条　保険医療機関は、法第67条の規定による一部負担金及び法第74条第2項の規定による食事療養標準負担額(同項の規定により算定した費用の額が食事療養標準負担額に満たないときは、当該費用の額とする。以下単に「食事療養標準負担額」という。）及び法第75条第２項に規定する生活療養標準負担額（同項の規定により算定した費用の額が生活療養標準負担額に満たないときは、当該費用の額とする。以下単に「生活療養標準負担額」という。）の支払を受けるものとする。

2　保険医療機関は、法第64条第２項第一号に規定する食事療養（以下「食事療養」という。）に関し、当該療養に要する費用の範囲内において法第74条第２項の規定により算定した費用の額を超える金額の支払を、法第64条第２項第二号に規定する生活療養（以下「生活療養」という。）に関し、当該療養に要する費用の範囲内において法第75条第２項の規定により算定した費用の額を超える金額の支払を、法第64条第２項第三号に規定する評価療養（以下「評価療養」という。）、同項第四号に規定する患者申出療養（以下「患者申出療養」という。）又は同項第五号に規定する選定療養（以下「選定療養」という。）に関し、当該療養に要する費用の範囲内において法第76条第２項に規定する保険外併用療養費算定額を超える金額の支払を受けることができる。ただし、厚生労働大臣が定める療養に関しては、厚生労働大臣が定める額の支払を受けるものとする。

※網掛けの箇所は令和６年10月より追加。

3　保険医療機関のうち、医療法（昭和23年法律第205号）第７条第２項第五号に規定する一般病床（以下「一般病床」という。）を有する同法第４条第１項に規定する地域医療支援病院（一般病床の数が200未満であるものを除く。）、同法第４条の２第１項に規定する特定機能病院及び同法第30条の18の２第１項に規定する外来機能報告対象病院等（同法第30条の18の４第１項第二号の規定に基づき、同法第30条の18の２第１項第一号の厚生労働省令で定める外来医療を提供する基幹的な病院として都道府県が公表したものに限り、一般病床の数が200未満であるものを除く。）であるものは、健康保険法第70条第３項に規定する保険医療機関相互間の機能の分担及び業務の連携のための措置として、次に掲げる措置を講ずるものとする。

一　患者の病状その他の患者の事情に応じた適切な他の保険医療機関を当該患者に紹介すること。

二　選定療養（厚生労働大臣の定めるものに限る。）に関し、当該療養に要する費用の範囲内において厚生労働大臣の定める金額以上の金額の支払を求めること。（厚生労働大臣の定める場合を除く。）

4　保険医療機関は、厚生労働大臣が指定する保険医療機関の病棟における療養の給付及び保険外併用療養費に係る療養に関して前３項の規定による支払を受けようとする場合において、当該療養の給付及び保険外併用療養費に係る療養を行うに当たり、あらかじめ、患者に対しその受領方法に関して説明を行わなければならない。

（領収証等の交付）

第５条の２　保険医療機関は、前条の規定により患者から費用の支払を受けるときは、正当な理由がない限り、個別の費用ごとに区分して記載した領収証を無償で交付しなければならない。

２　厚生労働大臣の定める保険医療機関は、前項に規定する領収証を交付するときは、正当な理由がない限り、当該費用の計算の基礎となった項目ごとに記載した明細書を交付しなければならない。（※1）

３　前項に規定する明細書の交付は、無償で行わなければならない。（※1）

第５条の２の２　前条第２項の厚生労働大臣の定める保険医療機関は、公費負担医療（厚生労働大臣の定めるものに限る。）を担当した場合（第５条第１項の規定により患者から費用の支払を受ける場合を除く。）において、正当な理由がない限り、当該公費負担医療に関する費用の請求に係る計算の基礎となった項目ごとに記載した明細書を交付しなければならない。（※2）

２　前項に規定する明細書の交付は、無償で行わなければならない。（※2）

（食事療養）

第５条の３　保険医療機関は、その入院患者に対して食事療養を行うに当たっては、病状に応じて適切に行うとともに、その提供する食事の内容の向上に努めなければならない。

２　保険医療機関は、食事療養を行う場合には、次項に規定する場合を除き、食事療養標準負担額の支払を受けることにより食事を提供するものとする。

３　保険医療機関は、第５条第２項の規定による支払を受けて食事療養を行う場合には、当該療養にふさわしい内容のものとするほか、当該療養を行うに当たり、あらかじめ、患者に対しその内容及び費用に関して説明を行い、その同意を得なければならない。

４　保険医療機関は、その病院又は診療所の病棟等の見やすい場所に、前項の療養の内容及び費用に関する事項を掲示しなければならない。

５　保険医療機関は、原則として、前項の療養の内容及び費用に関する事項をウェブサイトに掲載しなければならない。

（生活療養）

第５条の３の２　保険医療機関は、その入院患者に対して生活療養を行うに当たっては、病状に応じて適切に行うとともに、その提供する食事の内容の向上並びに温度、照明及び給水に関する適切な療養環境の形成に努めなければならない。

２　保険医療機関は、生活療養を行う場合には、次項に規定する場合を除き、生活療養標準負担額の支払を受けることにより食事を提供し、温度、

※1　平成28年４月１日以降は診療所に限り、以下の経過措置が定められています。①明細書を常に交付することが困難であることについて正当な理由がある場合には、当分の間、患者から求められたときに明細書を交付することで足りる。②正当な理由がある場合には、当分の間、有償で発行することができる。

※2　自己負担のない患者に対応した明細書発行機能がないレセプトコンピューターを使用しているか、自動入金機の改修が必要な診療所に対しては、当面の間、以下の猶予措置が設けられています。①患者から求められたときに明細書を交付することで足りる。②正当な理由がある場合には、当分の間、有償で発行することができる。

参考

診療所における明細書無料発行の免除規定については、令和10年以降に標準型レセプトコンピューターの提供が実施される時期を目途に廃止される予定です。

照明及び給水に関する適切な療養環境を形成するものとする。

3　保険医療機関は、第5条第2項の規定による支払を受けて生活療養を行う場合には、当該療養にふさわしい内容のものとするほか、当該療養を行うに当たり、あらかじめ、患者に対しその内容及び費用に関して説明を行い、その同意を得なければならない。

4　保険医療機関は、その病院又は診療所の病棟等の見やすい場所に、前項の療養の内容及び費用に関する事項を掲示しなければならない。

5　保険医療機関は、原則として、前項の療養の内容及び費用に関する事項をウェブサイトに掲載しなければならない。

（保険外併用療養費に係る療養の基準等）

第5条の4　保険医療機関は、評価療養、患者申出療養又は選定療養に関して第5条第2項又は第3項第二号の規定による支払を受けようとする場合において、当該療養を行うに当たり、その種類及び内容に応じて厚生労働大臣の定める基準に従うほか、あらかじめ、患者に対しその内容及び費用に関して説明を行い、その同意を得なければならない。

2　保険医療機関は、その病院又は診療所の見やすい場所に、前項の療養の内容及び費用に関する事項を掲示しなければならない。

3　保険医療機関は、原則として、前項の療養の内容及び費用に関する事項をウェブサイトに掲載しなければならない。

（証明書等の交付）

第6条　保険医療機関は、患者から法第56条に規定する後期高齢者医療給付を受けるために必要な保険医療機関又は保険医の証明書、意見書等の交付を求められたときは、無償で交付しなければならない。ただし、法第77条第1項の規定による療養費（柔道整復を除く施術に係るものに限る。）及び法第86条第2項の規定による傷病手当金に係る意見書については、この限りでない。

第7条　削除

（指定訪問看護の事業の説明）

第7条の2　保険医療機関は、患者が指定訪問看護事業者（健康保険法第88条第1項に規定する指定訪問看護事業者及び介護保険法第41条第1項本文の規定による指定居宅サービス事業者（訪問看護事業を行うものに限る。）をいう。以下同じ。）から指定訪問看護等（法第78条第1項に規定する指定訪問看護及び介護保険法第41条第1項本文の指定に係る同法第8条第1項に規定する居宅サービス（同条第4項に規定する訪問看護に限る。）をいう。以下同じ。）を受ける必要があると認めた場合には、患者に対しその利用手続、提供方法及び内容等につき十分説明を行うよう努めなければならない。

（診療録の記載及び整備）

第８条　保険医療機関は、第22条の規定による診療録に、療養の給付及び保険外併用療養費に係る療養の取扱いに関し必要な事項を記載し、これを他の診療録と区別して整備しなければならない。

（帳簿等の保存）

第９条　保険医療機関は、療養の給付及び保険外併用療養費に係る療養の取扱いに関する帳簿及び書類その他の記録をその完結の日から３年間保存しなければならない。ただし、患者の診療録にあっては、その完結の日から５年間とする。

（通知）

第10条　保険医療機関は、患者が次の各号のいずれかに該当する場合には、遅滞なく、意見を付して、その旨を当該患者の居住地を管轄する法第48条に規定する後期高齢者医療広域連合（以下「後期高齢者医療広域連合」という。）に通知しなければならない。

一　家庭事情等のため退院が困難であると認められたとき。

二　闘争、泥酔又は著しい不行跡によって疾病にかかり、又は負傷したと認められたとき。

三　正当な理由なしに療養の給付又は保険外併用療養費に係る療養に関する指示に従わないとき。

四　偽りその他不正の行為によって療養の給付又は保険外併用療養費の支給を受け、又は受けようとしたとき。

（入院）

第11条　保険医療機関は、患者の入院に関しては、療養上必要な寝具類を具備し、その使用に供するとともに、その病状に応じて適切に行い、療養上必要な事項について適切な注意及び指導を行わなければならない。

２　保険医療機関は、病院にあっては、医療法の規定に基づき許可を受け、若しくは届出をし、又は承認を受けた病床の数の範囲内で、診療所にあっては、医療法の規定に基づき許可を受け、若しくは届出をし、又は通知をした病床数の範囲内で、それぞれ患者を入院させなければならない。ただし、災害その他のやむを得ない事情がある場合は、この限りでない。

３　保険医療機関は、患者の退院に際しては、本人又はその家族等に対し、適切な指導を行うとともに、退院後の担当医師に対する情報の提供及び保健サービス又は福祉サービスを提供する者との連携に努めなければならない。

（看護）

第11条の２　保険医療機関は、その入院患者に対して、患者の負担により、当該保険医療機関の従業者以外の者による看護を受けさせてはならない。

２　保険医療機関は、当該保険医療機関の従業者による看護を行うため、従業者の確保等必要な体制の整備に努めなければならない。

（報告）

第11条の3 保険医療機関は、厚生労働大臣が定める療養の給付及び保険外併用療養費に係る療養の取扱いに関する事項について、都道府県知事に定期的に報告を行わなければならない。

第2章 保険医による療養の給付等の担当

（一般的方針）

第12条 保険医の診療は、後期高齢者の心身の特性に照らし、一般に医師又は歯科医師として診療の必要があると認められる疾病又は負傷に対して、的確な診断をもととし、患者の健康の保持増進上妥当適切に行われなければならない。この場合において、特に次に掲げる事項に配意しなければならない。

一 保険医療機関が取り扱う長期入院患者に対する診療は、漫然かつ画一的なものとならないこと。

二 保険医は、後期高齢者の生活の質の確保に資する見地から、患者の居宅における療養生活を支援するため、必要な診療及び日常生活上の指導を妥当適切に行うよう努めること。

（療養及び指導の基本準則）

第13条 保険医は、診療に当たっては、懇切丁寧を旨とし、療養上必要な事項は理解しやすいように指導を行わなければならない。

（指導）

第14条 保険医は、診療に当たっては、常に医学の立場を堅持して、患者の心身の状態を観察し、後期高齢者の心理が健康に及ぼす影響を十分配慮して、心理的な効果をもあげることができるよう適切な指導を行わなければならない。

第15条 保険医は、患者に対し、健康に対する自己責任の意識の涵養並びにその者の日常生活及び居宅環境の的確な把握に努め、本人又は必要に応じその家族等に対し、病状に応じた適切な指導を行わなければならない。

（転医及び対診）

第16条 保険医は、患者の疾病又は負傷が自己の専門外にわたるものであるとき、又はその診療について疑義があるときは、他の保険医療機関へ転医させ、又は他の保険医の対診を求める等診療について適切な措置を講じなければならない。

（診療に関する照会）

第16条の2 保険医は、その診療した患者の疾病又は負傷に関し、他の保険医療機関又は保険医から照会があった場合には、これに適切に対応しなければならない。

（施術の同意）

第17条　保険医は、患者の疾病又は負傷が自己の専門外にわたるものであるという理由によって、みだりに、施術業者の施術を受けさせることに同意を与えてはならない。

（特殊療法等の禁止）

第18条　保険医は、特殊な療法又は新しい療法等については、別に厚生労働大臣の定めるもののほか行ってはならない。

（使用医薬品及び歯科材料）

第19条　保険医は、別に厚生労働大臣の定める医薬品以外の薬物を患者に施用し、又は処方してはならない。ただし、医薬品、医療機器等の品質、有効性及び安全性の確保等に関する法律（昭和35年法律第145号）第２条第17項に規定する治験（以下「治験」という。）に係る診療において、当該治験の対象とされる薬物を使用する場合その他別に厚生労働大臣が定める場合においては、この限りでない。

2　歯科医師である保険医は、別に厚生労働大臣の定める歯科材料以外の歯科材料を歯冠修復及び欠損補綴（てつ）において使用してはならない。ただし、治験に係る診療において、当該治験の対象とされる機械器具等を使用する場合その他厚生労働大臣が定める場合においては、この限りでない。

（後期高齢者医療制度の健全な運営の確保）

第19条の２　保険医は、診療に当たっては、後期高齢者医療制度の健全な運営を損なう行為を行うことのないよう努めなければならない。

（特定の保険薬局への誘導の禁止）

第19条の３　保険医は、処方箋の交付に関し、患者に対して特定の保険薬局において調剤を受けるべき旨の指示等を行ってはならない。

2　保険医は、処方箋の交付に関し、患者に対して特定の保険薬局において調剤を受けるべき旨の指示等を行うことの対償として、保険薬局から金品その他の財産上の利益を収受してはならない。

（施設入所者に係る情報提供）

第19条の４　医師である保険医は、施設入所者を診療する場合には、当該介護老人保健施設の医師から当該施設入所者の診療状況に関する情報の提供を受けるものとし、その情報により適切な診療を行わなければならない。

2　医師である保険医は、施設入所者を診療した場合には、当該介護老人保健施設の医師に対し当該施設入所者の療養上必要な情報の提供を行わなければならない。

（指定訪問看護等の事業との関係）

第19条の５　医師である保険医は、患者から訪問看護指示書の交付を求められ、その必要があると認めた場合には、速やかに、当該患者の選定する訪問看護ステーション（指定訪問看護事業者が指定訪問看護事業等を行う事業所をいう。以下同じ。）に交付しなければならない。

2　医師である保険医は、訪問看護指示書に基づき、適切な指定訪問看護等が提供されるよう、訪問看護ステーション及びその従業者からの相談に際しては、当該指定訪問看護等を受ける者の療養上必要な事項について適切な注意及び指導を行わなければならない。

（診療の具体的方針）

第20条　医師である保険医の診療の具体的方針は、第12条から前条までの規定によるほか、次に掲げるところによるものとする。

一　診察

イ　診察は、患者の日常生活、家庭環境等を考慮して行う。

ロ　診察を行う場合は、患者の服薬状況及び薬剤服用歴を確認しなければならない。ただし、緊急やむを得ない場合については、この限りではない。

ハ　健康診査は、療養の給付又は保険外併用療養費の支給の対象として行ってはならない。

ニ　往診は、診療上必要があると認められる場合に行う。この場合において、施設入所者に対する往診は、当該介護老人保健施設の医師との連携に配意して行い、みだりにこれを行ってはならない。

二　検査

イ　各種の検査は、診療上必要があると認められる範囲内において選択して行う。

ロ　同一の検査は、みだりに反復してはならない。

ハ　各種の検査は、研究の目的をもって行ってはならない。ただし、治験に係る検査については、この限りでない。

三　投薬

イ　投薬は、必要があると認められる場合に行う。

ロ　治療上１剤で足りる場合には１剤を投与し、必要があると認められる場合に２剤以上を投与する。

ハ　同一の投薬は、みだりに反復せず、症状の経過に応じて投薬の内容を変更する等の考慮をしなければならない。

ニ　投薬を行うに当たっては、医薬品、医療機器等の品質、有効性及び安全性の確保等に関する法律第14条の４第１項各号に掲げる医薬品（以下「新医薬品等」という。）とその有効成分、分量、用法、用量、効能及び効果が同一性を有する医薬品として、同法第14条又は第19条の２の規定による製造販売の承認（以下「承認」という。）がなされたもの（ただし、同法第14条の４第１項第二号に掲げる医薬品並びに新医薬品等に係る承認を受けている者が、当該承認に係る医薬品と有効成分、分量、用法、用量、効能及び効果が同一であってその形状、有効成分の含量又は有効成分以外の成分若しくはその含量が異なる医薬品に係る承認を受けている場合における当該医薬品を除く。)(以下「後発医薬品」という。)の使用を考慮するとともに、患者に後発医薬品を選択する機会を提供すること等患者が後発医薬品を選択しやすくするための対応に努めなければならない。

ホ　栄養、安静、運動、日常生活その他療養上の指導を行うことにより、治療の効果をあげることができると認められる場合は、これらの指導を行い、みだりに投薬を行ってはならない。

ヘ　投薬量は、予見することができる必要期間に従ったものでなければならない。この場合において、別に厚生労働大臣が定める内服薬及び外用薬については当該別に厚生労働大臣が定める内服薬及び外用薬ごとに1回14日分、30日分又は90日分を限度とする。

ト　注射薬は、患者に療養上必要な事項について適切な注意及び指導を行い、別に厚生労働大臣の定める注射薬に限り投与することができることとし、その投与量は、症状の経過に応じたものでなければならず、別に厚生労働大臣が定めるものについては当該別に厚生労働大臣が定めるものごとに1回14日分、30日分又は90日分を限度とする。

四　処方箋の交付

イ　処方箋の使用期間は、交付の日を含めて4日以内とする。ただし、長期の旅行等特殊の事情があると認められる場合は、この限りでない。

ロ　イの規定にかかわらず、リフィル処方箋(保険医が診療に基づき、別に厚生労働大臣が定める医薬品以外の医薬品を処方する場合に限り、複数回(3回までに限る。)の使用を認めた処方箋をいう。以下同じ。)の2回目以降の使用期間は、直近の当該リフィル処方箋の使用による前号への必要期間が終了する日の前後7日以内とする。

ハ　施設入所者に対しては、別に厚生労働大臣が定める場合を除き、健康保険法第63条第3項第一号に規定する保険薬局(以下「保険薬局」という。)における薬剤又は治療材料の支給を目的とする処方箋を交付してはならない。

ニ　イからハまでによるほか、処方箋の交付に関しては、前号に定める投薬の例による。ただし、当該処方箋がリフィル処方箋である場合における同号の規定の適用については、同号へ中「投薬量」とあるのは、「リフィル処方箋の1回の使用による投薬量及び当該リフィル処方箋の複数回の使用による合計の投薬量」とし、同号へ後段の規定は、適用しない。

五　注射

イ　注射は、次に掲げる場合に行う。

(1)　経口投与によって胃腸障害を起こすおそれがあるとき、経口投与をすることができないとき、又は経口投与によっては治療の効果を期待することができないとき。

(2)　特に迅速な治療の効果を期待する必要があるとき。

(3)　その他注射によらなければ治療の効果を期待することが困難であるとき。

ロ　注射を行うに当たっては、後発医薬品の使用を考慮するよう努めなければならない。

ハ　栄養、安静、運動、日常生活その他療養上の指導を行うことにより、治療の効果をあげることができると認められる場合は、これらの指導を行い、みだりに注射を行ってはならない。

ニ　内服薬との併用は、これによって著しく治療の効果をあげることが明らかな場合又は内服薬の投与だけでは治療の効果を期待することが困難である場合に限って行う。

ホ　混合注射は、合理的であると認められる場合に行う。

ヘ　輸血又は電解質若しくは血液代用剤の補液は、必要があると認められる場合に行う。

ト　点滴注射は、これによらなければ治療の効果を期待することが困難であるときに行い、みだりにこれを行ってはならない。

チ　点滴注射を行うに当たっては、これが長時間かつ長期にわたることにより、患者の心身の機能又は健康回復への意欲の低下等を招くことのないよう十分に配意しなければならない。

六　手術及び処置

イ　手術は、必要があると認められる場合に行う。

ロ　処置は、必要の程度において行い、みだりにこれを行ってはならない。

七　リハビリテーション

リハビリテーションは、必要があると認められる場合に行う。

七の二　居宅における療養上の管理等

居宅における療養上の管理及び看護は、療養上適切であると認められる場合に行う。

八　入院

イ　入院の指示は、療養上必要があると認められる場合に行い、療養上入院の必要がなくなった場合は、速やかに退院の指示を行う。

ロ　単なる疲労回復、通院の不便又は家庭事情等のための入院の指示は行わない。

ハ　保険医は、患者の負担により、患者に保険医療機関等の従業者以外の者による看護を受けさせてはならない。

ニ　入院の継続は、患者の病状に照らし、常にその要否を判定するとともに、慢性疾患により入院が長期にわたる者については、特にこの判定を適切に行わなければならない。

ホ　患者の退院に際しては、必要に応じ本人又はその家族等に対し、適切な指導を行うとともに、退院後の担当医師に対する情報の提供及び保健サービス又は福祉サービスを提供する者との連携に努めなければならない。

（歯科診療の具体的方針）

第21条　歯科医師である保険医の診療の具体的方針は、第12条から第19条の３までの規定によるほか、次に掲げるところによるものとする。

一　診察

イ　診察は、患者の日常生活、家庭環境等を考慮して行う。

ロ　診察を行う場合は、患者の服薬状況及び薬剤服用歴を確認しなければならない。ただし、緊急やむを得ない場合については、この限りではない。

ハ　健康診査は、療養の給付又は保険外併用療養費の支給の対象として行ってはならない。

ニ　往診は、診療上必要があると認められる場合に行う。この場合において、施設入所者に対する往診は、当該介護老人保健施設の医師との連携に配慮して、適切に行わなければならない。

二　検査

イ　各種の検査は、診療上必要があると認められる範囲内において選択して行う。

ロ　同一の検査は、みだりに反復してはならない。

ハ　各種の検査は、研究の目的をもって行ってはならない。ただし、治験に係る検査については、この限りでない。

三　投薬

イ　投薬は、必要があると認められる場合に行う。

ロ　治療上１剤で足りる場合には１剤を投与し、必要があると認められる場合に２剤以上を投与する。

ハ　同一の投薬は、みだりに反復せず、症状の経過に応じて投薬の内容を変更する等の考慮をしなければならない。

ニ　投薬を行うに当たっては、後発医薬品の使用を考慮するとともに、患者に後発医薬品を選択する機会を提供すること等患者が後発医薬品を選択しやすくするための対応に努めなければならない。

ホ　栄養、安静、運動、日常生活その他療養上の指導を行うことにより、治療の効果をあげることができると認められる場合は、これらの指導を行い、みだりに投薬を行ってはならない。

ヘ　投薬量は、予見することができる必要期間に従ったものでなければならない。この場合において、別に厚生労働大臣が定める内服薬及び外用薬については当該別に厚生労働大臣が定める内服薬及び外用薬ごとに１回14日分、30日分又は90日分を限度とする。

四　処方箋の交付

イ　処方箋の使用期間は、交付の日を含めて４日以内とする。ただし、長期の旅行等特殊の事情があると認められる場合は、この限りでない。

ロ　イの規定にかかわらず、リフィル処方箋の２回目以降の使用期間は、直近の当該リフィル処方箋の使用による前号への必要期間が終了する日の前後７日以内とする。

ハ　イ及びロによるほか、処方箋の交付に関しては、前号に定める投薬の例による。ただし、当該処方箋がリフィル処方箋である場合における同号の規定の適用については、同号へ中「投薬量」とあるのは、「リフィル処方箋の１回の使用による投薬量及び当該リフィル処方箋の複数回の使用による合計の投薬量」とし、同号へ後段の規定は、適用しない。

五　注射

イ　注射は、次に掲げる場合に行う。

⑴　経口投与によって胃腸障害を起こすおそれがあるとき、経口投与をすることができないとき、又は経口投与によっては治療の効果を期待することができないとき。

⑵　特に迅速な治療の効果を期待する必要があるとき。

⑶　その他注射によらなければ治療の効果を期待することが困難であるとき。

ロ　注射を行うに当たっては、後発医薬品の使用を考慮するよう努めなければならない。

ハ　栄養、安静、運動、日常生活その他療養上の指導を行うことにより、治療の効果をあげることができると認められる場合は、これらの指導を行い、みだりに注射を行ってはならない。

ニ　内服薬との併用は、これによって著しく治療の効果をあげることが明らかな場合又は内服薬の投与だけでは治療の効果を期待することが困難である場合に限って行う。

ホ　混合注射は、合理的であると認められる場合に行う。

ヘ　輸血又は電解質若しくは血液代用剤の補液は、必要があると認められる場合に行う。

ト　点滴注射は、これによらなければ治療の効果を期待することが困難であるときに行い、みだりにこれを行ってはならない。

チ　点滴注射を行うに当たっては、これが長時間かつ長期にわたることにより、患者の心身の機能又は健康回復への意欲の低下等を招くことのないよう十分に配意しなければならない。

六〜九　略

（診療録の記載）

第22条　保険医は、患者の診療を行った場合には、健康保険の例により、遅滞なく、診療録に当該診療に関し必要な事項を記載しなければならない。

（処方箋の交付）

第23条　保険医は、処方箋を交付する場合には、健康保険の例により、処方箋に必要な事項を記載しなければならない。

2　保険医は、リフィル処方箋を交付する場合には、健康保険の例により、処方箋にその旨及び当該リフィル処方箋の使用回数の上限を記載しなければならない。

3　保険医は、その交付した処方箋に関し、保険薬剤師から疑義の照会があった場合には、これに適切に対応しなければならない。

（適正な費用の請求の確保）

第23条の2　保険医は、その行った診療に関する情報の提供等について、保険医療機関が取り扱う療養の給付及び保険外併用療養費に関する療養に要する費用の請求が適正なものとなるよう努めなければならない。

第3章　保険薬局による療養の給付及び保険外併用療養費に係る療養の取扱い並びに保険薬剤師による療養の給付及び保険外併用療養費に係る療養の担当

（療養の給付及び保険外併用療養費に係る療養の取扱いの範囲）

第24条　保険薬局が取り扱う療養の給付及び保険外併用療養費に係る療養は、薬剤又は治療材料の支給及び居宅における薬学的管理及び指導とする。

（療養の給付及び保険外併用療養費に係る療養の取扱方針）

第25条　保険薬局は、懇切丁寧に療養の給付及び保険外併用療養費に係る療養を取り扱わなければならない。

（適正な手続の確保）

第25条の2　保険薬局は、その担当する療養の給付及び保険外併用療養費に係る療養に関し、厚生労働大臣に対する必要な申請、届出その他の手続並びに療養の給付及び保険外併用療養費に係る療養に要する費用の請求に係る手続を適正に行わなければならない。

（後期高齢者医療制度の健全な運営の確保）

第25条の3　保険薬局は、その取り扱う療養の給付及び保険外併用療養費に係る療養に関し、次の各号に掲げる行為を行ってはならない。

一　保険医療機関と一体的な構造とし、又は保険医療機関と一体的な経営を行うこと。

二　保険医療機関又は保険医に対し、患者に対して特定の保険薬局において調剤を受けるべき旨の指示等を行うことの対償として、金品その他の財産上の利益を供与すること。

2　前項に規定するほか、保険薬局は、その取り扱う療養の給付及び保険外併用療養費に係る療養に関し、後期高齢者医療制度の健全な運営を損なうことのないよう努めなければならない。

（経済上の利益の提供による誘引の禁止）

第25条の3の2　保険薬局は、患者に対して、第26条の4の規定により受領する費用の額に応じて当該保険薬局における商品の購入に係る対価の額の値引きをすることその他の後期高齢者医療制度の健全な運営を損なうおそれのある経済上の利益を提供することにより、当該患者が自己の保険薬局において調剤を受けるように誘引してはならない。

2　保険薬局は、事業者又はその従業員に対して、患者を紹介する対価として金品を提供することその他の後期高齢者医療制度の健全な運営を損なうおそれのある経済上の利益を提供することにより、患者が自己の保険薬局において調剤を受けるように誘引してはならない。

（掲示）

第25条の4　保険薬局は、その薬局内の見やすい場所に、第26条の6第2項に規定する事項のほか、別に厚生労働大臣が定める事項を掲示しなければならない。

2　保険薬局は、原則として、前項の厚生労働大臣が定める事項をウェブサイトに掲載しなければならない。

（処方箋の確認等）

第26条　保険薬局は、患者から療養の給付及び保険外併用療養費に係る療養を受けることを求められた場合には、その者の提出する処方箋が保険医が交付した処方箋であること及び次に掲げるいずれかの方法によって療養の給付を受ける資格があることを確認しなければならない。ただし、緊急やむを得ない事由によって療養の給付を受ける資格があることの確認を行うことができない患者であって、療養の給付を受ける資格が明らかなものについては、この限りでない。

一　保険医が交付した処方箋

二　電子資格確認

三　患者の提出する被保険者証

四　当該保険薬局が、過去に取得した当該患者の被保険者の資格に係る情報（保険給付に係る費用の請求に必要な情報を含む。）を用いて、保険者に対し、電子情報処理組織を使用する方法その他の情報通信の技術を利用する方法により、あらかじめ照会を行い、保険者からの回答を受けて取得した直近の当該情報を確認する方法（当該患者が当該保険薬局から療養の給付又は保険外併用療養費に係る療養（居宅における薬学的管理及び指導に限る。）を受けようとする場合であって、当該保険薬局から電子資格確認による確認を受けてから継続的な療養の給付又は保険外併用療養費に係る療養を受けている場合に限る。）

2　患者が電子資格確認により療養の給付を受ける資格があることの確認を受けることを求めた場合における前項の規定の適用については、同項中「次に掲げるいずれかの」とあるのは「第二号又は第四号に掲げる」と、「事由によって」とあるのは「事由によって第二号又は第四号に掲げる方法により」とする。

3　療養の給付及び公費負担医療に関する費用の請求に関する命令附則第3条の4第1項の規定により同項に規定する書面による請求を行っている保険薬局及び同令附則第3条の5第1項の規定により届出を行った保険薬局については、前項の規定は、適用しない。

4　保険薬局（前項の規定の適用を受けるものを除く。）は、第2項に規定する場合において、患者が電子資格確認によって療養の給付を受ける資格があることの確認を受けることができるよう、あらかじめ必要な体制を整備しなければならない。

（要介護被保険者等の確認）

第26条の2　保険薬局は、患者に対し、居宅療養管理指導その他の介護保険法第8条第1項に規定する居宅サービスに相当する医療を行うに当たっては、同法第12条第3項に規定する被保険者証の提示を求めるなどにより、当該患者が同法第62条に規定する要介護被保険者等であるか否かの確認を行うものとする。

第26条の3　削除

（一部負担金の受領等）

第26条の4　保険薬局は、法第67条の規定による一部負担金の支払を受けるものとする。

2　保険薬局は、評価療養、患者申出療養又は選定療養に関し、当該療養に要する費用の範囲内において法第76条第2項に規定する保険外併用療養費算定額を超える金額の支払を受けることができる。ただし、厚生労働大臣が定める療養に関しては、厚生労働大臣が定める額の支払を受けるものとする。※網掛けの箇所は令和6年10月より追加。

（領収証等の交付）

第26条の5　保険薬局は、前条の規定により患者から費用の支払を受けるときは、正当な理由がない限り、個別の費用ごとに区分して記載した領収証を無償で交付しなければならない。

2 厚生労働大臣の定める保険薬局は、前項に規定する領収証を交付するときは、正当な理由がない限り、当該費用の計算の基礎となった項目ごとに記載した明細書を交付しなければならない。

3 前項に規定する明細書の交付は、無償で行わなければならない。

第26条の5の2 前条第2項の厚生労働大臣の定める保険薬局は、公費負担医療（厚生労働大臣の定めるものに限る。）を担当した場合（第26条の4第1項の規定により患者から費用の支払を受ける場合を除く。）において、正当な理由がない限り、当該公費負担医療に関する費用の請求に係る計算の基礎となった項目ごとに記載した明細書を交付しなければならない。

2 前項に規定する明細書の交付は、無償で行わなければならない。

（保険外併用療養費に係る療養の基準等）

第26条の6 保険薬局は、評価療養、患者申出療養又は選定療養に関して第26条の4第2項の規定による支払を受けようとする場合において、当該療養を行うに当たり、その種類及び内容に応じて厚生労働大臣の定める基準に従わなければならないほか、あらかじめ、患者に対しその内容及び費用に関して説明を行い、その同意を得なければならない。

2 保険薬局は、その薬局内の見やすい場所に、前項の療養の内容及び費用に関する事項を掲示しなければならない。

3 保険薬局は、原則として、前項の療養の内容及び費用に関する事項をウェブサイトに掲載しなければならない。

（調剤録の記載及び整備）

第27条 保険薬局は、第32条の規定による調剤録に、療養の給付及び保険外併用療養費に係る療養の取扱いに関し必要な事項を記載し、これを他の調剤録と区別して整備しなければならない。

（処方箋等の保存）

第28条 保険薬局は、患者に対する療養の給付及び保険外併用療養費に係る療養に関する処方箋及び調剤録をその完結の日から3年間保存しなければならない。

（通知）

第29条 保険薬局は、患者が次の各号のいずれかに該当する場合には、遅滞なく、意見を付して、その旨を当該患者の居住地を管轄する後期高齢者医療広域連合に通知しなければならない。

一 正当な理由なしに療養の給付又は保険外併用療養費に係る療養に関する指示に従わないとき。

二 偽りその他不正の行為によって療養の給付又は保険外併用療養費の支給を受け、又は受けようとしたとき。

（後発医薬品の調剤）

第29条の２　保険薬局は、後発医薬品の備蓄に関する体制その他の後発医薬品の調剤に必要な体制の確保に努めなければならない。

（調剤の一般的方針）

第30条　保険医療機関又は保険薬局において療養の給付及び保険外併用療養費に係る療養を担当する薬剤師（以下「保険薬剤師」という。）は、後期高齢者の心身の特性を踏まえて、保険医が交付した処方箋に基づき、患者の療養上妥当適切に調剤並びに薬学的管理及び指導を行わなければならない。

２　保険薬剤師は、調剤を行う場合は、患者の服薬状況及び薬剤服用歴を確認しなければならない。

３　保険薬剤師は、処方箋に記載された医薬品に係る後発医薬品が次条に規定する厚生労働大臣の定める医薬品である場合であって、当該処方箋を発行した保険医等が後発医薬品への変更を認めているときは、患者に対して、後発医薬品に関する説明を適切に行わなければならない。この場合において、保険薬剤師は、後発医薬品を調剤するよう努めなければならない。

（使用医薬品）

第31条　保険薬剤師は、別に厚生労働大臣の定める医薬品以外の医薬品を使用して調剤を行ってはならない。ただし、別に厚生労働大臣が定める場合においては、この限りでない。

（後期高齢者医療制度の健全な運営の確保）

第31条の２　保険薬剤師は、調剤に当たっては、後期高齢者医療制度の健全な運営を損なう行為を行うことのないよう努めなければならない。

（調剤録の記載）

第32条　保険薬剤師は、患者の調剤を行った場合には、遅滞なく、調剤録に当該調剤に関する必要な事項を記載しなければならない。

（適正な費用の請求の確保）

第33条　保険薬剤師は、その行った調剤に関する情報の提供等について、保険薬局が行う療養の給付及び保険外併用療養費に係る療養に要する費用の請求が適正なものとなるよう努めなければならない。

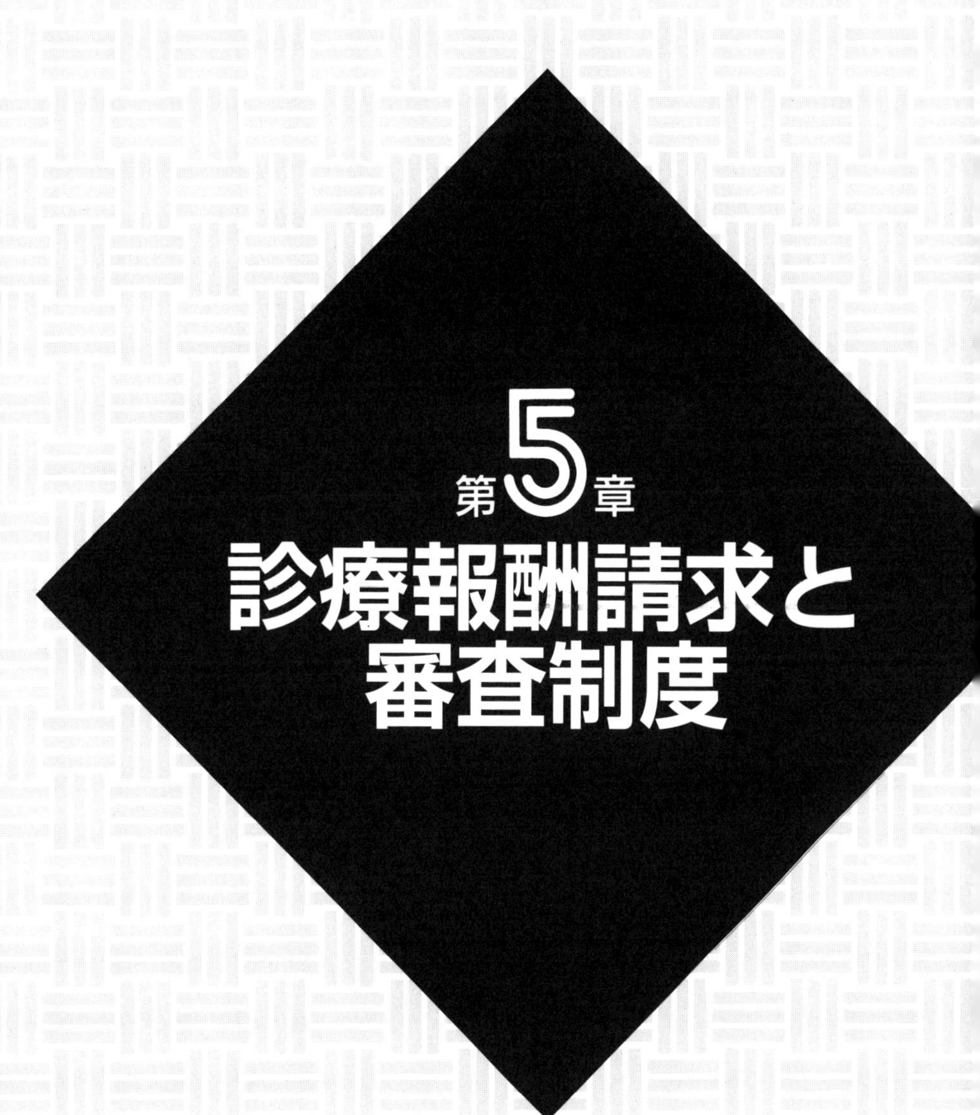

第5章 診療報酬請求と審査制度

1 保険診療のしくみ

昭和36年の国民皆保険の達成により、すべての国民が医療保険の給付を受けられるようになりました。被保険者は保険者に保険料を納入することにより、病気になった場合、全国どこの保険医療機関でも被保険者証等を提示することによって保険で医療の給付が受けられます。

保険診療を行った保険医療機関は、その医療費（診療報酬）を保険者から受け取ることになりますが、この医療費の請求は保険者に直接行うわけではありません。請求者（保険医療機関）と支払者との間に、審査支払機関が設けられており、診療報酬の請求はこの審査支払機関に対して行うことになっています。

参考

被保険者が医療の給付を受けるときは、一部負担金を支払わなければなりません。

●保険診療のしくみ

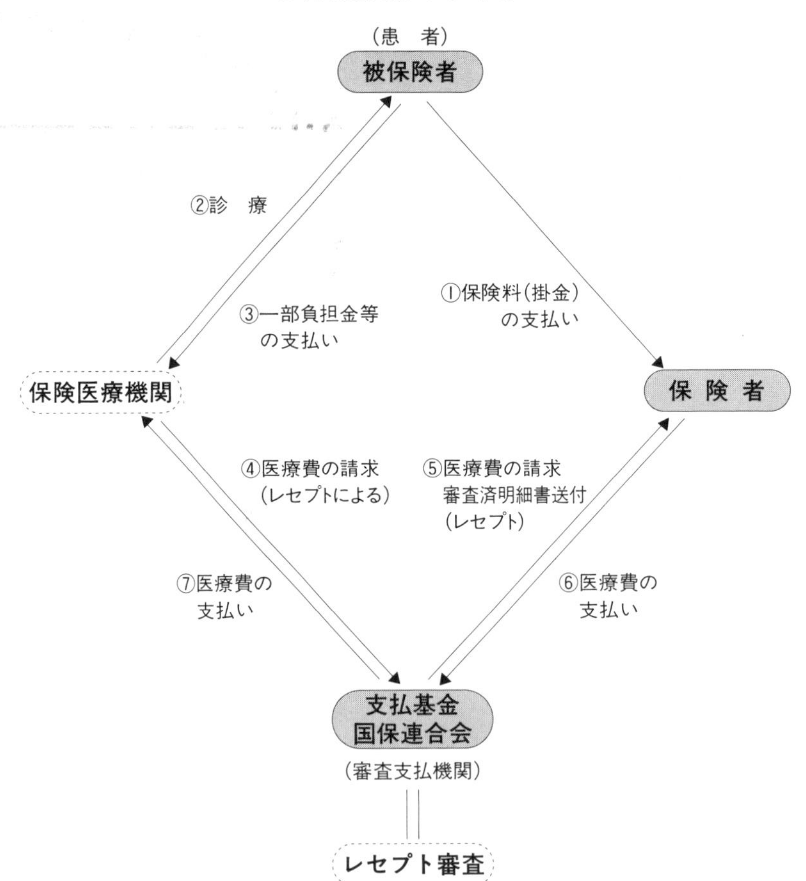

2 診療報酬の請求

保険医療機関は、保険診療を行ったときは、法令等に基づいて診療報酬を計算し、患者から一部負担金・自己負担金を徴収して、残りを保険者に請求します。

保険診療に係る診療報酬の支払いは、「個別出来高払方式」で行われています。この方法は、各診療行為についてそれぞれ評価を行い、その評価額を合計して診療報酬として支払う方式です。各診療行為の評価を示す診療報酬点数表は、金額ではなく点数で示されています。これを「点数単価方式」といい、1点あたり10円で計算することになっています。

なお、DPC対象病院の一般病棟における入院医療では、疾病別の包括点数が1日について定められており、入院・投薬・注射・一定点数未満の処置などの費用は定額で算定する「1日当たり包括支払い制度」(DPC/PDPS)が原則となっています。

保険医療機関は、診療録（カルテ）に基づき、点数表により患者ごとに1か月分の診療報酬を計算し、診療報酬明細書（レセプト）に記入して請求をします。

参考

現在、診療報酬の請求は、レセプト電算処理システムを利用した電子請求が原則となっていますが（242頁参照）、本書では請求の仕組みについての理解をより深めていただくために、主に紙のレセプトを使用した場合の請求方法を掲載しています。

診療報酬の請求は、本来は保険医療機関から保険者に直接行い、保険者から診療報酬の支払いを直接受けるとされていますが、保険医療機関にとっては数多くある保険者ごとにレセプトを分けて請求すること、また、保険者にとっても数多くの保険医療機関から直接請求されたレセプトを審査したうえで診療報酬の支払いを行うことは膨大な事務量になります。

このため、医療保険制度の円滑な運営が図られるよう、保険者と保険医療機関の間に審査支払機関が設けられています。

従って、診療報酬の請求は、保険者の所在地にかかわらず、保険医療機関の所在する地域の審査支払機関に対して行うことになっており、健康保険等の被用者保険、いわゆる「社保」のレセプトは「社会保険診療報酬支払基金（支払基金）」へ、国民健康保険と後期高齢者医療のレセプトは「国民健康保険団体連合会（国保連合会）」へ提出します。

参考

法律上は、被用者保険・国民健康保険と後期高齢者医療それぞれの保険者が支払基金および国保連合会のいずれに対しても、レセプトの審査支払事務を委託できることになっています。

診療報酬の請求に当たっては、カルテに基づき正しいレセプトを作成しなければなりません。計算ミスはもちろん、記載上の誤りがあると返戻（へんれい）されたり、査定減点されたりします。

診療報酬の請求書等は、次頁のような様式が定められており、診療報酬請求書には1か月分の総合計を記入し、「診療報酬明細書（レセプト）」には、患者ごとに1か月分の診療内容を記入して請求します。なお、診療報酬請求書の様式については、解説の都合上、3総括（223頁～237頁）の項に掲載します。

■後期高齢者医療費の請求

後期高齢者医療の医療費の請求は、国民健康保険と同様に、国保連合会に請求することとなります。

請求方法等については、原則として、国民健康保険と同様です。

■公費負担医療の請求

公費負担医療と社会保険の併用等の場合における公費負担医療に係る請求は、１枚のレセプトを支払基金または国保連合会に提出することで済みます。

これに基づき、支払基金または国保連合会は保険者に審査済みのレセプトを送付し、公費実施機関には連名簿を送付して、医療費を請求することとしています。また、公費と公費併用の場合は、法別番号上位の実施機関にはレセプトを送付し、他の機関には連名簿を送付します。

■診療報酬請求書・レセプト様式一覧

<table>
<tr><th colspan="3">区　　　分</th><th>様式番号</th></tr>
<tr><td rowspan="3">診療報酬請求書</td><td>社保</td><td>医科・歯科、入院・入院外併用
医科、入院外
歯科、入院外</td><td>様式第１(1)
様式第１(2)
様式第１(3)</td></tr>
<tr><td>国保</td><td>医科・歯科</td><td>様式第６</td></tr>
<tr><td>後期高齢者</td><td>医科・歯科</td><td>様式第８</td></tr>
<tr><td rowspan="3">診療報酬明細書(レセプト)</td><td rowspan="2">医科</td><td>入院</td><td>様式第２(1)</td></tr>
<tr><td>入院外</td><td>様式第２(2)</td></tr>
<tr><td colspan="2">歯科</td><td>様式第３</td></tr>
</table>

(注) 様式を定めた告示においては、「社保」は「国民健康保険または後期高齢者医療の被保険者に係るものを除く」と、「国保」は「国民健康保険の被保険者に係るものに限る」と規定されていますが、理解し易いように一般に使用されている名称に改めました。以下本章において同じ。

■調剤報酬請求書・レセプト様式一覧

<table>
<tr><td rowspan="3">調剤報酬請求書</td><td>社保</td><td>様式第４</td></tr>
<tr><td>国保</td><td>様式第７</td></tr>
<tr><td>後期高齢者</td><td>様式第９</td></tr>
<tr><td colspan="2">調剤報酬明細書（レセプト）</td><td>様式第５</td></tr>
</table>

〔診療報酬明細書　医科（入院外）〕

様式第二（二）

○**診療報酬明細書**
（医科入院外）
令和　年　月分

都道府県番号　医療機関コード

1 医科	1 社・国　2 公費	3 後期	1 単独　2 2 併　3 3 併	2 本外　4 六外　6 家外	8 高外一　0 高外7

公費負担者番号 ①
公費負担医療の受給者番号①
公費負担者番号 ②
公費負担医療の受給者番号②

保険者番号　　給付割合 10 9 8 7（ ）

被保険者証・被保険者手帳等の記号・番号　（枝番）

氏名
1男 2女　1明 2大 3昭 4平 5令　. . 生

特記事項

保険医療機関の所在地及び名称
（　床）

職務上の事由　1 職務上 2 下船後3月以内 3 通勤災害

傷病名	診療開始日	転帰
(1)	(1)　年　月　日	治ゆ　死亡　中止
(2)	(2)　年　月　日	
(3)	(3)　年　月　日	

診療実日数：保険　日／公費①　日／公費②　日

			公費分点数
11 初診	時間外・休日・深夜　回　点		
12 再診	再診 × 回		
	外来管理加算 × 回		
	時間外 × 回		
	休日 × 回		
	深夜 × 回		
13 医学管理			
14 在宅	往診 回		
	夜間 回		
	深夜・緊急 回		
	在宅患者訪問診療 回		
	その他		
	薬剤		
20 投薬	21 内服 薬剤 単位		
	21 内服 調剤 × 回		
	22 屯服 薬剤 単位		
	23 外用 薬剤 単位		
	23 外用 調剤 × 回		
	25 処方 × 回		
	26 麻毒 回		
	27 調基		
30 注射	31 皮下筋肉内 回		
	32 静脈内 回		
	33 その他 回		
40 処置	回		
	薬剤		
50 手術 麻酔	回		
	薬剤		
60 検査 病理	回		
	薬剤		
70 画像診断	回		
	薬剤		
80 その他	処方箋 回		
	薬剤		

療養の給付	請求　点	※決定　点	一部負担金額　円
保険			減額 割(円)免除・支払猶予
公費①	点	※　点	円
公費②	点	※　点	円

※高額療養費　円　※公費負担点数　点　※公費負担点数　点

備考 1. この用紙は、A列4番とすること。
　2. ※印の欄は、記入しないこと。

〔診療報酬明細書 医科(入院)〕

様式第二(一)

○診療報酬明細書
(医科入院)

令和 年 月分

都道府県番号　医療機関コード

1 医科	1 社・国	3 後期	1 単独	1 本入	7高入一
	2 公費		2 2併	3 六入	
			3 3併	5 家入	9高入7

保険者番号

給付割合 10 9 8 7 ( )

公費負担者番号①

公費負担医療の受給者番号①

公費負担者番号②

公費負担医療の受給者番号②

被保険者証・被保険者手帳等の記号・番号 (枝番)

区分 精神 結核 療養

特記事項

氏名

1男 2女 1明 2大 3昭 4平 5令 . . 生

職務上の事由 1 職務上 2 下船後3月以内 3 通勤災害

保険医療機関の所在地及び名称

傷病名	診療開始日	転帰	診療実日数
(1)	(1) 年 月 日	治ゆ 死亡 中止	保険 日
(2)	(2) 年 月 日		公費① 日
(3)	(3) 年 月 日		公費② 日

			公費分点数
11 初診	時間外・休日・深夜 回	点	
13 医学管理			
14 在宅			
20 投薬	21 内服	単位	
	22 屯服	単位	
	23 外用	単位	
	24 調剤	日	
	26 麻毒	日	
	27 調基		
30 注射	31 皮下筋肉内	回	
	32 静脈内	回	
	33 その他	回	
40 処置		回	
	薬剤		
50 手術 麻酔		回	
	薬剤		
60 検査 病理		回	
	薬剤		
70 画像診断		回	
	薬剤		
80 その他			
	薬剤		
90 入院	入院年月日 年 月 日		
	病 診	90 入院基本料・加算 点	
		× 日間	
		× 日間	
		× 日間	
		× 日間	
		× 日間	
		92 特定入院料・その他	

※高額療養費 円				※公費負担点数 点
				※公費負担点数 点
97 食事・生活	基準	円×	回	基準(生) 円× 回
	特別	円×	回	特別(生) 円× 回
	食堂	円×	日	
	環境	円×	日	減・免・猶・Ⅰ・Ⅱ・3月超

療養の給付	請求 点	※決定 点	負担金額 円
保険			減額 割(円)免除・支払猶予
公費①	点	※ 点	円
公費②	点	※ 点	円

食事・生活療養	回	請求 円	※決定 円	(標準負担額)円
保険	回			
公費①	回	円	※ 円	円
公費②	回	円	※ 円	円

備考 1. この用紙は、A列4番とすること。
2. ※印の欄は、記入しないこと。

〔診療報酬明細書　歯科〕

診療報酬明細書　（歯科）　令和　年　月分　都道府県番号　医療機関コード

3 歯科	1 社・国　2 公費	3 後期	1 単独　2 2併　3 3併	2 本外　4 六外　6 家外	8 高外一　0 高外7

様式第三

公費負担者番号　公費負担医療の受給者番号　保険者番号　給付割合 10 9 8 7( )

被保険者証・被保険者手帳等の記号・番号　（枝番）

氏名		特記事項	届出
1男 2女 1明 2大 3昭 4平 5令　・　・　生			補管 歯初診
職務上の事由	1 職務上 2 下船後3月以内 3 通勤災害		

保険医療機関の所在地及び名称

傷病名部位		診療開始日	年　月　日
		診療実日数	日(　日)
		転帰	治癒　死亡　中止

初診	時間外　休日　深夜　乳　乳・時間外　乳・休日　乳・深夜　特連　特地　外安全　外感染　点
再診	×　時間外 ×　休日 ×　深夜 ×　乳 ×　乳・時間外 ×　乳・休日 ×　乳・深夜 ×　外安全 ×　外感染 ×
管理・リハ	歯管 ＋ ＋ ＋ ＋　根管　エ管　義管　実地指 ＋　P画像 × ×　歯リ　その他
投薬・注射	内屯外注　調 × ×　処方 × ＋ ×　情 × ＋ ×　処 × ＋ ×　注 × ×
X線検査	全顎 枚　標 × ×　パ × ×　色調 ×　S培 ×　EMR × × ×　P混検 ×　顎運動 ×　P部検 ×　歯検 ×　基本検査 × × ×　精密検査 × × ×　その他
処置・手術	う蝕 ×　保護 × × ×　Rコ ×　填塞 × ×　Hys × ×　咬調 × ×
	抜髄 × × ×　感根処 × × ×　根貼 × × ×　根充 × × ×　加圧根充 × × × ＋ × ＋ ×　生切 × ×　除去 × × ×　T.cond ×　歯清　SPT ＋ ＋　F局　P処 ×　P重防
	S C × ＋ × × ＋ ×　SRP 前 ×　小 ×　大 ×　前 ×　小 ×　大 ×
	抜歯 乳 ×　前 × ＋ ×　臼 × ＋ ×　埋 × ＋ ×　切開 × ×
	その他
麻酔	伝麻 ×　浸麻 ×　その他
歯冠修復及び欠損補綴	補診 × ×　維持管理 × × ×　（窩洞） × × ＋ × ＋ ×　印象 × × × × × × × ×　TeC ×　修理 ×　咬合 × × × × × ×　試適 × × × ×
	歯冠形成（生単）前C × 金硬 × 既製 ×　（失単）前C × 金硬 × 既製 ×　（生ブ）前接 × ＋ × 金 × ＋ ×　（失ブ）前 × ＋ × 金 × ＋ ×
	支台印象 ×　支台築造 メタル 前小 ×　大 ×　その他 前小 ×　大 ×　修形 ×　充形 × ＋ ×
	金属歯冠修復 乳前小銀 × × × × × ×　前小パ × × × ×　大パ × × × ×　大銀 × × × ×　硬ジ × ×　乳 × ×　仮着 × ×　装着 × ＋ ×　充填1 × ×　充填2 × ×　材充Ⅰ × × × ×　材充Ⅱ × × × ×
	CAD In （Ⅰ） ×　（Ⅱ） ×　（Ⅲ） ×　チ冠 ×　前チ ×　根板 パ前小 ×　パ大 ×　銀前小 ×　銀大 ×　レジン ×
	ポンティック 前装 パ前 × パ小 × パ大 ×　銀前 × 銀小 × 銀大 ×　鋳造 パ大 × パ小 × 銀 ×　CAD冠 （Ⅰ） × （Ⅱ） × （Ⅲ） × （Ⅳ） ×　パＩ 鋳パ ×　コパ ×　装着 × ×　材料 × ×　リテーナー ×　Br装着 ×　屈曲 不特 ×　保 ×
	有床義歯 1～4歯 × 5～8歯 × 9～11歯 × 12～14歯 × 総義歯 ×　床適合 × × × × ×　磁性アタッチメント 磁石 × キパ付根板 前小 × 大 × 銀 前小 × 大 ×　鋳造鉤 双大 × 双小 × パ腕大 × 腕犬小 × 腕前 ×　コンビ ×　コバ 双 × 腕 ×　線鉤 不・特 双 × アリ ×　間接ナシ × ×　床修理 × ＋ × ＋ × × ＋ × ＋ × × ＋ × ＋ ×　人工歯 × × × × × × × × × ×
	その他
その他	

摘要	公費分点数 請求 点 / 決定 ※ 点	合計 点
	患者負担額（公費） 円	決定 ※ 点
	高額療養費 ※ 円	一部負担金額 減額 割(円) 免除・支払猶予 円

備考 1. この用紙は、A列4番とすること。
2. ※印の欄は、記入しないこと。

〔調剤報酬明細書〕

様式第五

○ 調剤報酬明細書

令和　　年　　月分

都道府県番号　薬局コード

4 調剤　1社・国　2公費　3後期　1単独　2 2併　3 3併　2本外　4六外　6家外　8高外一　0高外7

公費負担者番号①　公費負担医療の受給者番号①

公費負担者番号②　公費負担医療の受給者番号②

保険者番号　給付割合　10 9 8 7（　）

被保険者証・被保険者手帳等の記号・番号　（枝番）

氏名　1男　2女　1明 2大 3昭 4平 5令　．．生

職務上の事由　1職務上　2下船後3月以内　3通勤災害

特記事項

保険薬局の所在地及び名称

保険医療機関の所在地及び名称

保険医氏名　1　2　3　4　5　6　7　8　9　10

受付回数　保険 回　公費① 回　公費② 回

都道府県番号　点数表番号　医療機関コード

医師番号	処方月日	調剤月日	処方：医薬品名・規格・用量・剤形・用法	単位薬剤料	調剤数量	調剤報酬点数：薬剤調製料 調剤管理料	薬剤料	加算料	公費分点数
	・	・		点		点	点	点	点

摘要

※高額療養費　円

※公費負担点数　点

※公費負担点数　点

	請求 点	※決定 点	一部負担金額 円	調剤基本料 点	時間外等加算 点	薬学管理料 点
保険			減額　割(円)　免除・支払猶予			
公費①	点	※ 点	円	点	点	点
公費②	点	※ 点	円	点	点	点

備考　1．この用紙は、A列4番とすること。
　　　2．※印の欄は、記入しないこと。

3 総括

1 総括の概要

レセプトの作成が終わったときは、レセプトの編てつ方法（とじ方）に従い、レセプトを分類し、その計数を集計して、診療報酬請求書(以下「請求書」という。）を作成します。

これらの作業を総称して「総括」と呼んでいます。総括の仕方は都道府県によって多少の違いはありますが、原則的に差異はありません。

支払基金に提出するもの
社保の請求分 1．診療報酬請求書 2．診療報酬明細書（レセプト）

国保連合会に提出するもの
国保の請求分 1．診療報酬請求書 2．診療報酬明細書（レセプト）
後期高齢者医療の請求分 1．診療報酬請求書 2．診療報酬明細書（レセプト）

上記のように、すべてのレセプトを総括するわけですが、社保と国保・後期高齢者医療では提出先が異なりますから、まず、社保と国保・後期高齢者医療にレセプトを分類し、その後入院・外来別、医療保険制度別等に分けます。作成済みのレセプトは、細かく分類をして請求書にその内訳を記載します。レセプト分類の大まかな手順は次のとおりです。

１）支払区分・保険種別別の整理

⑴　レセプトの分類

①　支払い区分別の分類
- 社保と公費の併用
- 社保単独
- 公費と公費の併用
- 公費単独
- 国保と公費の併用
- 国保単独
- 後期高齢者と公費の併用
- 後期高齢者単独

②　給付割合（高齢受給者の７割・８割の別、後期高齢者の７割・９割または８割（令和４年10月分より。36頁「２）患者負担」参照）の別、本人（被保険者）・家族（被扶養者・義務教育就学後）・家族（被扶養者・義務教育就学前）の別等）の分類

③　入院と入院外（外来）の分類

④　管掌別の分類

分類が終わったら、次に分類をした各区分ごとに、件数・実日数・点数などを合計して、それを請求書に記入します。

⑵　社保診療報酬請求書及びレセプトの編てつ方法（医科）

①　レセプトの編てつ順序は、原則として請求書の記載順序とします。

②　医療保険単独分の高額療養費長期疾病該当レセプトは、入院分、入院外（外来）分ともそれぞれ各管掌の最上部に編てつします。

③　この編てつ方法は全国ほとんど同一ですが、一部若干異なる地域がありますので所在地の支払基金または医師会に確認する必要があります。

⑶　国保連合会へ提出する診療報酬請求書及びレセプトの編てつ方法（医科）

編てつ方法は、都道府県によって多少異なっているようですので、それぞれ定められた方法、順序に従って編てつします。

2　総括に必要な帳票類

総括に必要な帳票類は、223頁の「１　総括の概要」で述べたとおり、都道府県によって多少の違いはありますが、原則的には差異はありません。

次頁以降で、それらの様式を掲載しましたので、参考にしてください。

〔診療報酬請求書（医科・歯科、入院・入院外併用）（社保）〕

〔1〕

様式第一(一)

令和　　年　　月分診療報酬請求書(医科・歯科　入院・入院外併用)

別　記　殿

医療機関コード

保険医療機関の
所在地及び名称
開設者氏名

下記のとおり請求します。　令和　　年　　月　　日

入・外

区分				療養の給付				食事療養・生活療養			
				件数	診療実日数	点数	一部負担金	件数	回数	金額	標準負担額
医療保険	医保(70以上一般・低所得)と公費の併用										
	医保単独(七〇以上一般・低所得)	01	(協会)								
		02　(船)	職務上								
			職務外								
		03	(日)								
		04	(日特)								
		31～34(共)	下船3月								
			一般								
		06	(組)								
		63・72～75	(退)								
		小　計									
	医保(70以上7割)と公費の併用										
	医保単独(七〇以上七割)	01	(協会)								
		02　(船)	職務上								
			職務外								
		31～34(共)	下船3月								
			一般								
		06	(組)								
		63・72～75	(退)								
		小　計									
	医保本人と公費の併用										
	医保単独(本人)	01	(協会)								
		02　(船)	職務上								
			職務外								
		03	(日)								
		04	(日特)								
		31～34(共)	下船3月								
			一般								
		06	(組)								
		07	(自)								
		63・72～75	(退)								
		小　計									
	医保家族と公費の併用										
	医保単独(家族)	01	(協会)								
		02	(船)								
		03	(日)								
		04	(日特)								
		31～34	(共)								
		06	(組)								
		63・72～75	(退)								
		小　計									
	医保(6歳)と公費の併用										
	医保単独(六歳)	01	(協会)								
		02	(船)								
		03	(日)								
		04	(日特)								
		31～34	(共)								
		06	(組)								
		63・72～75	(退)								
		小　計									
	①　合　計										

備考　この用紙は、A列4番とすること。

〔1-2〕

医療機関コード

入・外

区分			療養の給付 件数	療養の給付 診療実日数	療養の給付 点数	療養の給付 一部負担金(控除額)	食事療養・生活療養 件数	食事療養・生活療養 回数	食事療養・生活療養 金額	食事療養・生活療養 標準負担額
公費負担	公費と医保の併用	12(生保)								
		10(感染症37の2)								
	公費と公費の併用	12(生保)								
		10(感染症37の2)								
	公費単独	12(生保)								
		11(結核入院)								
		20(精神29)								
	② 合計									
総件数①＋②			件			請求金額	円			

備　　考

備考　この用紙は、A列4番とすること。

〔診療報酬請求書（医科・入院外）（社保)〕

〔2〕
様式第一(二)

令和　　年　　月分診療報酬請求書(医科・入院外)

別　記　殿

医療機関コード

保険医療機関の
所在地及び名称
開設者氏名

下記のとおり請求します。　令和　　年　　月　　日

区分				件数	診療実日数	点数	一部負担金
医療保険	医保(70以上一般・低所得)と公費の併用						
	医保単独(七〇以上一般・低所得)	01 (協会)					
		02 (船)	職務上				
			職務外				
		03 (日)					
		04 (日特)					
		31〜34(共)	下船3月				
			一般				
		06 (組)					
		63・72〜75 (退)					
		小計					
	医保(70以上7割)と公費の併用						
	医保単独(七〇以上七割)	01 (協会)					
		02 (船)	職務上				
			職務外				
		31〜34(共)	下船3月				
			一般				
		06 (組)					
		63・72〜75 (退)					
		小計					
	医保本人と公費の併用						
	医保単独(本人)	01 (協会)					
		02 (船)	職務上				
			職務外				
		03 (日)					
		04 (日特)					
		31〜34(共)	下船3月				
			一般				
		06 (組)					
		07 (自)					
		63・72〜75 (退)					
		小計					
	医保家族と公費の併用						
	医保単独(家族)	01 (協会)					
		02 (船)					
		03 (日)					
		04 (日特)					
		31〜34 (共)					
		06 (組)					
		63・72〜75 (退)					
		小計					
	医保(6歳)と公費の併用						
	医保単独(六歳)	01 (協会)					
		02 (船)					
		03 (日)					
		04 (日特)					
		31〜34 (共)					
		06 (組)					
		63・72〜75 (退)					
		小計					
	① 合計						

備考　この用紙は、A列4番とすること。

〔2-2〕

医療機関コード

区分			件数	診療実日数	点数	一部負担金（控除額）
公費負担	公費と医保の併用	12（生保）				
		10（感染症37の2）				
	公費と公費の併用	12（生保）				
		10（感染症37の2）				
	公費単独	12（生保）				
		11（結核入院）				
		20（精神29）				
	② 合　計					
総件数①＋②			件		請求金額	円

備　　考

備考　この用紙は、A列4番とすること。

〔診療報酬請求書（歯科・入院外）（社保）〕

〔3〕

様式第一(三)

令和　　年　　月分診療報酬請求書(歯科・入院外)

別　記　殿

医療機関コード

保険医療機関の
所在地及び名称
開設者氏名

下記のとおり請求します。　令和　　年　　月　　日

区分				件数	診療実日数	点数	一部負担金
医療保険	医保(70以上一般・低所得)と公費の併用						
	医保単独（七〇以上一般・低所得）	01	(協会)				
		02 (船)	職務上				
			職務外				
		03	(日)				
		04	(日特)				
		31～34(共)	下船3月				
			一般				
		06	(組)				
		63・72～75	(退)				
		小　計					
	医保(70以上7割)と公費の併用						
	医保単独（七〇以上七割）	01	(協会)				
		02 (船)	職務上				
			職務外				
		31～34(共)	下船3月				
			一般				
		06	(組)				
		63・72～75	(退)				
		小　計					
	医保本人と公費の併用						
	医保単独（本人）	01	(協会)				
		02 (船)	職務上				
			職務外				
		03	(日)				
		04	(日特)				
		31～34(共)	下船3月				
			一般				
		06	(組)				
		07	(自)				
		63・72～75	(退)				
		小　計					
	医保家族と公費の併用						
	医保単独（家族）	01	(協会)				
		02	(船)				
		03	(日)				
		04	(日特)				
		31～34	(共)				
		06	(組)				
		63・72～75	(退)				
		小　計					
	医保(6歳)と公費の併用						
	医保単独（六歳）	01	(協会)				
		02	(船)				
		03	(日)				
		04	(日特)				
		31～34	(共)				
		06	(組)				
		63・72～75	(退)				
		小　計					
	①　合　計						

備考　この用紙は、A列4番とすること。

〔3-2〕

医療機関コード

区分			件数	診療実日数	点数	一部負担金（控除額）
公費負担	公費と医保の併用	12(生保)				
		10(感染症37の2)				
		②計				
	公費単独	12(生保)				
		11(感染症37の2)				
		20(精神29)				
		③計				
総件数①＋②＋③			件		請求金額	円
明細書枚数①＋②＋③			枚			

備　　考

備考　この用紙は、A列4番とすること。

〔診療報酬請求書（医科・歯科）（国保）〕

〔4〕

様式第六

令和　　年　月分　　　　診療報酬請求書(医科・歯科)

保険者

(別　　　　記) 殿

下記のとおり請求する。

令和　年　月　日

医療機関コード

保険医療機関の
所在地及び名称
開設者氏名

国民健康保険

			療養の給付				食事療養・生活療養			
			件数	診療実日数	点数	一部負担金	件数	回数	金額	標準負担額
一般（七〇歳以上一般・低所得）	請求	入院				円			円	円
		入院外								
	※決定	入院								
		入院外								
一般（七〇歳以上七割）	請求	入院								
		入院外								
	※決定	入院								
		入院外								
一般被保険者	請求	入院								
		入院外								
	※決定	入院								
		入院外								
一般（六歳）	請求	入院								
		入院外								
	※決定	入院								
		入院外								

公費負担医療

			療養の給付				食事療養・生活療養			
			件数	診療実日数	点数	一部負担金	件数	回数	金額	標準負担額
	請求	入院				円			円	円
		入院外								
	※決定	入院								
		入院外								
	請求	入院								
		入院外								
	※決定	入院								
		入院外								

備考

※高額療養費	件数	
	金額	円

注意　※印の欄は記入しないこと。

備考　この用紙は、A列4番とすること。

〔診療報酬請求書（医科・歯科）（後期高齢者医療）〕

〔5〕

様式第八

令和　　年　　月分

診療報酬請求書（医科・歯科）

各広域連合　殿

医療機関コード

下記のとおり請求する。

令和　　年　　月　　日

保険医療機関の
所在地及び名称
開設者氏名

後期高齢者医療

			療養の給付				食事療養・生活療養			
			件数	診療実日数	点数	一部負担金	件数	回数	金額	標準負担額
一般・低所得 後期高齢	請求	入院				円			円	円
		入院外								
	※決定	入院								
		入院外								
七割 後期高齢	請求	入院								
		入院外								
	※決定	入院								
		入院外								

公費負担医療

			療養の給付				食事療養・生活療養			
			件数	診療実日数	点数	一部負担金	件数	回数	金額	標準負担額（公費分）
	請求	入院				円			円	円
		入院外								
	※決定	入院								
		入院外								
	請求	入院								
		入院外								
	※決定	入院								
		入院外								

備　考

※高額療養費	件数	
	金額	円

備考　1．この用紙は、A列4番とすること。
　　　2．※印の欄は、記入しないこと。

〔調剤報酬請求書（社保）〕

〔6〕

様式第四

令和　　年　月分　調剤報酬請求書

別　記　殿

薬局コード

保険薬局の
所在地及び名称
開設者氏名

下記のとおり請求します。　令和　年　月　日

<table>
<tr><th colspan="4">区　分</th><th>件　数</th><th>処方箋受付回数</th><th>点　数</th><th>一部負担金</th></tr>
<tr><td rowspan="53">医療保険</td><td colspan="3">医保（70以上一般・低所得）と公費の併用</td><td></td><td></td><td></td><td></td></tr>
<tr><td rowspan="10">医保単独（七〇以上一般・低所得）</td><td>01</td><td>（協会）</td><td></td><td></td><td></td><td></td></tr>
<tr><td rowspan="2">02（船）</td><td>職務上</td><td></td><td></td><td></td><td></td></tr>
<tr><td>職務外</td><td></td><td></td><td></td><td></td></tr>
<tr><td>03</td><td>（日）</td><td></td><td></td><td></td><td></td></tr>
<tr><td>04</td><td>（日特）</td><td></td><td></td><td></td><td></td></tr>
<tr><td rowspan="2">31～34（共）</td><td>下船３月</td><td></td><td></td><td></td><td></td></tr>
<tr><td>一般</td><td></td><td></td><td></td><td></td></tr>
<tr><td>06</td><td>（組）</td><td></td><td></td><td></td><td></td></tr>
<tr><td>63・72～75</td><td>（退）</td><td></td><td></td><td></td><td></td></tr>
<tr><td colspan="2">小　計</td><td></td><td></td><td></td><td></td></tr>
<tr><td colspan="3">医保（70以上7割）と公費の併用</td><td></td><td></td><td></td><td></td></tr>
<tr><td rowspan="8">医保単独（七〇以上七割）</td><td>01</td><td>（協会）</td><td></td><td></td><td></td><td></td></tr>
<tr><td rowspan="2">02（船）</td><td>職務上</td><td></td><td></td><td></td><td></td></tr>
<tr><td>職務外</td><td></td><td></td><td></td><td></td></tr>
<tr><td rowspan="2">31～34（共）</td><td>下船３月</td><td></td><td></td><td></td><td></td></tr>
<tr><td>一般</td><td></td><td></td><td></td><td></td></tr>
<tr><td>06</td><td>（組）</td><td></td><td></td><td></td><td></td></tr>
<tr><td>63・72～75</td><td>（退）</td><td></td><td></td><td></td><td></td></tr>
<tr><td colspan="2">小　計</td><td></td><td></td><td></td><td></td></tr>
<tr><td colspan="3">医保本人と公費の併用</td><td></td><td></td><td></td><td></td></tr>
<tr><td rowspan="11">医保単独（本人）</td><td>01</td><td>（協会）</td><td></td><td></td><td></td><td></td></tr>
<tr><td rowspan="2">02（船）</td><td>職務上</td><td></td><td></td><td></td><td></td></tr>
<tr><td>職務外</td><td></td><td></td><td></td><td></td></tr>
<tr><td>03</td><td>（日）</td><td></td><td></td><td></td><td></td></tr>
<tr><td>04</td><td>（日特）</td><td></td><td></td><td></td><td></td></tr>
<tr><td rowspan="2">31～34（共）</td><td>下船３月</td><td></td><td></td><td></td><td></td></tr>
<tr><td>一般</td><td></td><td></td><td></td><td></td></tr>
<tr><td>06</td><td>（組）</td><td></td><td></td><td></td><td></td></tr>
<tr><td>07</td><td>（自）</td><td></td><td></td><td></td><td></td></tr>
<tr><td>63・72～75</td><td>（退）</td><td></td><td></td><td></td><td></td></tr>
<tr><td colspan="2">小　計</td><td></td><td></td><td></td><td></td></tr>
<tr><td colspan="3">医保家族と公費の併用</td><td></td><td></td><td></td><td></td></tr>
<tr><td rowspan="8">医保単独（家族）</td><td>01</td><td>（協会）</td><td></td><td></td><td></td><td></td></tr>
<tr><td>02</td><td>（船）</td><td></td><td></td><td></td><td></td></tr>
<tr><td>03</td><td>（日）</td><td></td><td></td><td></td><td></td></tr>
<tr><td>04</td><td>（日特）</td><td></td><td></td><td></td><td></td></tr>
<tr><td>31～34</td><td>（共）</td><td></td><td></td><td></td><td></td></tr>
<tr><td>06</td><td>（組）</td><td></td><td></td><td></td><td></td></tr>
<tr><td>63・72～75</td><td>（退）</td><td></td><td></td><td></td><td></td></tr>
<tr><td colspan="2">小　計</td><td></td><td></td><td></td><td></td></tr>
<tr><td colspan="3">医保（６歳）と公費の併用</td><td></td><td></td><td></td><td></td></tr>
<tr><td rowspan="8">医保単独（六歳）</td><td>01</td><td>（協会）</td><td></td><td></td><td></td><td></td></tr>
<tr><td>02</td><td>（船）</td><td></td><td></td><td></td><td></td></tr>
<tr><td>03</td><td>（日）</td><td></td><td></td><td></td><td></td></tr>
<tr><td>04</td><td>（日特）</td><td></td><td></td><td></td><td></td></tr>
<tr><td>31～34</td><td>（共）</td><td></td><td></td><td></td><td></td></tr>
<tr><td>06</td><td>（組）</td><td></td><td></td><td></td><td></td></tr>
<tr><td>63・72～75</td><td>（退）</td><td></td><td></td><td></td><td></td></tr>
<tr><td colspan="2">小　計</td><td></td><td></td><td></td><td></td></tr>
<tr><td colspan="3">①　合計</td><td></td><td></td><td></td><td></td></tr>
</table>

備考　この用紙は、A列４番とすること。

〔6-2〕

薬局コード ＿＿＿＿＿＿＿＿

区		分	件数	処方箋受付回数	点数	一部負担金（控除額）
公費負担	公費と医保の併用	12（生保）				
	公費と公費の併用					
	公費単独	12（生保）				
		② 合計				
総件数①＋②			件		請求金額	円

備　考

備考　この用紙は、A列4番とすること。

〔調剤報酬請求書（国保）〕

〔7〕

様式第七

令和　　年　　月分　　　　調剤報酬請求書

保　険　者
（別　　　　記）殿　　　　薬局コード

下記のとおり請求する。

令和　年　月　日

保険薬局の
所在地及び名称
開設者氏名

			件数	処方箋受付回数	点　数	一部負担金	備考
国民健康保険	一般被保険者（70歳以上一般・低所得）	請求					
		※決定					
	一般被保険者（70歳以上７割）	請求					
		※決定					
	一般被保険者	請求					
		※決定					
	一般被保険者（６歳）	請求					
		※決定					

公費負担医療		請求					
		※決定					
		請求					
		※決定					
		請求					
		※決定					

※高額療養費	件数	
	金額	円

備考　1．この用紙は、A列４番とすること。
　　　2．※印の欄は、記入しないこと。

〔調剤報酬請求書（後期高齢者医療）〕

〔8〕

様式第九

令和　　年　　月分　　　　調剤報酬請求書

保険者　　　　　　　　　　　　　　　　　　薬局コード

各広域連合　殿

下記のとおり請求する。　　　　　　　　　保険薬局の所在地及び名称

令和　　年　　月　　日　　　　　　　　　開設者氏名

			件数	処方箋受付回数	点数	一部負担金	備考
後期高齢者医療	後期高齢一般・低所得	請求					
		※決定					
	後期高齢7割	請求					
		※決定					
公費負担医療		請求					
		※決定					
		請求					
		※決定					
		請求					
		※決定					

※高額療養費	件数	
	金額	円

備考　1．この用紙は、A列4番とすること。
　　　2．※印の欄は、記入しないこと。

〔診療報酬明細書（DPC）〕

〔9〕

様式第十

○ 診療報酬明細書
（医科入院医療機関別包括評価用）

令和　年　月分

都道府県番号　医療機関コード

1 医科　1 社・国　3 後期　2 公費　1 単独　2 2併　3 3併　1 本入　3 六入　5 家入　7 高入一　9 高入7

保険者番号　給付割合 10 9 8 7（　）

公費負担者番号①　公費負担医療の受給者番号①

公費負担者番号②　公費負担医療の受給者番号②

被保険者証・被保険者手帳等の記号・番号　（枝番）

氏名　1男 2女 1明 2大 3昭 4平 5令　・　・　生

特記事項

保険医療機関の所在地及び名称

職務上の事由　1 職務上 2 下船後3月以内 3 通勤災害

分類番号　診断群分類区分

転帰

診療実日数　保険　日　公費①　日　公費②　日

傷病名　ICD10　傷病名

副傷病名　副傷病名

今回入院年月日　令和　年　月　日　今回退院年月日　令和　年　月　日

患者基礎情報：傷病情報／入退院情報／診療関連情報

包括評価部分

出来高部分

※高額療養費　円　※公費負担点数　点　※公費負担点数　点

食事　基準　円×　回　特別　円×　回　食堂　円×　日

減・免・猶・Ⅰ・Ⅱ・3月超

療養の給付	請求 点	※ 決定 点	負担金額 円
保険			減額 割(円)免除・支払猶予
公費①	点	※　点	円
公費②	点	※　点	円

食事療養	回	請求 円	※ 決定 円	（標準負担額）円
保険	回			
公費①	回	円	円	円
公費②	回	円	円	円

4 診療報酬の審査制度

健康保険法においては、保険医療機関から診療報酬の請求があった場合は、本来保険者が自らその診療報酬請求書の審査をして支払うことになっていますが、審査には高度の専門的知識を必要とし、複雑な計算事務もありますので、保険者に代わってその処理を行うために審査支払機関が設立され、そこで行っています。

健康保険等の被用者保険では、社会保険診療報酬支払基金（支払基金）が、国民健康保険と後期高齢者医療では、国民健康保険団体連合会（国保連合会）が「審査支払機関」となっています。

審査支払機関は、審査を行うために審査委員会を設置しており、審査委員会の内部には審査委員会の円滑な運営と審査の適正・充実を図るために審査運営委員会、審査専門部会、再審査部会等が設けられています。さらに、超高額のレセプトを審査するために、支払基金本部と国保中央会に特別審査委員会が設置されています。

支払基金と国保連合会の審査制度は一部名称等が異なっていますが、内容的には同一ですので、以下、全国単一の組織である支払基金を中心に説明します。

参考

保険医療機関としても、個々の保険者にそれぞれ請求するのは非常にわずらわしいので、請求と支払の窓口を一本化して保険医療機関の便宜を図るということも、審査支払機関設立の趣旨の一つです。

参考

支払基金の主なレセプト審査業務は、令和4年10月より全国14か所に設置された審査事務センターへ集約されています。

1 審査委員会の構成

審査委員会は、診療担当者代表、保険者代表、学識経験者の三者構成による合議体となっており、診療担当者代表と保険者代表の委員数は審査委員会の運営の公正を期するために同数となっています。

診療担当者代表については医師会、歯科医師会及び薬剤師会から、保険者代表については健康保険組合連合会、共済組合の連合組織、全国健康保険協会等の所属団体から推薦を受けて選任されています。

なお、審査委員の任期は2年となっています。

	名　称	審査委員の構成	審査委員の選任方法	
社会保険	社会保険診療報酬支払基金審査委員会（基金法第16条）	診療担当者代表 保険者代表	所属団体推薦	支払基金理事長委嘱
		学識経験者	――――	支払基金理事長委嘱
国保	国民健康保険診療報酬審査委員会（国保法第87条）	保険医・保険薬剤師代表 保険者代表	関係団体推薦	知事委嘱
		公益代表	――――	知事委嘱

参考

令和元年5月に支払基金法が改正され、審査委員会の委員の数について診療担当者代表および保険者代表を同数とするものとされました。また、令和3年4月から、審査委員会の委員は支払基金理事長が委嘱することになっています。

なお、審査事務が集約された令和4年10月以降も審査委員会は47都道府県に設置されたため、補助業務等を担う審査委員会事務局が同数設置されています。

2 審査委員会の開催

(1) 受付

保険医療機関から診療翌月に提出される診療報酬請求書及び診療報酬明細書（レセプト）の受付は、毎月所定日の10日で締め切られます。

参考

レセプトの提出期限は請求命令により毎月10日となっています。

(2) 事務点検

受け付けたレセプトは、事務職員によって記載事項の不備、請求誤りの有無等を点検し、不備や誤りが発見された場合には返戻または訂正が行われます。

また、事務点検の過程において、点数算定や記載内容等に疑義がある場合には、レセプトに疑義付せんを貼って審査委員会へ提出されます。

(3) 審査

事務点検が終了したレセプトは、審査委員会（超高額レセプトは特別審査委員会）に提出されます。

審査委員会の審査は、第1次審査と第2次審査に区分して行われています。

① 第1次審査

保険医療機関から提出されたレセプトを、内科、小児科、外科、歯科等の診療科別に分けて、あらかじめ審査委員の分担を決めて審査します。

この第1次審査は、書面審査を基調として、その診療内容が療養担当規則に定めるところに合致しているかどうか、その請求点数が診療報酬算定方法（点数表）に照らして誤りがないかを審査するとともに、全般的通覧等を通じて当該保険医療機関の診療の取扱が適正であるかどうか等の全般的傾向を把握し、これに統計的な観点からの分析も加えて審査します。

② 第2次審査

第1次審査の結果に基づいて、審査委員会で合議のうえ最終的な審査決定をします。この第2次審査を行う審査委員会の会議を合同審査委員会と称しています。

また、審査の決定は審査委員の2分の1以上の出席を得て、合議のうえ、毎月末日までに行わなければならないことになっています。

③ 面接審査

審査委員会の審査は、書面審査を基調として行われますが、その補完的方法として、審査上必要があると認めるときは、厚生労働大臣（特別審査委員会を除いて、実際には地方厚生局長）の承認を得て、その保険医療機関に対して出頭及び説明を求め、報告をさせ、または診療録その他の帳簿書類の提出を求めることができることになっています。これを法令面接といいます。

参考

支払基金法第18条第1項に規定されている厚生労働大臣の法令面接承認の権限は、関係政令により地方厚生局長に委任されています。

このほかに、法令の手続きによらないで、審査委員会の決定に基づき保険医療機関との話し合いにより行っている任意面接（面接懇談）がありますが、実際にはこの任意面接が主に行われています。

④　再審査

保険者または診療担当者からレセプトの審査について不服の申出があった事案については、早期に処理をして法的安定性を図る必要があることから、毎月下旬に再審査部会を開催して処理されています。

再審査部会で処理された事案は、直近の審査委員会において合議のうえ決定されます。

3 レセプト審査・事務処理の流れ

●レセプト審査・事務処理の流れ（支払基金）

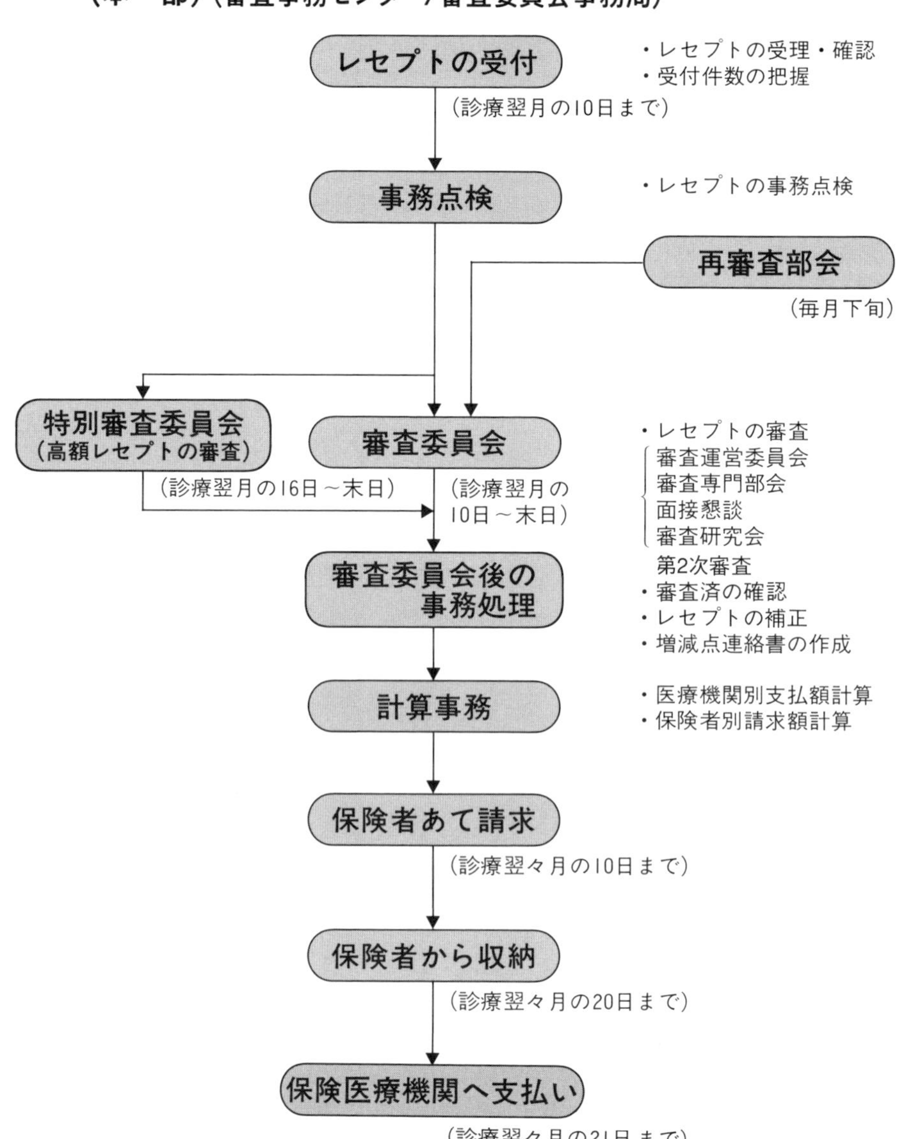

●レセプト審査・事務処理の流れ（国保連合会）

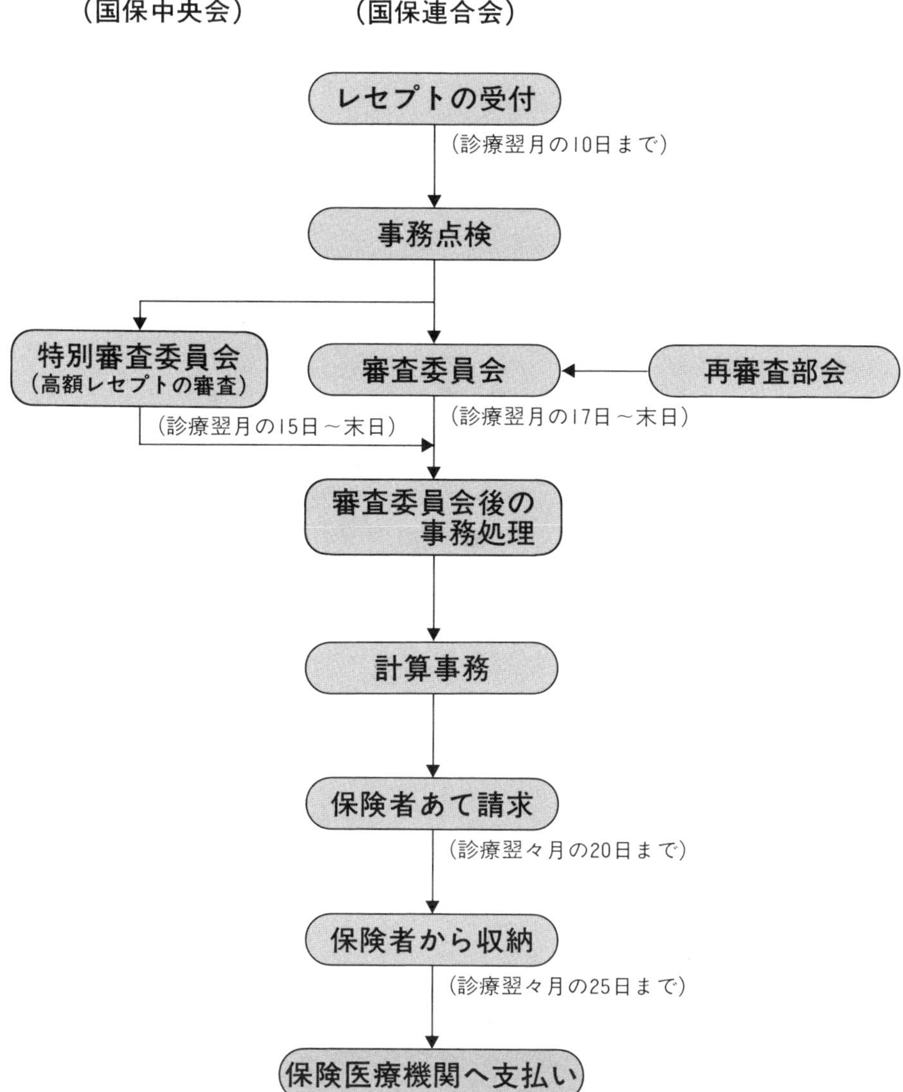

4 査定・返戻

1）査定

「査定」とは、審査決定のことですから、減点･減額はむろんのこと増点･増額もあります。

審査の結果、診療内容が妥当でないもの、または点数の算定誤りによる過大請求については減点・減額が行われ、点数の算定誤りによる過少請求については増点・増額が行われます。この増減点は、通常、その月の末日までに増減点連絡書で保険医療機関に連絡されます。

なお、審査委員会の減点・減額に異議がある場合は、その審査委員会に再審査の申立てができます。審査委員会では、その申立てについてさらに審査を行い、申立てが妥当であるときは、その申立てを採用して、査定減点の復活が行われます。

参考
査定のほとんどが減点・減額ですので、査定といえば普通は査定減点をさしますが、本来の意味は異なりますので注意しましょう。

2）返戻

審査の結果、請求内容に疑義または記載不備のあるレセプトは、保険医療機関に返戻されます。保険医療機関では、返戻されたレセプトを補正して、翌月分の請求のときに再請求することになります。

5 保険者の点検

審査の終了したレセプトは、最後に保険者へ送付されますが、保険者もレセプトの点検を行います。保険者の点検の結果、該当者のないもの、受給資格のないもの（資格喪失者については、保険者が被保険者証を回収してあるもの）及び不当と思われるレセプトについては、審査支払機関に対し、再審査が請求されます。この再審査請求について、審査支払機関が認めた場合は､次回に保険医療機関に支払う診療報酬からその額が控除され、その旨が通知されます。

■診療報酬請求権の時効

保険医療機関の保険者に対する診療報酬請求権は、民法の規定により5年間これを行使しないと消滅します。

なお、診療報酬請求権は診療のつど発生しますが、この請求は請求命令により暦月の1か月分ごとにまとめて行うことになっていますので、時効の起算日は請求権を行使できるようになる診療月の翌月1日となります。

参考
診療報酬請求実務では、時効のいかんにかかわらず、診療報酬点数表、薬価基準の改正さらには医学的判断も時代によって変わりますので、可能な限り早期に請求しなければなりません。

6 レセプト電算処理システムによる電子請求

レセプト電算処理システムは､診療報酬の請求を紙のレセプトにかえて、オンラインによって行う（電子レセプト請求）ためのシステムです。保険医療機関・薬局、審査支払機関および保険者を通じて一貫した整合性のあるシステムを構築し、業務量の軽減と事務処理の迅速化を実現することを目的としています。現在では一部の保険医療機関・薬局を除き、電子レセプト請求を行うことになっています。

なお、令和6年3月まで光ディスク等を用いた請求を行ってきた保険医療機関・薬局については、オンライン請求への移行期間として、特段の届出を行うことなく、4月以降も光ディスク等を用いた請求を継続することができます。

こうした施設については、令和6年9月末までにオンライン請求への移行を進め、オンライン資格確認を導入した全ての保険医療機関・薬局がオンライン請求に移行することが目指されています。令和6年10月以降も光ディスク等を用いた請求を継続しようとする施設は、あらかじめ、審査支払機関に対して、その旨の届出及びオンライン請求への移行計画書を提出することが求められます（1年更新制)。

また、レセプトコンピュータを使用していない保険医療機関・薬局による紙媒体での請求についても令和6年3月に終了し、紙媒体による請求を令和6年4月以降も続けようとする保険医療機関・薬局は、医師が高齢であることなど、要件に合致している旨の届出が必要となります。

■医療機関にとってのメリット

① レセプトの印刷や続紙の貼付、編てつ作業が不要となり、手作業による負担が大幅に軽減され、経費面でもメリットがある。

② より正確なレセプトの作成・提出＝患者の生年月日に基づく加算事項や同一月に併算定できない事項などのチェックポイントが標準仕様として定められており、記録漏れや算定ルールの誤りなどが確認できる。

③ 厚生労働省・審査支払機関が管理している基本マスターを活用して、診療報酬改定時にマスターの機械的な更新作業が可能。

社保診療報酬請求書提出先一覧表
(支払基金 審査事務センター/同 都道府県審査委員会事務局)

	郵便番号	住　所	電話番号
北海道審査事務センター/北海道審査委員会事務局	060-8551	札幌市中央区北7条西14-28-22	011(241)8191
青森審査委員会事務局	030-8502	青森市堤町1-5-1	017(734)7126
東北審査事務センター盛岡分室/岩手審査委員会事務局	020-0883	盛岡市志家町10-35	019(623)5436
東北審査事務センター/宮城審査委員会事務局	983-8504	仙台市宮城野区榴岡5-1-27	022(295)7671
秋田審査委員会事務局	010-8566	秋田市中通7-2-17	018(836)6501
山形審査委員会事務局	990-9559	山形市鉄砲町2-15-1	023(622)4235
福島審査委員会事務局	960-8555	福島市三河南町11-5	024(531)3115
茨城審査委員会事務局	310-8508	水戸市末広町1-1-8	029(225)5522
栃木審査委員会事務局	320-8577	宇都宮市塙田1-3-14	028(622)7177
北関東地域審査事務センター高崎分室	370-0841	高崎市栄町3-26	027(368)9397
群馬審査委員会事務局	371-8502	前橋市問屋町1-2-4	027(252)1231
北関東地域審査事務センター/埼玉審査委員会事務局	330-9511	さいたま市浦和区領家3-18-1	048(882)6631
千葉審査委員会事務局	260-8521	千葉市中央区問屋町2-1	043(241)9151
関東審査事務センター/東京審査委員会事務局	171-8541	豊島区南池袋2-28-10	03(3987)6181
神奈川審査委員会事務局	231-8534	横浜市中区山下町34	045(661)1021
新潟審査委員会事務局	950-8567	新潟市中央区新光町11-2	025(285)3101
富山審査委員会事務局	939-8214	富山市黒崎21	076(425)5561
北陸地域審査事務センター/石川審査委員会事務局	920-8517	金沢市元菊町16-15	076(231)2299
福井審査委員会事務局	918-8518	福井市花堂東1-26-30	0776(34)7000
山梨審査委員会事務局	400-8503	甲府市湯田2-12-22	055(226)5711
長野審査委員会事務局	380-8535	長野市大字鶴賀1457-44	026(232)8001
岐阜審査委員会事務局	500-8740	岐阜市五坪1-1-1	058(246)7121
静岡審査委員会事務局	422-8511	静岡市駿河区国吉田1-2-20	054(265)3000
中部審査事務センター/愛知審査委員会事務局	462-8523	名古屋市北区大曽根4-8-57	052(981)2323
三重審査委員会事務局	514-8528	津市桜橋3-446-68	059(228)9195
滋賀審査委員会事務局	520-0801	大津市におの浜2-2-8	077(523)2561
京都審査委員会事務局	615-0054	京都市右京区西院月双町36	075(312)2400
近畿審査事務センター/大阪審査委員会事務局	530-8327	大阪市北区鶴野町2-12	06(6375)2321
兵庫審査委員会事務局	650-8528	神戸市中央区港島中町4-4-4	078(302)5000
奈良審査委員会事務局	630-8529	奈良市佐保台西町114-1	0742(71)9880
和歌山審査委員会事務局	640-8530	和歌山市吹上2-5-14	073(427)3711
中四国審査事務センター米子分室	683-0064	鳥取県米子市道笑町2-252	0859(59)9931
鳥取審査委員会事務局	680-8531	鳥取市扇町117	0857(22)5165
島根審査委員会事務局	690-8533	松江市北田町33-1	0852(21)4178
岡山審査委員会事務局	700-8533	岡山市北区新屋敷町2-1-16	086(245)4411

	郵便番号	住　所	電話番号
中四国審査事務センター/広島審査委員会事務局	733-8534	広島市西区中広町1-17-30	082(294)6761
山口審査委員会事務局	753-8522	山口市葵1-3-38	083(922)5222
徳島審査委員会事務局	770-0866	徳島市末広2-1-25	088(622)4187
四国地域審査事務センター/香川審査委員会事務局	760-8537	高松市朝日町2-17-3	087(851)4411
愛媛審査委員会事務局	791-8021	松山市六軒家町2-13	089(923)3800
高知審査委員会事務局	780-8502	高知市神田593	088(832)3001
九州審査事務センター/福岡審査委員会事務局	812-8532	福岡市博多区美野島1-1-8	092(473)6611
佐賀審査委員会事務局	840-0801	佐賀市駅前中央3-10-1	0952(31)5510
長崎審査委員会事務局	852-8585	長崎市光町3-15	095(862)7272
九州審査事務センター熊本分室/熊本審査委員会事務局	860-8533	熊本市中央区本荘町667-1	096(364)0105
大分審査委員会事務局	870-8544	大分市新川町2-5-17	097(532)8226
宮崎審査委員会事務局	880-0813	宮崎市丸島町2-38	0985(24)3101
鹿児島審査委員会事務局	890-8552	鹿児島市宇宿1-52-12	099(255)0121
沖縄審査委員会事務局	902-8585	那覇市上間290-1	098(836)0131
本部 本部横浜オフィス 【所在する部】 事業資金管理部 資金管理課	105-0004 231-8346	東京都港区新橋2-1-3 横浜市中区山下町34 ※神奈川審査委員会事務局と同一の建物。電話は東京都の本部から転送	03(3591)7441 03(3591)7441

国保診療報酬請求書提出先一覧表
(各都道府県国保団体連合会)

	郵便番号	住　所	電話番号
北海道国保団体連合会	060-0062	札幌市中央区南2条西14	011(231)5161
青森県国保団体連合会	030-0801	青森市新町2-4-1	017(723)1336
岩手県国保団体連合会	020-0025	盛岡市大沢川原3-7-30	019(623)4322
宮城県国保団体連合会	980-0011	仙台市青葉区上杉1-2-3	022(222)7070
秋田県国保団体連合会	010-0951	秋田市山王4-2-3	018(862)6864
山形県国保団体連合会	991-0041	寒河江市大字寒河江字久保6	0237(87)8000
福島県国保団体連合会	960-8043	福島市中町3-7	024(523)2700
茨城県国保団体連合会	310-0852	水戸市笠原町978-26	029(301)1550
栃木県国保団体連合会	320-0033	宇都宮市本町3-9	028(622)7242
群馬県国保団体連合会	371-0846	前橋市元総社町335-8	027(290)1363
埼玉県国保団体連合会	338-0002	さいたま市中央区大字下落合1704	048(824)2761
千葉県国保団体連合会	263-8566	千葉市稲毛区天台6-4-3	043(254)7318
東京都国保団体連合会	102-0072	千代田区飯田橋3-5-1	03(6238)0011
神奈川県国保団体連合会	220-0003	横浜市西区楠町27-1	045(329)3400
新潟県国保団体連合会	950-8560	新潟市中央区新光町7-1	025(285)3030

	郵便番号	住　所	電話番号
富山県国保団体連合会	930-8538	富山市下野字豆田995-3	076(431)9827
石川県国保団体連合会	920-0968	金沢市幸町12-1	076(261)5191
福井県国保団体連合会	910-0843	福井市西開発4-202-1	0776(57)1611
山梨県国保団体連合会	400-8587	甲府市蓬沢1-15-35	055(223)2111
長野県国保団体連合会	380-0871	長野市大字西長野字加茂北143-8	026(238)1550
岐阜県国保団体連合会	500-8385	岐阜市下奈良2-2-1	058(275)9820
静岡県国保団体連合会	420-8558	静岡市葵区春日2-4-34	054(253)5530
愛知県国保団体連合会	461-8532	名古屋市東区泉1-6-5	052(962)8862
三重県国保団体連合会	514-8553	津市桜橋2-96	059(228)9151
滋賀県国保団体連合会	520-0043	大津市中央4-5-9	077(522)2651
京都府国保団体連合会	600-8411	京都市下京区烏丸通四条下る水銀屋町620	075(354)9011
大阪府国保団体連合会	540-0028	大阪市中央区常盤町1-3-8	06(6949)5309
兵庫県国保団体連合会	650-0021	神戸市中央区三宮町1-9-1-1801	078(332)5601
奈良県国保団体連合会	634-0061	橿原市大久保町302-1	0744(29)8311
和歌山県国保団体連合会	640-8137	和歌山市吹上2-1-22-501	073(427)4678
鳥取県国保団体連合会	680-0061	鳥取市立川町6-176	0857(20)3680
島根県国保団体連合会	690-0825	松江市学園1-7-14	0852(21)2113
岡山県国保団体連合会	700-8568	岡山市北区桑田町17-5	086(223)9101
広島県国保団体連合会	730-8503	広島市中区東白島町19-49	082(554)0770
山口県国保団体連合会	753-8520	山口市朝田1980-7	083(925)2003
徳島県国保団体連合会	771-0135	徳島市川内町平石若松78-1	088(666)0111
香川県国保団体連合会	760-0066	高松市福岡町2-3-2	087(822)7431
愛媛県国保団体連合会	791-8550	松山市高岡町101-1	089(968)8800
高知県国保団体連合会	780-8536	高知市丸ノ内2-6-5	088(820)8400
福岡県国保団体連合会	812-8521	福岡市博多区吉塚本町13-47	092(642)7800
佐賀県国保団体連合会	840-0824	佐賀市呉服元町7-28	0952(26)4181
長崎県国保団体連合会	850-0025	長崎市今博多町8-2	095(826)7291
熊本県国保団体連合会	862-8639	熊本市東区健軍2-4-10	096(365)0811
大分県国保団体連合会	870-0022	大分市大手町2-3-12	097(534)8470
宮崎県国保団体連合会	880-8581	宮崎市下原町231-1	0985(25)4901
鹿児島県国保団体連合会	890-0064	鹿児島市鴨池新町7-4	099(206)1029
沖縄県国保団体連合会	900-8559	那覇市西3-14-18	098(863)2321
国民健康保険中央会	100-0014	東京都千代田区永田町1-11-35	03(3581)6821

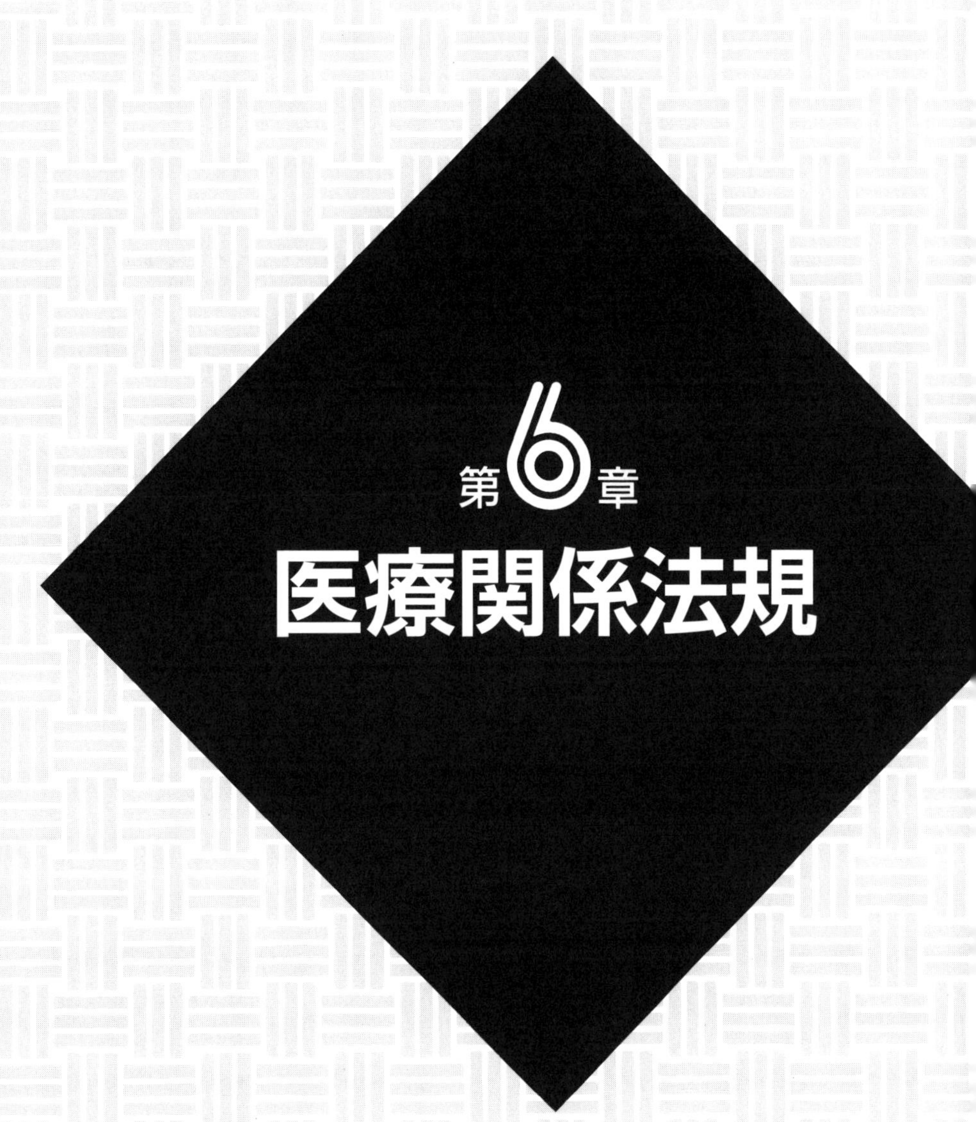

第6章 医療関係法規

医療関係法規

人が集団生活を営むうえで守らなければならない規範としては、道徳、慣習などいろいろなものがあります。このうち、国家や社会の秩序を維持するために、国家によって強制力が与えられたものを「法」といいます。

法には、文書の形をとっている成文法と、慣習法のように文書の形をとっていない不文法があります。この成文法の憲法、法律、命令（政令、省令)、条例、規則を総称して「法規」といいます（法律と命令を合わせて法令ともいいます)。医療関係法規には、次のようなものがあります。

1．医療施設関係

- 医療法

2．医療従事者関係

- 医師法
- 歯科医師法
- 薬剤師法
- 保健師助産師看護師法
- 診療放射線技師法
- 臨床検査技師等に関する法律
- 理学療法士及び作業療法士法
- 言語聴覚士法
- 歯科衛生士法
- 歯科技工士法
- あん摩マッサージ指圧師、はり師、きゅう師等に関する法律
- 柔道整復師法
- 視能訓練士法
- 栄養士法
- 社会福祉士及び介護福祉士法
- 臨床工学技士法
- 義肢装具士法
- 救急救命士法

3．薬事関係

- 医薬品、医療機器等の品質、有効性及び安全性の確保等に関する法律（医薬品医療機器等法）（平成26年11月に薬事法を改正）
- 麻薬及び向精神薬取締法
- 大麻取締法
- 覚醒剤取締法
- あへん法
- 安全な血液製剤の安定供給の確保等に関する法律
- 毒物及び劇物取締法

4．保健衛生関係

- 精神保健及び精神障害者福祉に関する法律（精神保健福祉法）
- 学校保健安全法
- 母子保健法
- 母体保護法
- 地域保健法

5．予防衛生関係

- 感染症の予防及び感染症の患者に対する医療に関する法律（感染症法）
- 予防接種法
- 検疫法

6．環境保全及び環境整備関係

- 環境基本法
- 公害健康被害の補償等に関する法律（公害健康被害補償法）
- 大気汚染防止法
- 水質汚濁防止法

7．その他の関係法規

(1) 医療保険関係

- 健康保険法
- 船員保険法
- 国家公務員共済組合法
- 地方公務員等共済組合法
- 私立学校教職員共済法
- 国民健康保険法
- 高齢者の医療の確保に関する法律

(2) 労働災害及び公務災害関係

- 労働者災害補償保険法
- 国家公務員災害補償法
- 地方公務員災害補償法

(3) 社会福祉関係

- 社会福祉法
- 生活保護法
- 児童福祉法
- 障害者の日常生活及び社会生活を総合的に支援するための法律（障害者総合支援法）
- 身体障害者福祉法
- 難病の患者に対する医療等に関する法律（難病法）

(4) その他

- 介護保険法
- 原子爆弾被爆者に対する援護に関する法律（原爆被爆者援護法）
- 戦傷病者特別援護法
- 自動車損害賠償保障法
- 死体解剖保存法
- 臓器の移植に関する法律

以上のように、医療関係法規は多岐にわたっていますが、以下、診療報酬請求事務従事者として知っていなければならない法律および条文を抜粋しました。

1 医療法

「医療法」は、医療を提供する体制の確保を図り、国民の健康の保持に寄与することを目的として、医療施設の計画的な整備、医療施設の人的構成、構造設備、管理体制の規制等を行うために制定されました。

〔目的〕

第1条 この法律は、医療を受ける者による医療に関する適切な選択を支援するために必要な事項、医療の安全を確保するために必要な事項、病院、診療所及び助産所の開設及び管理に関し必要な事項並びにこれらの施設の整備並びに医療提供施設相互間の機能の分担及び業務の連携を推進するために必要な事項を定めること等により、医療を受ける者の利益の保護及び良質かつ適切な医療を効率的に提供する体制の確保を図り、もって国民の健康の保持に寄与することを目的とする。

〔医療提供の理念〕

第1条の2 医療は、生命の尊重と個人の尊厳の保持を旨とし、医師、歯科医師、薬剤師、看護師その他の医療の担い手と医療を受ける者との信頼関係に基づき、及び医療を受ける者の心身の状況に応じて行われるとともに、その内容は、単に治療のみならず、疾病の予防のための措置及びリハビリテーションを含む良質かつ適切なものでなければならない。

2 医療は、国民自らの健康の保持増進のための努力を基礎として、医療を受ける者の意向を十分に尊重し、病院、診療所、介護老人保健施設、介護医療院、調剤を実施する薬局その他の医療を提供する施設（以下「医療提供施設」という。）、医療を受ける者の居宅等（居宅その他厚生労働省令で定める場所をいう。以下同じ。）において、医療提供施設の機能に応じ効率的に、かつ、福祉サービスその他の関連するサービスとの有機的な連携を図りつつ提供されなければならない。

〔医師等の責務〕

第1条の4 医師、歯科医師、薬剤師、看護師その他の医療の担い手は、第1条の2に規定する理念に基づき、医療を受ける者に対し、良質かつ適切な医療を行うよう努めなければならない。

2 医師、歯科医師、薬剤師、看護師その他の医療の担い手は、医療を提供するに当たり、適切な説明を行い、医療を受ける者の理解を得るよう努めなければならない。

3 医療提供施設において診療に従事する医師及び歯科医師は、医療提供施設相互間の機能の分担及び業務の連携に資するため、必要に応じ、医療を受ける者を他の医療提供施設に紹介し、その診療に必要な限度において医療を受ける者の診療又は調剤に関する情報を他の医療提供施設において診療又は調剤に従事する医師若しくは歯科医師又は薬剤師に提供し、及びその他必要な措置を講ずるよう努めなければならない。

4　病院又は診療所の管理者は、当該病院又は診療所を退院する患者が引き続き療養を必要とする場合には、保健医療サービス又は福祉サービスを提供する者との連携を図り、当該患者が適切な環境の下で療養を継続することができるよう配慮しなければならない。

5　医療提供施設の開設者及び管理者は、医療技術の普及及び医療の効率的な提供に資するため、当該医療提供施設の建物又は設備を、当該医療提供施設に勤務しない医師、歯科医師、薬剤師、看護師その他の医療の担い手の診療、研究又は研修のために利用させるよう配慮しなければならない。

〔定義〕

第1条の5　この法律において、「病院」とは、医師又は歯科医師が、公衆又は特定多数人のため医業又は歯科医業を行う場所であって、20人以上の患者を入院させるための施設を有するものをいう。病院は、傷病者が、科学的でかつ適正な診療を受けることができる便宜を与えることを主たる目的として組織され、かつ、運営されるものでなければならない。

2　この法律において、「診療所」とは、医師又は歯科医師が、公衆又は特定多数人のため医業又は歯科医業を行う場所であって、患者を入院させるための施設を有しないもの又は19人以下の患者を入院させるための施設を有するものをいう。

〔類似名称の使用制限〕

第3条　疾病の治療（助産を含む。）をなす場所であって、病院又は診療所でないものは、これに病院、病院分院、産院、療養所、診療所、診察所、医院その他病院又は診療所に紛らわしい名称を附けてはならない。

2　診療所は、これに病院、病院分院、産院その他病院に紛らわしい名称を附けてはならない。

3　助産所でないものは、これに助産所その他助産師がその業務を行う場所に紛らわしい名称を付けてはならない。

〔地域医療支援病院〕

第4条　国、都道府県、市町村、第42条の2第1項に規定する社会医療法人その他厚生労働大臣の定める者の開設する病院であって、地域における医療の確保のために必要な支援に関する次に掲げる要件に該当するものは、その所在地の都道府県知事の承認を得て地域医療支援病院と称することができる。

一　他の病院又は診療所から紹介された患者に対し医療を提供し、かつ、当該病院の建物の全部若しくは一部、設備、器械又は器具を、当該病院に勤務しない医師、歯科医師、薬剤師、看護師その他の医療従事者（以下単に「医療従事者」という。）の診療、研究又は研修のために利用させるための体制が整備されていること。
二　救急医療を提供する能力を有すること。
三　地域の医療従事者の資質の向上を図るための研修を行わせる能力を有すること。
四　厚生労働省令で定める数以上の患者を入院させるための施設を有すること。
五・六　略
2　都道府県知事は、前項の承認をするに当たっては、あらかじめ、都道府県医療審議会の意見を聴かなければならない。
3　地域医療支援病院でないものは、これに地域医療支援病院又はこれに紛らわしい名称を付けてはならない。

〔特定機能病院〕

第4条の2　病院であって、次に掲げる要件に該当するものは、厚生労働大臣の承認を得て特定機能病院と称することができる。
一　高度の医療を提供する能力を有すること。
二　高度の医療技術の開発及び評価を行う能力を有すること。
三　高度の医療に関する研修を行わせる能力を有すること。
四　医療の高度の安全を確保する能力を有すること。
五　その診療科名中に、厚生労働省令の定めるところにより、厚生労働省令で定める診療科名を有すること。
六　厚生労働省令で定める数以上の患者を入院させるための施設を有すること。
七　その有する人員が第22条の2の規定に基づく厚生労働省令で定める要件に適合するものであること。
八・九　略
2　厚生労働大臣は、前項の承認をするに当たっては、あらかじめ、社会保障審議会の意見を聴かなければならない。
3　特定機能病院でないものは、これに特定機能病院又はこれに紛らわしい名称を付けてはならない。

〔臨床研究中核病院〕

第4条の3　病院であって、臨床研究の実施の中核的な役割を担うことに関する次に掲げる要件に該当するものは、厚生労働大臣の承認を得て臨床研究中核病院と称することができる。
一　特定臨床研究（厚生労働省令で定める基準に従って行う臨床研究をいう。以下同じ。）に関する計画を立案し、及び実施する能力を有すること。

二　他の病院又は診療所と共同して特定臨床研究を実施する場合にあっては、特定臨床研究の実施の主導的な役割を果たす能力を有すること。
三　他の病院又は診療所に対し、特定臨床研究の実施に関する相談に応じ、必要な情報の提供、助言その他の援助を行う能力を有すること。
四　特定臨床研究に関する研修を行う能力を有すること。
五　その診療科名中に厚生労働省令で定める診療科名を有すること。
六　厚生労働省令で定める数以上の患者を入院させるための施設を有すること。
七　その有する人員が第22条の3の規定に基づく厚生労働省令で定める要件に適合するものであること。
八　第21条第1項第二号から第八号まで及び第十号から第十二号まで並びに第22条の3第二号、第五号及び第六号に規定する施設を有すること。
九　その施設の構造設備が第21条第1項及び第22条の3の規定に基づく厚生労働省令並びに同項の規定に基づく都道府県の条例で定める要件に適合するものであること。
十　前各号に掲げるもののほか、特定臨床研究の実施に関する厚生労働省令で定める要件に適合するものであること。

2　厚生労働大臣は、前項の承認をするに当たっては、あらかじめ、社会保障審議会の意見を聴かなければならない。

3　臨床研究中核病院でないものは、これに臨床研究中核病院又はこれに紛らわしい名称を称してはならない。

〔開設許可〕

第7条　病院を開設しようとするとき、医師法第16条の6第1項の規定による登録を受けた者（同法第7条の2第1項の規定による厚生労働大臣の命令を受けた者にあっては、同条第2項の規定による登録を受けた者に限る。以下「臨床研修等修了医師」という。）及び歯科医師法第16条の4第1項の規定による登録を受けた者（同法第7条の2第1項の規定による厚生労働大臣の命令を受けた者にあっては、同条第2項の規定による登録を受けた者に限る。以下「臨床研修等修了歯科医師」という。）でない者が診療所を開設しようとするとき、又は助産師（保健師助産師看護師法第15条の2第1項の規定による厚生労働大臣の命令を受けた者にあっては、同条第3項の規定による登録を受けた者に限る。以下この条、第8条及び第11条において同じ。）でない者が助産所を開設しようとするときは、開設地の都道府県知事（診療所又は助産所にあっては、その開設地が保健所を設置する市又は特別区の区域にある場合においては、当該保健所を設置する市の市長又は特別区の区長。第8条から第9条まで、第12条、第15条、第18条、第24条、第24条の2、第27条及び第28条から第30条までの規定において同じ。）の許可を受けなければならない。

2　病院を開設した者が、病床数、次の各号に掲げる病床の種別（以下「病床の種別」という。）その他厚生労働省令で定める事項を変更しようとするとき、又は臨床研修等修了医師及び臨床研修等修了歯科医師でない者で診療所を開設したもの若しくは助産師でない者で助産所を開設したものが、病床数その他厚生労働省令で定める事項を変更しようとするときも、厚生労働省令で定める場合を除き、前項と同様とする。

一　精神病床（病院の病床のうち、精神疾患を有する者を入院させるためのものをいう。以下同じ。）

二　感染症病床（病院の病床のうち、感染症の予防及び感染症の患者に対する医療に関する法律第6条第2項に規定する一類感染症、同条第3項に規定する二類感染症（結核を除く。）、同条第7項に規定する新型インフルエンザ等感染症及び同条第8項に規定する指定感染症（同法第44条の9の規定により同法第19条又は第20条の規定を準用するものに限る。）の患者（同法第8条（同法第44条の9において準用する場合を含む。）の規定により一類感染症、二類感染症、新型インフルエンザ等感染症又は指定感染症の患者とみなされる者を含む。）並びに同法第6条第9項に規定する新感染症の所見がある者を入院させるためのものをいう。以下同じ。）

三　結核病床（病院の病床のうち、結核の患者を入院させるためのものをいう。以下同じ。）

四　療養病床（病院又は診療所の病床のうち、前三号に掲げる病床以外の病床であって、主として長期にわたり療養を必要とする患者を入院させるためのものをいう。以下同じ。）

五　一般病床（病院又は診療所の病床のうち、前各号に掲げる病床以外のものをいう。以下同じ。）

3　診療所に病床を設けようとするとき、又は診療所の病床数、病床の種別その他厚生労働省令で定める事項を変更しようとするときは、厚生労働省令で定める場合を除き、当該診療所の所在地の都道府県知事の許可を受けなければならない。

4　都道府県知事又は保健所を設置する市の市長若しくは特別区の区長は、前3項の許可の申請があった場合において、その申請に係る施設の構造設備及びその有する人員が第21条及び第23条の規定に基づく厚生労働省令並びに第21条の規定に基づく都道府県の条例の定める要件に適合するときは、前3項の許可を与えなければならない。

5　都道府県知事は、病院の開設の許可若しくは病院の病床数の増加若しくは病床の種別の変更の許可又は診療所の病床の設置の許可若しくは診療所の病床数の増加若しくは病床の種別の変更の許可の申請に対する許可には、当該申請に係る病床において、第30条の13第1項に規定する病床の機能区分（以下この項において「病床の機能区分」という。）のうち、当該申請に係る病院又は診療所の所在地を含む構想区域（第30条の4第1項に規定する医療計画（以下この条，次条及び第7条の3第1項において「医療計画」という。）において定める第30条の4第2項第七号に規定する構想区域をいう。第7条の3第1項において同じ。）における病床の機能区分に応じた既存の病床数が、医療計画において定める当該構想区域における同号イに規定する将来の病床数の必要量に達していないものに係る医療を提供することその他の医療計画において定める同号に規定する地域医療構想の達成の推進のために必要なものとして厚生労働省令で定める条件を付することができる。

6　都道府県が第30条の4第10項の規定により第1項から第3項までの許可に係る事務を行う場合又は同条第11項の規定によりこれらの許可に係る事務を行う場合におけるこれらの許可には、同条第10項の政令で定める事情がなくなったと認められる場合又は同条第11項の厚生労働省令で定める病床において当該病床に係る業務が行われなくなった場合には、当該許可に係る病院又は診療所の所在地を含む地域（当該許可に係る病床（以下この項において「特例許可病床」という。）が療養病床又は一般病床（以下この項、次条及び第7条の3第1項において「療養病床等」という。）のみである場合は医療計画において定める第30条の4第2項第十四号に規定する区域とし、特例許可病床が精神病床、感染症病床又は結核病床（以下この項及び次条第1項において「精神病床等」という。）のみである場合は当該都道府県の区域とし、特例許可病床が療養病床等及び精神病床等である場合は同号に規定する区域及び当該都道府県の区域とする。）における病院又は診療所の病床の当該許可に係る病床の種別に応じた数（特例許可病床が療養病床等のみである場合は、その地域における療養病床及び一般病床の数）のうち、第30条の4第8項の厚生労働省令で定める基準に従い医療計画において定めるその地域の当該許可に係る病床の種別に応じた基準病床数（特例許可病床が療養病床等のみである場合は、その地域における療養病床及び一般病床に係る基準病床数）を超えている病床数の範囲内で特例許可病床の数を削減することを内容とする許可の変更のための措置をとることその他の第30条の3第1項に規定する医療提供体制の確保のために必要なものとして厚生労働省令で定める条件を付することができる。

7　営利を目的として、病院、診療所又は助産所を開設しようとする者に対しては、第4項の規定にかかわらず、第1項の許可を与えないことができる。

〔診療所等開設の届出〕

第8条　臨床研修等修了医師、臨床研修等修了歯科医師又は助産師が診療所又は助産所を開設したときは、開設後10日以内に、診療所又は助産所の所在地の都道府県知事に届け出なければならない。

〔病院等の休止及びその届出〕

第8条の2　病院、診療所又は助産所の開設者は、正当の理由がないのに、その病院、診療所又は助産所を1年を超えて休止してはならない。ただし、前条の規定による届出をして開設した診療所又は助産所の開設者については、この限りでない。

2　病院、診療所又は助産所の開設者が、その病院、診療所又は助産所を休止したときは、10日以内に、都道府県知事に届け出なければならない。休止した病院、診療所又は助産所を再開したときも、同様とする。

〔病院等の廃止の届出〕

第9条　病院、診療所又は助産所の開設者が、その病院、診療所又は助産所を廃止したときは、10日以内に、都道府県知事に届け出なければならない。

2　病院、診療所又は助産所の開設者が死亡し、又は失そうの宣告を受けたときは、戸籍法の規定による死亡又は失そうの届出義務者は、10日以内に、その旨をその所在地の都道府県知事に届け出なければならない。

〔病院等の管理者〕

第10条　病院（第3項の厚生労働省令で定める病院を除く。次項において同じ。）又は診療所の開設者は、その病院又は診療所が医業をなすものである場合は臨床研修等修了医師に、歯科医業をなすものである場合は臨床研修等修了歯科医師に、これを管理させなければならない。

2　病院又は診療所の開設者は、その病院又は診療所が、医業及び歯科医業を併せ行うものである場合は、それが主として医業を行うものであるときは臨床研修等修了医師に、主として歯科医業を行うものであるときは歯科医師に、これを管理させなければならない。

3　医師の確保を特に図るべき区域における医療の確保のために必要な支援を行う病院その他の厚生労働省令で定める病院の開設者は、その病院が医業をなすものである場合又は医業及び歯科医業を併せ行うものであって主として医業を行うものである場合は、臨床研修等修了医師であって第5条の2第1項の認定を受けたものに、これを管理させなければならない。ただし、地域における医療の提供に影響を与える場合その他の厚生労働省令で定める場合は、臨床研修等修了医師であって当該認定を受けていないものに、これを管理させることができる。

〔特定機能病院の管理者〕

第10条の2　特定機能病院の開設者は、前条の規定により管理させる場合は、厚生労働省令で定めるところにより、第16条の3第1項各号に掲げる事項の実施その他の特定機能病院の管理及び運営に関する業務の遂行に関し必要な能力及び経験を有する者を管理者として選任しなければならない。

2　前項の規定による特定機能病院の管理者の選任は、厚生労働省令で定めるところにより、特定機能病院の開設者と厚生労働省令で定める特別の関係がある者以外の者を構成員に含む管理者となる者を選考するための合議体を設置し、その審査の結果を踏まえて行わなければならない。

〔開設者の管理等〕

第12条　病院、診療所又は助産所の開設者が、病院、診療所又は助産所の管理者となることができる者である場合は、自らその病院、診療所又は助産所を管理しなければならない。ただし、病院、診療所又は助産所の所在地の都道府県知事の許可を受けた場合は、他の者にこれを管理させることができる。

2　病院、診療所又は助産所を管理する医師、歯科医師又は助産師は、次の各号のいずれかに該当するものとしてその病院、診療所又は助産所の所在地の都道府県知事の許可を受けた場合を除くほか、他の病院、診療所又は助産所を管理しない者でなければならない。

一　医師の確保を特に図るべき区域内に開設する診療所を管理しようとする場合

二　介護老人保健施設その他の厚生労働省令で定める施設に開設する診療所を管理しようとする場合

三　事業所等に従業員等を対象として開設される診療所を管理しようとする場合

四　地域における休日又は夜間の第30条の3第1項に規定する医療提供体制の確保のために開設される診療所を管理しようとする場合

五　その他厚生労働省令で定める場合

〔院内掲示義務〕

第14条の2　病院又は診療所の管理者は、厚生労働省令の定めるところにより、当該病院又は診療所に関し次に掲げる事項を当該病院又は診療所内に見やすいよう掲示しなければならない。

一　管理者の氏名

二　診療に従事する医師又は歯科医師の氏名

三　医師又は歯科医師の診療日及び診療時間

四　前三号に掲げるもののほか、厚生労働省令で定める事項

2　略

〔医療法人〕

第39条　病院、医師若しくは歯科医師が常時勤務する診療所、介護老人保

健施設又は介護医療院を開設しようとする社団又は財団は、この法律の規定により、これを法人とすることができる。

2 前項の規定による法人は、医療法人と称する。

〔名称の使用制限〕

第40条 医療法人でない者は、その名称中に、医療法人という文字を用いてはならない。

2 医師法

医師は、医療及び保健指導を行うことによって、公衆衛生の向上及び増進に寄与し、国民の健康な生活を確保するという極めて重要な役割を担っています。「医師法」は、このような医師の資格を厳正に定めるとともに、その業務について国民保健の観点から必要な規制を行うために制定されました。

〔医師の任務〕

第1条 医師は、医療及び保健指導を掌ることによって公衆衛生の向上及び増進に寄与し、もって国民の健康な生活を確保するものとする。

〔免許〕

第2条 医師になろうとする者は、医師国家試験に合格し、厚生労働大臣の免許を受けなければならない。

〔免許の絶対的欠格事由〕

第3条 未成年者には、免許を与えない。

〔免許の相対的欠格事由〕

第4条 次の各号のいずれかに該当する者には、免許を与えないことがある。

一 心身の障害により医師の業務を適正に行うことができない者として厚生労働省令で定めるもの

二 麻薬、大麻又はあへんの中毒者

三 罰金以上の刑に処せられた者

四 前号に該当する者を除くほか、医事に関し犯罪又は不正の行為のあった者

〔医師でない者の医業の禁止〕

第17条 医師でなければ、医業をなしてはならない。

〔名称の使用制限〕

第18条 医師でなければ、医師又はこれに紛らわしい名称を用いてはならない。

〔応招義務等〕

第19条　診療に従事する医師は、診察治療の求があった場合には、正当な事由がなければ、これを拒んではならない。

2　診察若しくは検案をし、又は出産に立ち会った医師は、診断書若しくは検案書又は出生証明書若しくは死産証書の交付の求があった場合には、正当の事由がなければ、これを拒んではならない。

〔無診治療等の禁止〕

第20条　医師は、自ら診察しないで治療をし、若しくは診断書若しくは処方せんを交付し、自ら出産に立ち会わないで出生証明書若しくは死産証書を交付し、又は自ら検案をしないで検案書を交付してはならない。但し、診療中の患者が受診後24時間以内に死亡した場合に交付する死亡診断書については、この限りでない。

〔処方箋の交付義務〕

第22条　医師は、患者に対し治療上薬剤を調剤して投与する必要があると認めた場合には、患者又は現にその看護に当っている者に対して処方箋を交付しなければならない。ただし、患者又は現にその看護に当っている者が処方箋の交付を必要としない旨を申し出た場合及び次の各号のいずれかに該当する場合においては、この限りでない。

一　暗示的効果を期待する場合において、処方箋を交付することがその目的の達成を妨げるおそれがある場合

二　処方箋を交付することが診療又は疾病の予後について患者に不安を与え、その疾病の治療を困難にするおそれがある場合

三　病状の短時間ごとの変化に即応して薬剤を投与する場合

四　診断又は治療方法の決定していない場合

五　治療上必要な応急の措置として薬剤を投与する場合

六　安静を要する患者以外に薬剤の交付を受けることができる者がいない場合

七　覚醒剤を投与する場合

八　薬剤師が乗り組んでいない船舶内において薬剤を投与する場合

2　医師は、地域における医療及び介護の総合的な確保の促進に関する法律（平成元年法律第64号）第12条の2第1項の規定により処方箋を提供した場合は、前項の患者又は現にその看護に当たっている者に対して処方箋を交付したものとみなす。

〔保健指導を行う義務〕

第23条　医師は、診療をしたときは、本人又はその保護者に対し、療養の方法その他保健の向上に必要な事項の指導をしなければならない。

〔診療録の記載及び保存〕

第24条　医師は、診療をしたときは、遅滞なく診療に関する事項を診療録

に記載しなければならない。

2　前項の診療録であって、病院又は診療所に勤務する医師のした診療に関するものは、その病院又は診療所の管理者において、その他の診療に関するものは、その医師において、5年間これを保存しなければならない。

3 薬剤師法

薬剤師は、調剤、医薬品の供給等を行うことによって、公衆衛生の向上及び増進に寄与し、国民の健康な生活を確保するという重要な役割を担っています。「薬剤師法」は、このような薬剤師の資格を厳正に定めるとともに、その業務について国民保健の観点から必要な規制を行うために制定されました。

（薬剤師の任務）

第1条　薬剤師は、調剤、医薬品の供給その他薬事衛生をつかさどることによって、公衆衛生の向上及び増進に寄与し、もって国民の健康な生活を確保するものとする。

（免許）

第2条　薬剤師になろうとする者は、厚生労働大臣の免許を受けなければならない。

（免許の要件）

第3条　薬剤師の免許（以下「免許」という。）は、薬剤師国家試験（以下「試験」という。）に合格した者に対して与える。

（絶対的欠格事由）

第4条　未成年者には、免許を与えない。

（相対的欠格事由）

第5条　次の各号のいずれかに該当する者には、免許を与えないことがある。

一　心身の障害により薬剤師の業務を適正に行うことができない者として厚生労働省令で定めるもの

二　麻薬、大麻又はあへんの中毒者

三　罰金以上の刑に処せられた者

四　前号に該当する者を除くほか、薬事に関し犯罪又は不正の行為があった者

（処方せんによる調剤）

第23条　薬剤師は、医師、歯科医師又は獣医師の処方せんによらなければ、販売又は授与の目的で調剤してはならない。

2　薬剤師は、処方せんに記載された医薬品につき、その処方せんを交付した医師、歯科医師又は獣医師の同意を得た場合を除くほか、これを変更して調剤してはならない。

（処方せん中の疑義）

第24条　薬剤師は、処方せん中に疑わしい点があるときは、その処方せんを交付した医師、歯科医師又は獣医師に問い合わせて、その疑わしい点を確かめた後でなければ、これによって調剤してはならない。

（調剤された薬剤の表示）

第25条　薬剤師は、販売又は授与の目的で調剤した薬剤の容器又は被包に、処方せんに記載された患者の氏名、用法、用量その他厚生労働省令で定める事項を記載しなければならない。

（情報の提供及び指導）

第25条の2　薬剤師は、調剤した薬剤の適正な使用のため、販売又は授与の目的で調剤したときは、患者又は現にその看護に当たっている者に対し、必要な情報を提供し、及び必要な薬学的知見に基づく指導を行わなければならない。

2　薬剤師は、前項に定める場合のほか、調剤した薬剤の適正な使用のため必要があると認める場合には、患者の当該薬剤の使用の状況を継続的かつ的確に把握するとともに、患者又は現にその看護に当たっている者に対し、必要な情報を提供し、及び必要な薬学的知見に基づく指導を行わなければならない。

（処方せんへの記入等）

第26条　薬剤師は、調剤したときは、その処方せんに、調剤済みの旨（その調剤によって、当該処方せんが調剤済みとならなかったときは、調剤量）、調剤年月日その他厚生労働省令で定める事項を記入し、かつ、記名押印し、又は署名しなければならない。

（処方せんの保存）

第27条　薬局開設者は、当該薬局で調剤済みとなった処方せんを、調剤済みとなった日から3年間、保存しなければならない。

（調剤録）

第28条　薬局開設者は、薬局に調剤録を備えなければならない。

2　薬剤師は、薬局で調剤したときは、厚生労働省令で定めるところにより、調剤録に厚生労働省令で定める事項を記入しなければならない。

3　薬局開設者は、第1項の調剤録を、最終の記入の日から3年間、保存しなければならない。

4 保健師助産師看護師法

「保健師助産師看護師法」は、保健指導、助産、療養上の世話及び診療の補助を行うこれらの者の専門職種としての資格を定め、その資質を向上することにより、医療及び公衆衛生の普及向上を図ることを目的として制定されました。

〔この法律の目的〕

第1条　この法律は、保健師、助産師及び看護師の資質を向上し、もって医療及び公衆衛生の普及向上を図ることを目的とする。

〔保健師の定義〕

第2条　この法律において「保健師」とは、厚生労働大臣の免許を受けて、保健師の名称を用いて、保健指導に従事することを業とする者をいう。

〔助産師の定義〕

第3条　この法律において「助産師」とは、厚生労働大臣の免許を受けて、助産又は妊婦、じょく婦若しくは新生児の保健指導を行うことを業とする女子をいう。

〔看護師の定義〕

第5条　この法律において「看護師」とは、厚生労働大臣の免許を受けて、傷病者若しくはじょく婦に対する療養上の世話又は診療の補助を行うことを業とする者をいう。

〔准看護師の定義〕

第6条　この法律において「准看護師」とは、都道府県知事の免許を受けて、医師、歯科医師又は看護師の指示を受けて、前条に規定することを行うことを業とする者をいう。

〔保健業務の制限〕

第29条　保健師でない者は、保健師又はこれに類似する名称を用いて、第2条に規定する業をしてはならない。

〔非助産師の業務禁止〕

第30条　助産師でない者は、第3条に規定する業をしてはならない。ただし、医師法（昭和23年法律第201号）の規定に基づいて行う場合は、この限りでない。

〔非看護師の業務禁止〕

第31条　看護師でない者は、第5条に規定する業をしてはならない。ただし、医師法又は歯科医師法の規定に基づいて行う場合は、この限りでない。

2　保健師及び助産師は、前項の規定にかかわらず、第5条に規定する業を行うことができる。

〔非准看護師の業務禁止〕

第32条　准看護師でない者は、第6条に規定する業をしてはならない。ただし、医師法又は歯科医師法の規定に基づいて行う場合は、この限りでない。

〔医療行為の禁止〕

第37条　保健師、助産師、看護師又は准看護師は、主治の医師又は歯科医師の指示があった場合を除くほか、診療機械を使用し、医薬品を授与し、医薬品について指示をしその他医師又は歯科医師が行うのでなければ衛生上危害を生ずるおそれのある行為をしてはならない。ただし、臨時応急の手当をし、又は助産師がへその緒を切り、浣(かん)腸を施しその他助産師の業務に当然に付随する行為をする場合は、この限りでない。

〔看護師が行う特定行為〕

第37条の2　特定行為を手順書により行う看護師は、指定研修機関において、当該特定行為の特定行為区分に係る特定行為研修を受けなければならない。

2　この条、次条及び第42条の4において、次の各号に掲げる用語の意義は、当該各号に定めるところによる。

一　特定行為　診療の補助であって、看護師が手順書により行う場合には、実践的な理解力、思考力及び判断力並びに高度かつ専門的な知識及び技能が特に必要とされるものとして厚生労働省令で定めるものをいう。

二　手順書　医師又は歯科医師が看護師に診療の補助を行わせるためにその指示として厚生労働省令で定めるところにより作成する文書又は電磁的記録（電子的方式、磁気的方式その他人の知覚によっては認識することができない方式で作られる記録であって、電子計算機による情報処理の用に供されるものをいう。）であって、看護師に診療の補助を行わせる患者の病状の範囲及び診療の補助の内容その他の厚生労働省令で定める事項が定められているものをいう。

三　特定行為区分　特定行為の区分であって、厚生労働省令で定めるものをいう。

四　特定行為研修　看護師が手順書により特定行為を行う場合に特に必要とされる実践的な理解力、思考力及び判断力並びに高度かつ専門的な知識及び技能の向上を図るための研修であって、特定行為区分ごとに厚生労働省令で定める基準に適合するものをいう。

五　指定研修機関　一又は二以上の特定行為区分に係る特定行為研修を行う学校、病院その他の者であって、厚生労働大臣が指定するものをいう。

3　厚生労働大臣は、前項第一号及び第四号の厚生労働省令を定め、又はこれを変更しようとするときは、あらかじめ、医道審議会の意見を聴かなければならない。

5 診療放射線技師法

「診療放射線技師法」は、その専門職種としての資格を定めるとともに、その業務が適正に行われるよう規律し、医療及び公衆衛生の普及向上に寄与することを目的として制定されました。

（この法律の目的）

第1条　この法律は、診療放射線技師の資格を定めるとともに、その業務が適正に運用されるように規律し、もって医療及び公衆衛生の普及及び向上に寄与することを目的とする。

（定義）

第2条　この法律で「放射線」とは、次に掲げる電磁波又は粒子線をいう。

一　アルファ線及びベータ線

二　ガンマ線

三　100万電子ボルト以上のエネルギーを有する電子線

四　エックス線

五　その他政令で定める電磁波又は粒子線

2　この法律で「診療放射線技師」とは、厚生労働大臣の免許を受けて、医師又は歯科医師の指示の下に、放射線の人体に対する照射（撮影を含み、照射機器を人体内に挿入して行うものを除く。以下同じ。）をすることを業とする者をいう。

（禁止行為）

第24条　医師、歯科医師又は診療放射線技師でなければ、第2条第2項に規定する業をしてはならない。

（画像診断装置を用いた検査等の業務）

第24条の2　診療放射線技師は、第2条第2項に規定する業務のほか、保健師助産師看護師法第31条第1項及び第32条の規定にかかわらず、診療の補助として、次に掲げる行為を行うことを業とすることができる。

一　磁気共鳴画像診断装置その他の画像による診断を行うための装置であって政令で定めるものを用いた検査（医師又は歯科医師の指示の下に行うものに限る。）を行うこと。

二　第2条第2項に規定する業務又は前号に規定する検査に関連する行為として厚生労働省令で定めるもの（医師又は歯科医師の具体的な指示を受けて行うものに限る。）を行うこと。

（名称の禁止）

第25条　診療放射線技師でなければ、診療放射線技師という名称又はこれに紛らわしい名称を用いてはならない。

（業務上の制限）

第26条　診療放射線技師は、医師又は歯科医師の具体的な指示を受けなければ、放射線の人体に対する照射をしてはならない。

2　診療放射線技師は、病院又は診療所以外の場所においてその業務を行ってはならない。ただし、次に掲げる場合は、この限りでない。

一　医師又は歯科医師が診察した患者について、その医師又は歯科医師の指示を受け、出張して100万電子ボルト未満のエネルギーを有するエックス線を照射するとき。

二　多数の者の健康診断を一時に行う場合において、胸部エックス線検査（コンピュータ断層撮影装置を用いた検査を除く。）その他の厚生労働省令で定める検査のため100万電子ボルト未満のエネルギーを有するエックス線を照射するとき。

三　多数の者の健康診断を一時に行う場合において、医師又は歯科医師の立会いの下に100万電子ボルト未満のエネルギーを有するエックス線を照射するとき（前号に掲げる場合を除く。）。

四　医師又は歯科医師が診察した患者について、その医師又は歯科医師の指示を受け、出張して超音波診断装置その他の画像による診断を行うための装置であって厚生労働省令で定めるものを用いた検査を行うとき。

6 臨床検査技師等に関する法律

「臨床検査技師等に関する法律」は、これらの者の専門職種としての資格を定めるなど、第１条の目的を達成するために制定されました。

（この法律の目的）

第１条　この法律は、臨床検査技師の資格等を定め、もって医療及び公衆衛生の向上に寄与することを目的とする。

（定義）

第２条　この法律で「臨床検査技師」とは、厚生労働大臣の免許を受けて、臨床検査技師の名称を用いて、医師又は歯科医師の指示の下に、人体から排出され、又は採取された検体の検査として厚生労働省令で定めるもの（以下「検体検査」という。）及び厚生労働省令で定める生理学的検査を行うことを業とする者をいう。

（保健師助産師看護師法との関係）

第20条の2 臨床検査技師は、保健師助産師看護師法第31条第1項及び第32条の規定にかかわらず、診療の補助として、次に掲げる行為（第一号、第二号及び第四号に掲げる行為にあっては、医師又は歯科医師の具体的な指示を受けて行うものに限る。）を行うことを業とすることができる。

一 採血を行うこと。

二 検体採取を行うこと。

三 第2条の厚生労働省令で定める生理学的検査を行うこと。

四 前三号に掲げる行為に関連する行為として厚生労働省令で定めるものを行うこと。

2 略

7 理学療法士及び作業療法士法

「理学療法士及び作業療法士法」は、これらの者の専門職種としての資格を定める等、第1条の目的を達成するために制定されました。

（この法律の目的）

第1条 この法律は、理学療法士及び作業療法士の資格を定めるとともに、その業務が、適正に運用されるように規律し、もって医療の普及及び向上に寄与することを目的とする。

（定義）

第2条 この法律で「理学療法」とは、身体に障害のある者に対し、主としてその基本的動作能力の回復を図るため、治療体操その他の運動を行なわせ、及び電気刺激、マッサージ、温熱その他の物理的手段を加えることをいう。

2 この法律で「作業療法」とは、身体又は精神に障害のある者に対し、主としてその応用的動作能力又は社会的適応能力の回復を図るため、手芸、工作その他の作業を行なわせることをいう。

3 この法律で「理学療法士」とは、厚生労働大臣の免許を受けて、理学療法士の名称を用いて、医師の指示の下に、理学療法を行なうことを業とする者をいう。

4 この法律で「作業療法士」とは、厚生労働大臣の免許を受けて、作業療法士の名称を用いて、医師の指示の下に、作業療法を行なうことを業とする者をいう。

（業務）

第15条 理学療法士又は作業療法士は、保健師助産師看護師法第31条第1項及び第32条の規定にかかわらず、診療の補助として理学療法又は作業療法を行なうことを業とすることができる。

2　理学療法士が、病院若しくは診療所において、又は医師の具体的な指示を受けて、理学療法として行なうマッサージについては、あん摩マッサージ指圧師、はり師、きゅう師等に関する法律第1条の規定は、適用しない。

3　略

8 言語聴覚士法

「言語聴覚士法」は、これらの者の専門職種としての資格を定めるとともに、その業務を適正に行うにあたり医師等の医療関係者との緊密な連携を図り、適正な医療の確保のために制定されました。

（目的）

第1条　この法律は、言語聴覚士の資格を定めるとともに、その業務が適正に運用されるように規律し、もって医療の普及及び向上に寄与することを目的とする。

（定義）

第2条　この法律で「言語聴覚士」とは、厚生労働大臣の免許を受けて、言語聴覚士の名称を用いて、音声機能、言語機能又は聴覚に障害のある者についてその機能の維持向上を図るため、言語訓練その他の訓練、これに必要な検査及び助言、指導その他の援助を行うことを業とする者をいう。

（業務）

第42条　言語聴覚士は、保健師助産師看護師法第31条第1項及び第32条の規定にかかわらず、診療の補助として、医師又は歯科医師の指示の下に、嚥(えん)下訓練、人工内耳の調整その他厚生労働省令で定める行為を行うことを業とすることができる。

2　略

（連携等）

第43条　言語聴覚士は、その業務を行うに当たっては、医師、歯科医師その他の医療関係者との緊密な連携を図り、適正な医療の確保に努めなければならない。

2　言語聴覚士は、その業務を行うに当たって、音声機能、言語機能又は聴覚に障害のある者に主治の医師又は歯科医師があるときは、その指導を受けなければならない。

3　言語聴覚士は、その業務を行うに当たっては、音声機能、言語機能又は聴覚に障害のある者の福祉に関する業務を行う者その他の関係者との連携を保たなければならない。

9 あん摩マッサージ指圧師、はり師、きゅう師等に関する法律

「あん摩マッサージ指圧師、はり師、きゅう師等に関する法律」は、これらの者の専門職種としての資格を定めるとともに、その業務が適正に行われるよう規制し、その他の医療類似行為について規制をするために制定されました。

〔免許〕

第1条　医師以外の者で、あん摩、マッサージ若しくは指圧、はり又はきゅうを業としようとする者は、それぞれ、あん摩マッサージ指圧師免許、はり師免許又はきゅう師免許（以下免許という。）を受けなければならない。

〔外科手術等の禁止〕

第4条　施術者は、外科手術を行い、又は薬品を投与し、若しくはその指示をする等の行為をしてはならない。

〔施術の制限〕

第5条　あん摩マッサージ指圧師は、医師の同意を得た場合の外、脱臼又は骨折の患部に施術をしてはならない。

〔医業類似行為の制限〕

第12条　何人も、第1条に掲げるものを除く外、医業類似行為を業としてはならない。ただし、柔道整復を業とする場合については、柔道整復師法の定めるところによる。

10 柔道整復師法

「柔道整復師法」は、その専門職種としての資格を定めるなど、第1条の目的を達成するために制定されました。

（目的）

第1条　この法律は、柔道整復師の資格を定めるとともに、その業務が適正に運用されるように規律することを目的とする。

（定義）

第2条　この法律において「柔道整復師」とは、厚生労働大臣の免許を受けて、柔道整復を業とする者をいう。

2　この法律において「施術所」とは、柔道整復師が柔道整復の業務を行

なう場所をいう。

（免許）

第３条　柔道整復師の免許（以下「免許」という。）は、柔道整復師国家試験（以下「試験」という。）に合格した者に対して、厚生労働大臣が与える。

（業務の禁止）

第15条　医師である場合を除き、柔道整復師でなければ、業として柔道整復を行なってはならない。

（外科手術、薬品投与等の禁止）

第16条　柔道整復師は、外科手術を行ない、又は薬品を投与し、若しくはその指示をする等の行為をしてはならない。

（施術の制限）

第17条　柔道整復師は、医師の同意を得た場合のほか、脱臼（きゅう）又は骨折の患部に施術をしてはならない。ただし、応急手当をする場合は、この限りでない。

11 視能訓練士法

「視能訓練士法」は、その専門職種としての資格を定める等、第１条の目的を達成するために制定されました。

（目的）

第１条　この法律は、視能訓練士の資格を定めるとともに、その業務が適正に運用されるように規律し、もって医療の普及及び向上に寄与することを目的とする。

（定義）

第２条　この法律で「視能訓練士」とは、厚生労働大臣の免許を受けて、視能訓練士の名称を用いて、医師の指示の下に、両眼視機能に障害のある者に対するその両眼視機能の回復のための矯正訓練及びこれに必要な検査を行なうことを業とする者をいう。

（免許）

第３条　視能訓練士になろうとする者は、視能訓練士国家試験（以下「試験」という。）に合格し、厚生労働大臣の免許（以下「免許」という。）を受けなければならない。

（業務）

第17条　視能訓練士は、第２条に規定する業務のほか、視能訓練士の名称を用いて、医師の指示の下に、眼科に係る検査（人体に影響を及ぼす程度が高い検査として厚生労働省令で定めるものを除く。次項において「眼科検査」という。）を行うことを業とすることができる。

2　視能訓練士は、保健師助産師看護師法第31条第1項及び第32条の規定にかかわらず、診療の補助として両眼視機能の回復のための矯正訓練及びこれに必要な検査並びに眼科検査を行うことを業とすることができる。

3　略

（特定行為の制限）

第18条　視能訓練士は、医師の具体的な指示を受けなければ、厚生労働省令で定める矯正訓練又は検査を行なってはならない。

12 栄養士法

「栄養士法」は、これらの者の専門職種としての資格を定める等、第1条の目的を達成するために制定されました。

〔定義〕

第1条　この法律で栄養士とは、都道府県知事の免許を受けて、栄養士の名称を用いて栄養の指導に従事することを業とする者をいう。

②　この法律で管理栄養士とは、厚生労働大臣の免許を受けて、管理栄養士の名称を用いて、傷病者に対する療養のため必要な栄養の指導、個人の身体の状況、栄養状態等に応じた高度の専門的知識及び技術を要する健康の保持増進のための栄養の指導並びに特定多数人に対して継続的に食事を供給する施設における利用者の身体の状況、栄養状態、利用の状況等に応じた特別の配慮を必要とする給食管理及びこれらの施設に対する栄養改善上必要な指導等を行うことを業とする者をいう。

〔免許〕

第2条　栄養士の免許は、厚生労働大臣の指定した栄養士の養成施設（以下「養成施設」という。）において2年以上栄養士として必要な知識及び技能を修得した者に対して、都道府県知事が与える。

②・③　略

13 臨床工学技士法

「臨床工学技士法」は、その専門職種としての資格を定めるとともに、その業務が適正に行われるよう規律し、医療の普及向上に寄与することを目的として制定されました。

（目的）

第1条　この法律は、臨床工学技士の資格を定めるとともに、その業務が適正に運用されるように規律し、もって医療の普及及び向上に寄与することを目的とする。

（定義）

第２条　この法律で「生命維持管理装置」とは、人の呼吸、循環又は代謝の機能の一部を代替し、又は補助することが目的とされている装置をいう。

２　この法律で「臨床工学技士」とは、厚生労働大臣の免許を受けて、臨床工学技士の名称を用いて、医師の指示の下に、生命維持管理装置の操作（生命維持管理装置の先端部の身体への接続又は身体からの除去であって政令で定めるものを含む。以下同じ。）及び保守点検を行うことを業とする者をいう。

（業務）

第37条　臨床工学技士は、保健師助産師看護師法第31条第１項及び第32条の規定にかかわらず、診療の補助として生命維持管理装置の操作及び生命維持管理装置を用いた治療において当該治療に関連する医療用の装置（生命維持管理装置を除く。）の操作（当該医療用の装置の先端部の身体への接続又は身体からの除去を含む。）として厚生労働省令で定めるもの（医師の具体的な指示を受けて行うものに限る。）を行うことを業とすることができる。

２　略

（特定行為の制限）

第38条　臨床工学技士は、医師の具体的な指示を受けなければ、厚生労働省令で定める生命維持管理装置の操作を行ってはならない。

（名称の使用制限）

第41条　臨床工学技士でない者は、臨床工学技士又はこれに紛らわしい名称を使用してはならない。

<臨床工学技士法施行令>

（生命維持管理装置の身体への接続等）

第１条　臨床工学技士法（以下「法」という。）第２条第２項の政令で定める生命維持管理装置の先端部の身体への接続又は身体からの除去は、次のとおりとする。

一　人工呼吸装置のマウスピース、鼻カニューレその他の先端部の身体への接続又は身体からの除去（気管への接続又は気管からの除去にあっては、あらかじめ接続用に形成された気管の部分への接続又は当該部分からの除去に限る。）

二　血液浄化装置の穿（せん）刺針その他の先端部のシャント、表在化された動脈若しくは表在静脈への接続又はシャント、表在化された動脈若しく

は表在静脈からの除去

三 生命維持管理装置の導出電極の皮膚への接続又は皮膚からの除去

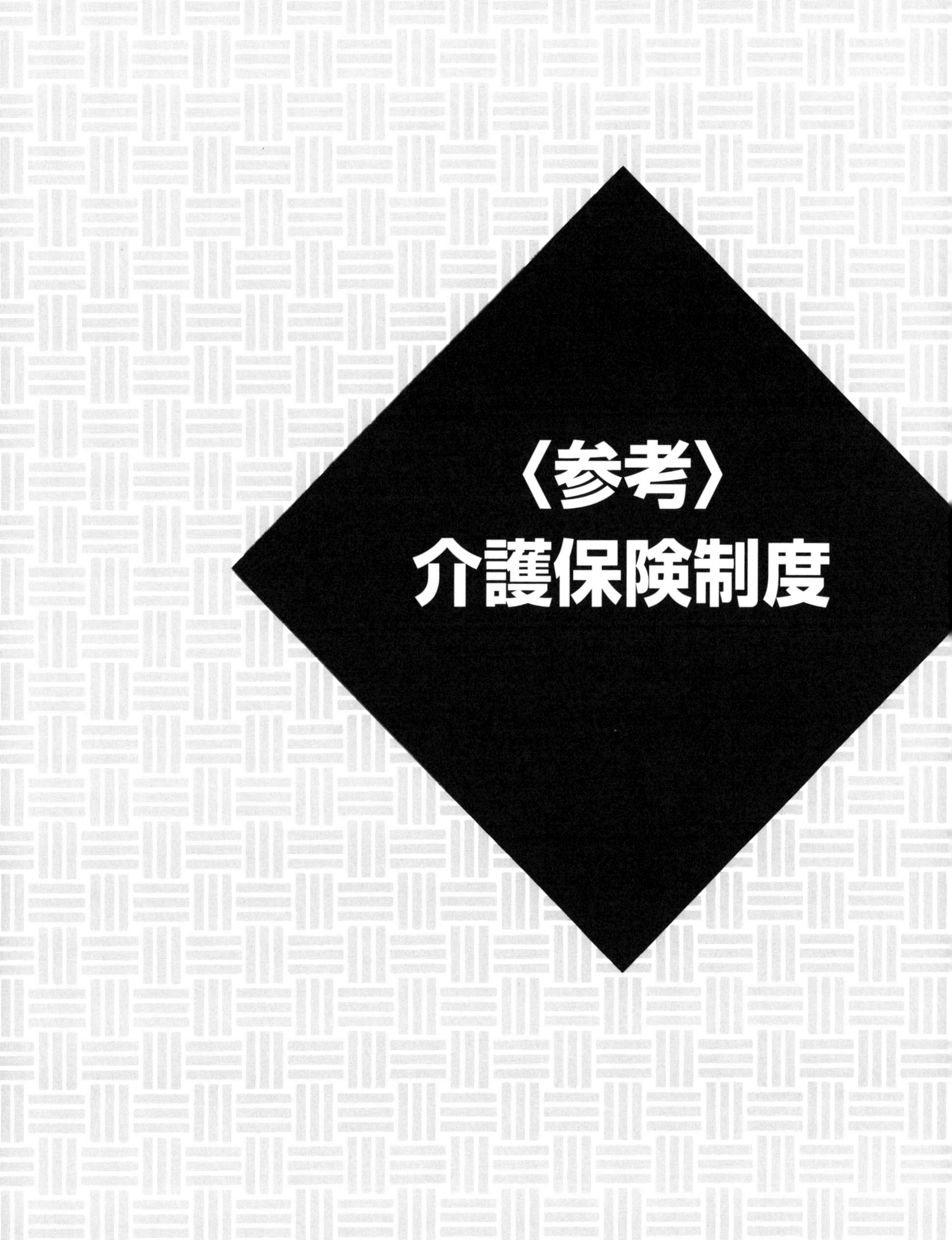

〈参考〉介護保険制度

〈参考〉

1 介護保険制度の概要

平成12年４月からスタートした介護保険制度は、３年ごとに大きな見直しが行われてきました。2025年には「団塊の世代」が全員75歳以上となり、また、2040年には高齢者人口がピークを迎えると言われる一方で、生産年齢人口が急減することが見込まれています。

介護保険制度を将来に渡って持続可能なものとするために、①介護サービス基盤の計画的な整備、②地域包括ケアシステムの深化・推進に向けた取り組み、③地域包括ケアシステムを支える介護人材の確保および介護現場の生産性向上、等が目指されています。

1 保険者

介護保険制度を運営する保険者は市町村（特別区を含む）です。ただし、より効率的な運営をめざして、複数の市町村が一部事務組合や広域連合を組織して、財政を安定化させることや、要介護認定などの事務を共同で行うことが認められています。

2 被保険者

介護保険の被保険者は、その市町村に住所のある40歳以上の人です。ただし、年齢によって次の２種類に大きく分けられます。

▷第１号被保険者＝65歳以上の住民

▷第２号被保険者＝40歳以上65歳未満の医療保険加入者

第２号被保険者の条件である医療保険加入者とは、公的医療保険に加入している人（被保険者･被扶養者）をいいます。ただし、適用除外施設（障害者支援施設等）に入所している人や外国居住で国内に住所のない人は、適用除外の扱いとなります。

介護保険の被保険者には被保険者証が交付されます。第１号被保険者は全員に、第２号被保険者については交付の申請を行った人と要介護・要支援認定を申請した人に交付されます。

3 保険給付

介護保険で実施される介護サービスは、要介護者に対する介護給付と要支援者に対する予防給付に大きく分けられます。法律で定められたサービスは全国共通で実施されますが、これとは別に市町村が第１号被保険者の保険料を使って独自の給付（寝具乾燥サービスなど）を行うこともできます。

介護サービスとして次のようなものが法律で規定されています。なお、●で示したものは、病院・診療所などの保険医療機関が行うものです。

【要介護者に対する給付】

（居宅サービス）○訪問介護（ホームヘルプ）○訪問入浴介護●訪問看護●訪問リハビリテーション●居宅療養管理指導○通所介護（デイ・サービス）●通所リハビリテーション○短期入所生活介護（ショートステイ）●短期入所療養介護（医療型ショートステイ）○特定施設入居者生活介護（有料老人ホーム等での介護）○福祉用具貸与・特定福祉用具販売（居宅介護福祉用具購入費）○住宅改修（居宅介護住宅改修費）○居宅介護支援（居宅介護サービス計画費）

（施設サービス）○介護老人福祉施設（特別養護老人ホーム）○介護老人保健施設○介護医療院

（地域密着型サービス）○定期巡回・随時対応型訪問介護看護（定期巡回・随時対応サービス）○小規模多機能型居宅介護○夜間対応型訪問介護○地域密着型通所介護（小規模なデイ・サービス）○認知症対応型通所介護（認知症専用デイサービス）○認知症対応型共同生活介護（認知症高齢者グループホーム）○地域密着型特定施設入居者生活介護○地域密着型介護老人福祉施設入所者生活介護○複合型サービス（看護小規模多機能型居宅介護）

【要支援者に対する給付＝予防給付】

（介護予防サービス）サービスの種類は要介護者に対する在宅サービスと同様（予防型に変えたメニュー）。ただし、訪問介護と通所介護については、予防給付としてではなく、市町村が行う「地域支援事業」の「介護予防・日常生活支援総合事業」の中の訪問型サービスと通所型サービスとして提供されています。

（地域密着型介護予防サービス）○小規模多機能型居宅介護○認知症対応型通所介護（認知症専用デイサービス）○認知症対応型共同生活介護（認知症高齢者グループホーム）

■要介護・要支援の認定

介護保険の給付を受けるには、まず市町村に申請して、介護が必要かどうか、どの程度の介護が必要かなどについて認定を受けることが条件となります。申請を受けて市町村は、①被保険者の心身の状況を調査し、②主治医の意見を聞き、③介護認定審査会に審査・判定を依頼、④③の結果にもとづき認定を行うという手順で要介護・要支援の認定を行います。

認定には公平性の観点から全国一律の基準が用いられます。要介護認定の有効期間は原則、①申請日から月末までと、②それ以降の６か月を合算した期間で、同様の状態が続くときは認定の更新を申請できます。

要介護・要支援の状態とは次のような状態をいいます（要介護・要支援合わせて7段階に区分されています）。

▷要介護＝身体・精神の障害で入浴・排泄・食事等の日常生活を6か月にわたり継続して常時介護を要する状態（部分的介護を要する要介護1から最重度の要介護5までの5段階に区分されています）

▷要支援＝上記常時介護を要する状態の軽減や悪化防止に役立つ支援が必要と見込まれる状態（要支援2）か、あるいは日常生活を営むうえで6か月にわたり継続して身の回りのこと（身支度、掃除、洗濯、買い物等）に支障があると見込まれる状態（要支援1）

◎第2号被保険者の特定疾病

第2号被保険者が要介護・要支援の認定を受けられるのは、その状態となった原因が政令で定める特定疾病（初老期における認知症など16種類）による場合に限られます。

■介護サービス費の支給と自己負担

上記介護サービスのほとんどは利用者に現物で給付されます。介護保険からは、実際にサービスを行った事業者や施設に対し、サービスの種類ごとに定められた基準額をもとに算定された費用の9割が支払われ、残りの1割を利用者が自己負担します。ただし、一定以上の所得がある65歳以上の人については8割給付（自己負担割合は2割）になっています。また、平成30年8月からは、現役並みの高い所得がある65歳以上の人については、7割給付（自己負担割合は3割）になっています。事業者や施設は、利用者が提示する負担割合証を確認して、自己負担分の支払を受けます。

なお、1か月の自己負担額が一定額を超えて高額になる場合は、超えた分が払い戻されます（高額介護(予防)サービス費）。また、12か月（毎年8月～翌年7月）間の介護保険の自己負担額と医療保険または後期高齢者医療の患者負担額（それぞれ高額療養費または高額介護(予防)サービス費が支給された場合はそれを引いた額）を合計した額が一定額を超えて高額になる場合にも、超えた分が払い戻されます（高額介護・高額医療合算療養費）。

施設入所者やショートステイ利用者は、居住費（滞在費）・食費を負担します。通所サービスの食費についても同様です。

居住費等や食費の具体的な金額は、利用者と施設の契約によって定められることになりますが、適正な契約が行われるように利用者への書面での事前説明や同意手続きなどを定めたガイドラインが示されています。

ただし、低所得者については、居住費（滞在費）・食費の負担限度額を定め、過重な負担とならないようにしています。施設には、平均的な費用（＝基準費用額）と負担限度額との差額を保険給付で補うしくみ（＝補足給付）となっています。

なお、理美容代や教養娯楽費など利用者負担が適当なものは保険給付の

Q&A

Q　特定疾病とはどのような疾病ですか。

A

1　がん末期
2　関節リウマチ
3　筋萎縮性側索硬化症
4　後縦靱帯骨化症
5　骨折を伴う骨粗鬆症
6　初老期における認知症
7　進行性核上性麻痺、大脳皮質基底核変性症及びパーキンソン病
8　脊髄小脳変性症
9　脊柱管狭窄症
10　早老症
11　多系統萎縮症
12　糖尿病性神経障害、糖尿病性腎症及び糖尿病性網膜症
13　脳血管疾患
14　閉塞性動脈硬化症
15　慢性閉塞性肺疾患
16　両側の膝関節又は股関節に著しい変形を伴う変形性関節症

対象とはなりません。

■居宅介護サービス計画の作成（要介護者）

在宅サービスを利用する場合、居宅介護サービス計画（ケアプラン）が作成されます。計画は、要介護者が自分で作成することも可能（市町村に届出）ですが、実際には、居宅介護支援事業者に依頼し、保健や福祉の専門家である介護支援専門員（ケアマネジャー）が市町村やサービス事業者との調整を図り、利用者の希望も聞きながら、支給限度額の範囲で計画をたて、利用者は計画にもとづいた介護サービスを受けることになります。なお、居宅介護サービス計画の費用は全額が介護保険から給付され、自己負担はありません。

また、施設入所の場合は、その施設で計画を作成します。

■介護予防支援・介護予防ケアマネジメント（要支援者）

要支援者に対しては、①予防給付による介護予防支援（介護予防サービス計画の作成等）または②地域支援事業による介護予防ケアマネジメントが行われます。いずれも地域包括支援センターが関与することになっています。

■保険料滞納者への給付制限

要介護者等であっても、災害等の特別な事情がないのに保険料を滞納している場合は、滞納期間に応じて次のような対応がとられます。

(1) 納期限から１年滞納したときは現物給付を行わず、支払方法を変更して償還払いとする(事業者･施設は費用の全額の支払いを利用者から受ける)

(2) １年６月滞納したときは保険給付の支払いの全部または一部を一時差し止める

(3) さらに滞納を続けるときは、あらかじめ本人に通知したうえで、差し止めされている保険給付額から滞納保険料額を控除する

2 医療機関と介護保険

1 医療機関が行う介護保険のサービス

介護保険では、要介護者等の心身の特性をふまえた、介護の必要性に対応する医療サービスを提供します。

医療サービスの提供を担当するのは、病院・診療所や薬局ですが、医療保険制度で保険医療機関や保険薬局が療養の給付を担当することになっているのと同様に、介護保険では都道府県知事（または指定都市・中核市の市長）の指定を受けた指定居宅サービス事業者や介護保険施設が介護サービスを行います。そこで病院・診療所や薬局は、都道府県知事等の指定を受けたうえで、介護保険による医療サービスを提供します。

サービスの種類		指定をうけられる医療機関等
居宅サービス（在宅の要介護者に対するサービス） 介護予防サービス（要支援者に対するサービス）	（介護予防）訪問看護 （介護予防）訪問リハビリテーション	病院・診療所（保険医療機関であれば、指定があったものとみなされる）
	（介護予防）居宅療養管理指導	病院・診療所・薬局（保険医療機関・保険薬局であれば、指定があったものとみなされる）
	（介護予防）通所リハビリテーション	病院・診療所（保険医療機関であれば、指定があったものとみなされる）
	（介護予防）短期入所療養介護	①療養病床を有する病院 ②診療所

※ 介護療養施設サービスは、令和6年3月31日をもって廃止されました。従来の施設は介護老人保健施設や介護医療院等へ転換されています。

2 サービス提供の際の留意点

(1)受給資格の確認

医療保険とちがい、介護保険では、市町村から要介護者・要支援者である旨の認定を受けた人にのみ給付が行われます（施設サービスについては、要介護者のみ）。従って、サービスを提供する際には、利用者に介護保険被保険者証の提示を求め、認定を受けているかどうか、その有効期間はいつまでかを確認する必要があります。

(2)居宅介護支援事業者等との連携（居宅サービス・介護予防サービス）

保険医療機関等が行う居宅サービス·介護予防サービスのうち、（介護予防）居宅療養管理指導以外のサービスは、原則として、利用者ごとに作成されたケアプラン（居宅介護サービス計画・介護予防サービス計画）にもとづいて行われることになっています。

このとき、ケアプランの作成者（居宅介護支援事業者、地域包括支援センター、利用者自身）から「サービス提供票」及び「サービス提供票別表」が送付されてきますので、これらに従ってサービスを提供します。

(3)利用料等の受領

①居宅サービス・介護予防サービスの場合

ケアプランに従ってサービスを提供したときは、原則として、介護報酬の自己負担割合に相当する額を利用料として利用者から受け取ります（現物給付)。ただし、通所サービスや短期入所サービスでの日常生活費部分などは、利用者から全額を受け取ります。なお、短期入所サービスでの食費・滞在費については、低所得者に関しては徴収額に上限が定められています。

また、介護保険では、要介護度等に応じて、利用者１人あたりの保険給付額に限度（支給限度基準額）が定められていますので、限度を超えた分のサービスについては、その費用の全額の支払を利用者から受けることになります。これは、サービス提供票別表により確認できます。なお、(介護予防）居宅療養管理指導は、支給限度基準額の対象外とされていますので、この問題は生じません。

②施設サービスの場合

入院患者から介護報酬の自己負担割合に相当する額と食費・居住費（低所得者については上限あり）を受け取ります。このほか、日常生活費等については全額の支払を受けます。

3 介護報酬のあらまし

介護報酬は、いわゆる「単位数表」により算定した単位数に、地域別（１級地～７級地、その他の８区分）の「１単位の単価」を乗じた額となります。

１単位の単価は、10.00円～11.40円となっています。(介護予防)居宅療養管理指導及び福祉用具貸与の１単位の単価は全国一律10円です。

各サービスごとの介護報酬のあらましは、次のとおりです。

(1) 訪問看護

病院または診療所においては、所要時間（訪問看護計画上の標準的な時間）により４段階の単位数が定められています。このほか、夜間・早朝等加算、深夜加算などの加算があり、また准看護師による訪問看護については減算の規定があります。

(2) 訪問リハビリテーション

１回につき一定の単位数を算定します。また、短期集中リハビリテーション実施加算などが設定されています。

(3) 居宅療養管理指導

①医師が行う場合、②歯科医師が行う場合、③薬剤師が行う場合、④管理栄養士が行う場合、⑤歯科衛生士・保健師・看護師・准看護師が行う場

合の５種類があり、それぞれに単位数が定められています（医師が行う居宅療養管理指導については、利用者が診療報酬の在宅時医学総合管理料や施設入居時等医学総合管理料の算定対象か否かなどによって何種類かの単位数が設定されています）。また、いずれも１か月あたりの算定回数に制限が設けられています。

⑷ 通所リハビリテーション

要介護者に対するものについては、所要時間（リハビリテーション計画上の標準的な時間）と要介護度等に応じて、所定単位数が定められています。この所定単位数は、利用者が定員を超過している場合や職員等の欠員がある場合は減算が行われます。このほか、入浴介助加算、リハビリテーションマネジメント加算などがあります。

要支援者に対するものについては、介護報酬が月単位で定額(要支援１・要支援２でそれぞれ設定）となっています。そして、共通的サービスに加えて、①運動器の機能向上、②栄養改善、③口腔機能向上、④事業所評価などの加算項目が設定されています。

⑸ 短期入所療養介護（医療型ショートステイ）

短期入所療養介護を行う病院・診療所は、①療養病床をもつ病院、②診療所、の２類型に分けられます。さらにユニット型かどうか、あるいは看護・介護職員の配置状況により区分されています。これらの類型・区分ごとに要支援・要介護度別の所定単位数（１日につき）が設定されています。この所定単位数は、利用者が定員を超過している場合、職員等の欠員がある場合(病院のみ)、また夜勤を行う職員の勤務条件が基準を満たしていない場合（療養病床をもつ病院のみ）は減算が行われます。

このほか、療養環境減算や、送迎加算などの算定項目があります。

また、利用者に対して、特定診療費項目として定められている指導管理・リハビリテーション等の日常的に必要な医療行為を行った場合には、特定診療費項目の単位数に10円を乗じて得られる額を算定します。ただし、認知症疾患型での特定診療費項目には算定できる項目に制限があります。

4 医療保険との区分・調整

要介護者等に対し介護保険で提供する医療サービスは、介護保険が医療保険に優先しますので、共通するサービスが医療保険から提供されることはありません。

⑴ 在宅サービスと医療保険

在宅の利用者には、各医療系サービスの種類ごとに定められた範囲以外の医療は、すべて医療保険で提供されます。例えば、医師の訪問診療や、具合が悪くなったり新たに病気にかかったために、一般の保険医療機関に通院・入院で受ける治療は、すべて医療保険の対象です。

また、訪問看護については、利用者が難病や末期がんの患者である場合は医療保険で提供されます。その他の利用者でも、病状が急に重くなり、医師がひんぱんに訪問看護を行うように指示したときには、その一定期間の訪問看護は、医療保険から提供されます。

(2) 施設サービスと医療保険

要介護者（要支援者は対象外）が入所して介護サービスを受ける介護保険施設の種別には、①介護老人福祉施設（特別養護老人ホーム）、②介護老人保健施設、③介護医療院、の3つがあります。これらの施設の特性に応じて、介護保険から提供される医療が変わってきます。これを反映して、入所者に対してどの程度医療保険からの給付が行われるかも変わってきます。

5 介護報酬の請求

介護報酬の請求先は、事業所・施設の所在地の国民健康保険団体連合会（国保連合会）です。

国保連合会は、市町村の委託を受けて介護報酬の審査・支払事務を担当します。請求は、サービス提供の翌月に行います。国保連合会では請求を受けて点検と審査を行い、その翌月（サービス提供の翌々月）に決定額を支払います。

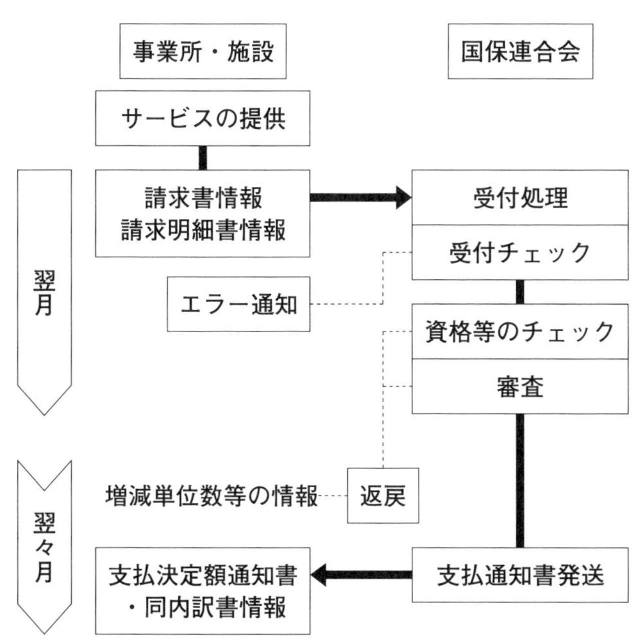

保険診療 基本法令テキストブック

（定価は表紙に表示）

平成９年11月15日　初版発行
平成10年５月15日　２版発行
平成12年４月15日　３版発行
平成13年４月10日　４版発行
平成14年４月20日　５版発行
平成15年３月31日　６版発行
平成16年４月15日　７版発行
平成17年３月31日　８版発行
平成18年４月４日　９版発行
平成19年４月13日　10版発行
平成20年４月28日　11版発行
平成21年４月８日　12版発行
平成22年４月19日　13版発行
平成23年４月１日　14版発行
平成24年４月20日　15版発行
平成25年４月12日　16版発行
平成26年４月21日　17版発行
平成27年４月10日　18版発行
平成28年４月25日　19版発行
平成29年４月12日　20版発行
平成30年４月25日　21版発行
平成31年４月15日　22版発行
令和２年４月24日　23版発行
令和３年４月20日　24版発行
令和４年４月28日　25版発行
令和５年４月14日　26版発行
令和６年４月23日　27版発行

発行者――谷野　浩太郎
発行所――株式会社　社会保険研究所
〒101-8522 東京都千代田区内神田2-15-9
The Kanda 282
☎03(3252)7901(代)
URL　https://www.shaho.co.jp

印刷・製本／三報社印刷　　落丁・乱丁本はおとりかえします
ISBN978-4-7894-0906-3　　180326

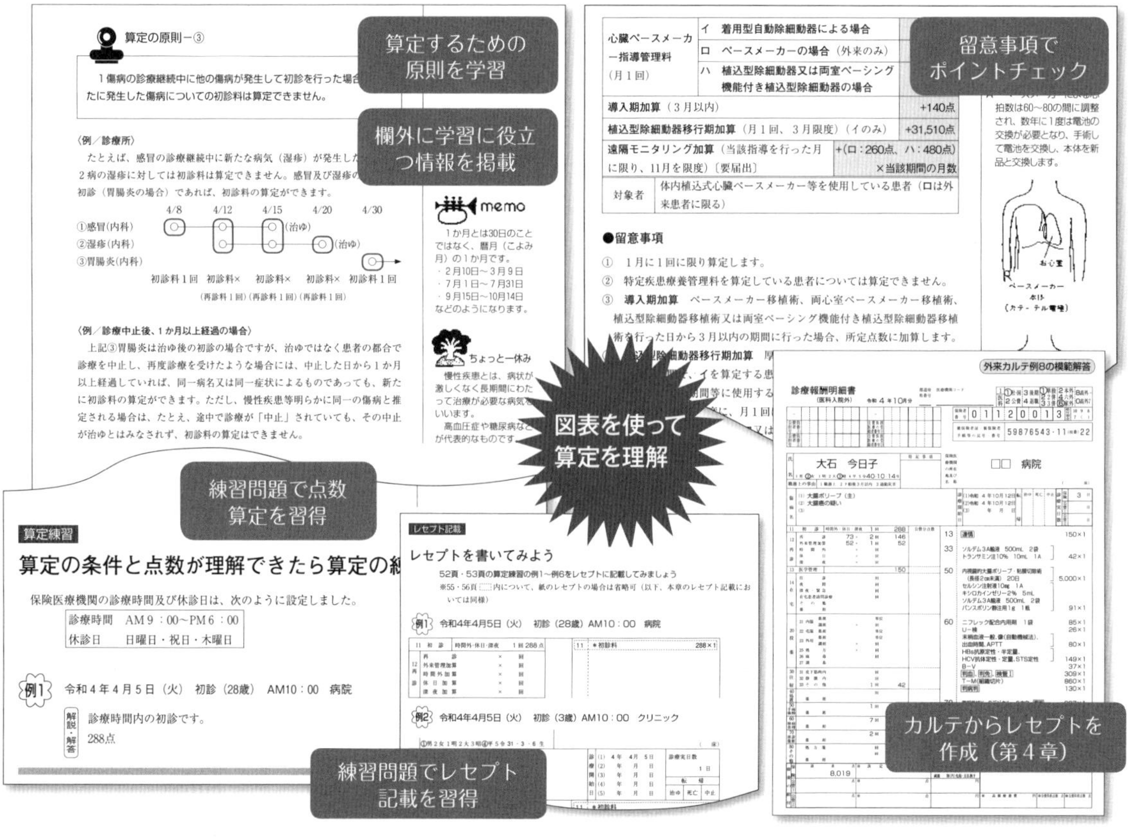

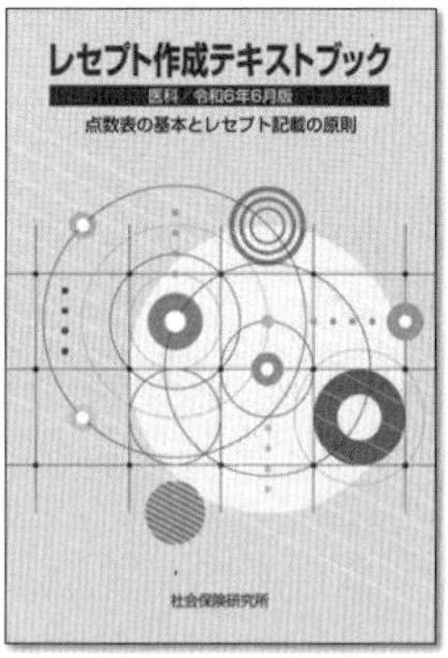

医科診療報酬点数表

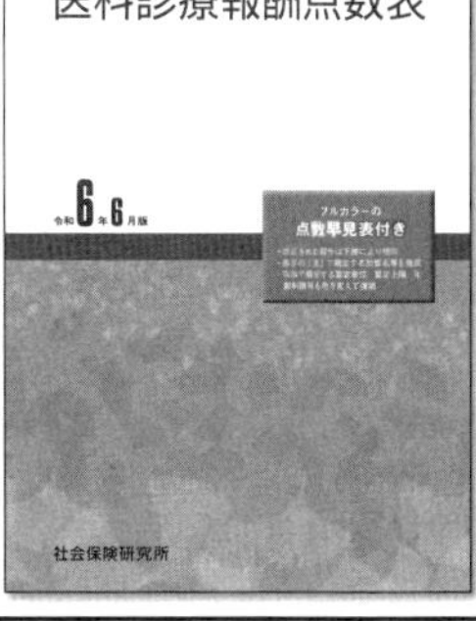

令和６年６月版　**好評発売中**

定価　**本体 3,000 円+税（税込 3,300 円）**　B5判 本文2色 1,120頁

ISBN978-4-7894-1062-5 C3047 ¥3000E

商品 No.100022

本文２色による構成，改定による変更箇所には下線を表示
独自の編集によるフルカラーの早見表や別紙様式も掲載

- 本文２色，変更箇所への下線表示等の工夫により理解しやすく，初めて点数表を使う方やまだ点数表を使い慣れていない方にもおすすめの『医科点数表　実務書』の決定版です。
- 左欄に点数表，右欄には算定上の留意事項等を掲載するといった，長年親しまれてきた伝統的な構成に加えて，注に規定する加算の名称や，算定単位・回数などの書体を強調し，さらにわかりやすく工夫してあります。
- 巻頭にはオリジナル編集によるフルカラーのわかりやすい早見表，区分番号レベルまで収載した詳細目次，巻末には区分番号・掲載ページを素早く検索できる50音索引を掲載しています。

本書の構成	
早見表	点数表の主要項目を網羅したフルカラーの早見表。点数表以外の関連する内容，調剤報酬の早見表も収載。
医科診療報酬点数表	第１章　基本診療料／第２章　特掲診療料／第３章　介護老人保健施設入所者に係る診療料／第４章　経過措置
別紙様式（点数表中に別紙様式の記述がある部分には掲載頁を示しました）	**食事療養及び生活療養の費用額算定表**
関係告示	療担規則及び薬担規則並びに療担基準に基づき厚生労働大臣が定める掲示事項等／複数手術に係る費用の特例／入院時食事療養及び入院時生活療養の食事の提供たる療養の基準等／特定保険医療材料及びその材料価格（材料価格基準）
50音索引（点数表の項目から区分番号・頁数の検索が可能）	

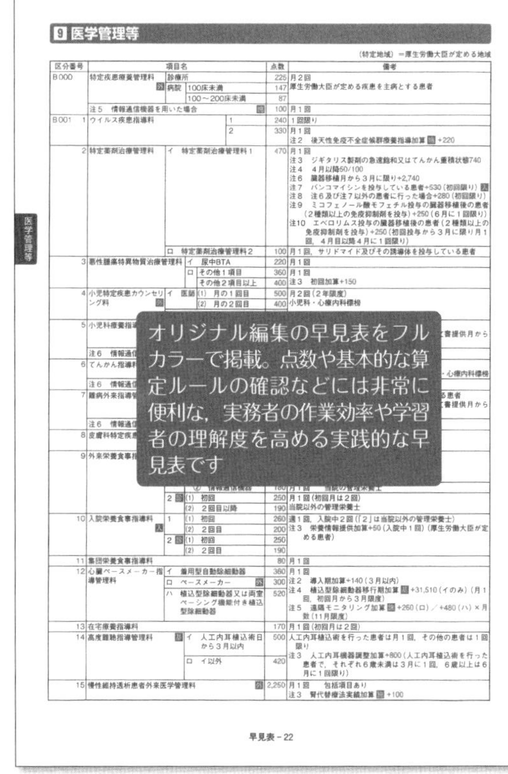

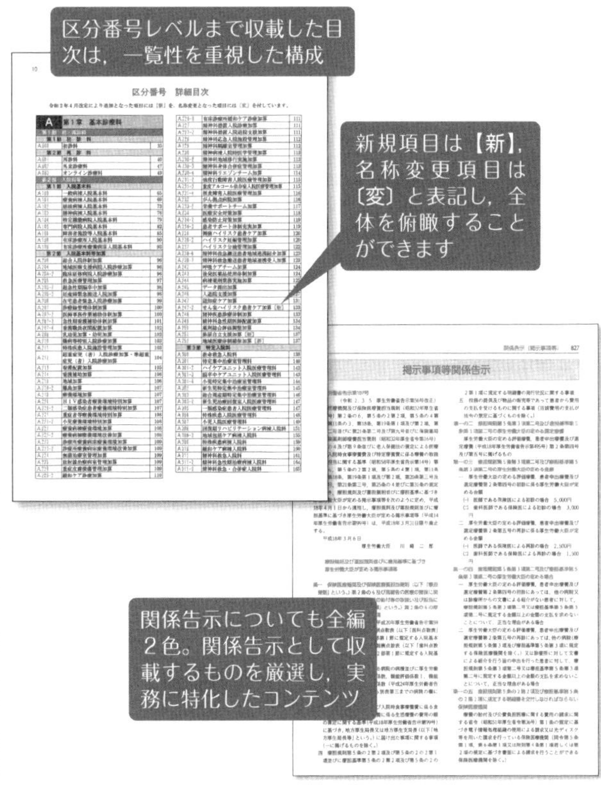